中医古籍医案辑成·学术流派医案系列

汇通学派医案
（二）

恽树珏

主　编　李成文

中国中医药出版社
·北　京·

图书在版编目（CIP）数据

汇通学派医案（二）/ 李成文主编 . —北京：中国
中医药出版社，2015.8

（中医古籍医案辑成·学术流派医案系列）

ISBN 978-7-5132-2271-6

Ⅰ . ①汇… Ⅱ . ①李… Ⅲ . ①医案—汇编—中国
Ⅳ . ① R249.1

中国版本图书馆 CIP 数据核字（2015）第 021267 号

中 国 中 医 药 出 版 社 出 版
北京市朝阳区北三环东路 28 号易亨大厦 16 层
邮政编码　100013
传真　010 64405750
三河鑫金马印刷有限公司印刷
各地新华书店经销

*

开本 880×1230　1/32　印张 14.125　字数 328 千字
2015 年 8 月第 1 版　2015 年 8 月第 1 次印刷
书号　ISBN 978-7-5132-2271-6

*

定价　49.00 元
网址　www.cptcm.com
如有印装质量问题请与本社出版部调换
版权专有　侵权必究
社长热线　010 64405720
购书热线　010 64065415　010 64065413
微信服务号　zgzyycbs
书店网址　csln.net/qksd/
官方微博　http：//e.weibo.com/cptcm
淘宝天猫网址　http：//zgzyycbs.tmall.com

中医古籍医案辑成

九七叟朱良春题

国医大朱良春题字

《中医古籍医案辑成》编委会

内容提要

恽树珏，字铁樵，我国近代著名中医学家。早年从事编译工作，后弃文业医。尤擅儿科。曾创办"铁樵函授中医学校"及"铁樵函授医学事业所"。著有《恽铁樵中医函授讲义》《伤寒论研究》《灵素商兑》《群经见智录》等。恽氏主张吸取西医之长处，融会贯通产生新的医学，但"万不可舍本逐末，以科学化为时髦，而专求形似，忘其本来"。

本套丛书将其医案收录在"汇通学派医案"当中，将恽氏《药盦医案全集》中的医案按照内科、妇科、儿科、外科、五官科的顺序进行重新归类整理，使之更加符合当代读者的阅读习惯，适合中医临床医生、研究人员、医学生及中医爱好者阅读。

前　言

　　医案揭示了历代医家在临证过程中的辨病辨证思路、经验体会和用药特色，浓缩并涵盖了中医基础理论、临床、本草、针灸推拿等多学科内容，理法方药俱备，临病措方，变化随心，对学习借鉴名医经验、临证思路，指导用药，提高临床疗效，继承发展中医学具有重要的意义，因而备受历代医家青睐。

　　明代医家李延昰在《脉诀汇辨》中指出："医之有案，如弈者之谱，可按而覆也。然使失之晦与冗，则胡取乎？家先生之医案等身矣，语简而意明，洵足以尽脉之变。谨取数十则殿之，由此以窥轩岐之诊法焉，千百世犹旦暮也。"孙一奎在《孙氏医案》中指出："医案者何？盖诊治有成效，剂有成法，固纪之于册，俾人人可据而用之。如老吏断狱，爰书一定，而不可移易也。"清代医家周学海强调说："宋以后医书，惟医案最好看，不似注释古书之多穿凿也。每部医案中，必有一生最得力处，潜心研究，最能汲取众家之所长。"俞震在《古今医案按》中说："闻之名医能审一病之变与数病之变，而曲折以赴之，操纵于规矩之中，神明于规矩之外，靡不随手而应，始信法有尽，而用法者之巧无尽也。成案甚多，医之法在是，法之巧亦在是，尽可揣摩。"方耕霞指出："医之有方案，犹名法家之有例案，文章家之有试牍。"余景和在《外证医案汇编》中说："医书虽众，不出二义。经文、本草、经方，为学术规矩之宗；经验、方案、笔记，为灵悟变通之用。二者皆并传不朽。"章太炎指出："中医之成绩，医案最著。欲求前人之经验心得，医案最有线索可寻，循此钻研，事半功倍。"恽铁樵在给《宋元明清名医类案》作序时强调："我国汗牛充栋之医书，其真实价值不在议论而在方药，议论多空谈，药效乃事实，故选刻医案乃现在切要之图。"姚若琴在阐述编辑《宋元明清名医类案》大意时指出："宋后医书，多偏玄理，惟医案具事实精核可读，名家工巧，悉萃于是。"张山雷在《古今医案评议》中说："医书论证，但纪其常，而兼证之纷淆，病源之递嬗，则万不能条分缕析，反致杂乱无章，惟医案则恒随见症为迁移，活泼无方，具有万变无穷之妙，俨如病人在侧，馨咳亲闻。所以多读医案，绝胜于随侍名师，直不啻聚古今之良医而相与晤对一堂，上下议论，何快如之。"秦伯未说："合病理、治疗于一，而融会贯通，卓然成一家言。为后世法者，厥惟医案。""余之教人也，先以《内》《难》《本经》，次以各家学说，终以诸家医案。"程门雪认为："一个中医临床医生，没有扎实的理论基础，就会缺乏指导临床实践的有力武器，而如无各家医案作借鉴，那么同样会陷入见浅识寡，遇到困难束手无策的境地。"俞长荣认为："医案是中医交流和传授学术经验的传统形式之一。它既体现了中医辨证论治的共同特点，又反映了中医不同学派在诊疗方法方面的独特风格。读者从医案中可以体会到怎样用理论来指导实践，并怎样通过实践来证实理论；怎样适当地运用成法和常方，并怎样有创造性地权宜应变。因此，医案不仅在交流临床经验、传播中医学术方面具有现实意义，同时对继承老中医学术经验也起了积极的推进作用。"

医案始于先秦，奠基于宋金元，兴盛于明清。晋代王叔和的《脉经》内附医案。唐代孙思邈《备急千金要方》记录有久服石散而导致消渴的医案，陈藏器《本草拾遗》药后附案。北宋钱乙首次在《小儿药证直诀》中设置医案专篇，寇宗奭《本草衍义》药后附案。南宋许叔微首撰医案专著《伤寒九十论》，其《普济本事方》与王璆《是斋百一选方》方后附案，张杲《医说》记录了许多医案。金代张从正撰《儒门事亲》，李杲撰《脾胃论》《兰室秘藏》《东垣试效方》，王好古撰《阴证略例》，罗天益撰《卫生宝鉴》，以及元代朱震亨撰《格致余论》等综合性医著中论后均附案。自宋金元以后，学习医案、应用医案、撰写医案蔚然成风，医案专著纷纷涌现，如《内科摘要》《外科枢要》《保婴撮要》《女科撮要》《孙氏医案》《寓意草》《里中医案》《临证指南医案》《洄溪医案》《吴鞠通医案》《杏轩医案》《回春录》《经方实验录》等。明代著名医家韩懋、吴昆及明末清初的喻昌还对撰写医案提出了详细要求。而从明代就开始对前人的医案进行整理挖掘并加以研究利用，代不乏人，代表作有《名医类案》《续名医类案》《宋元明清名医类案》《清代名医医案精华》《清宫医案》《二续名医类案》《中国古今医案类编》《古今医案按》《历代儿科医案集成》《王孟英温热医案类编》《易水四大家医案类编》《张锡纯医案》《〈本草纲目〉医案类编》等。由于中医古籍汗牛充栋，浩如烟海。但是，受多方面因素的影响及条件制约，已有的医案类著作所收医案不够全面，参考中医古籍有限，分类整理方法简单局限，难以满足日益增长的不同读者群及临床、教学与科研的需求。因此，从3200多种中医古籍包括医案专著中系统收集整理其中的医案日益迫切。这可以充分发挥、利用中医古籍的文献学术价值，对研究中医证候特点与证型规律，提高临床疗效，具有重要的支撑价值。

本套丛书收录1949年以前历代医家编纂的3200余种中医古籍文献中的医案，分为学术流派医案、著名医家医案、常见疾病医案、名方小方医案四大系列。本书在建立专用数据库基础上，根据临床实际需要，结合现代阅读习惯，参考中医院校教材，对所有医案进行全面分类，以利于了解、学习和掌握历代名医治疗疾病的具体方法、应用方药技巧，为总结辨治规律，提高临床疗效提供更好的借鉴。其中，《学术流派医案系列》以学派为纲，医家为目，分为伤寒学派医案、河间学派医案、易水学派医案、温病学派医案、汇通学派医案；《著名医家医案系列》以医家为纲，以病为目，选取学术成就大、影响广、医案丰富的著名医家的医案；《常见疾病医案系列》以科为纲，以病为目，选取临床常见病和多发病医案;《名方小方医案系列》以方为纲，以病为目，选取临床常用的经方、名方、小方所治医案。

本丛书编纂过程中得到中华中医药学会名医学术思想研究分会的大力支持，年届 97 岁的首届国医大师朱良春先生特为本书题写书名，中国工程院院士王永炎教授担任主审，在此一并表示衷心的感谢。

由于条件所限，加之中医古籍众多，医案收录过程中难免遗漏，或分类不尽如人意，敬请读者提出宝贵意见，以便再版时修订提高。

《中医古籍医案辑成》编委会

2015 年 6 月

凡 例

《中医古籍医案辑成·学术流派医案系列》依据贴近临床、同类合并、参考中医教材教学大纲、利于编排、方便查阅的原则对医案进行分类与编排。

内科医案按肺系、心系、脾胃、肝胆、肾系、气血津液、肢体经络等排列。

妇科医案按月经病、带下病、妊娠病、生产与产后病、乳房疾病、妇科杂病等排列，并将传统外科疾病中与妇科相关的乳痈、乳癖、乳核、乳岩等医案调整到妇科，以满足临床需要。

儿科医案按内科、外科、妇科、五官科、骨伤科顺序排列。年龄限定在十四岁以下，包括十四岁；对于部分医案中"一小儿"的提法则视医案出处的具体情况确定。

外科医案按皮肤病、性传播疾病、肛门直肠疾病、男性疾病等排列。

五官科医案按眼、耳、鼻、口齿、咽喉顺序排列。

对难以用病名或主症分类，而仅有病因、病机、舌脉等的描述者，归入其他医案。

《学术流派医案系列》为全面反映各学术流派的学术成就，其著作中所摘录或引用其他人的部分医案采用"附"的形式也予以摘录。医案中的方药及剂量原文照录，不加注解。对于古今疾病或病名不一致的医案，按照相关或相类的原则，或根据病因病机，或根据临床症状，或根据治法和方剂进行归类。同一医案有很多临床症状者，一般根据主症特征确定疾病名称。

对因刊刻疑误或理解易有歧义之处，用括号加"编者注"的形式注明本书作者的观点。原书有脱文，或模糊不清难以辨认者，以虚阙号"□"按所脱字数一一补入，不出校。

原书中的异体字、古字、俗字，统一以简化字律齐，不出注。

原书中的药物异名，予以保留，不出注。原书中的药名使用音同、音近字者，如朱砂作珠砂、僵虫作姜虫、菟丝子作兔丝子等，若不影响释名，不影响使用习惯，以规范药名律齐，不出注。

本书采用横排、简体、现代标点。版式变更造成的文字含义变化，今依现代排版予以改正，如"右药"改"右"为"上"，不出注。

每个医案尽量标明出处，以助方便快捷查找医案原文，避免误读或错引。

对部分医案或承上启下，或附于医论，或附于方剂，或附于本草，或案中只有方剂名称而无组成和剂量，采用附录的形式，将原书中的疾病名称、病机分析、方剂组成、方义分析、药物用法等用原文解释，以便于更好地理解和掌握。附录中的方剂组成，是根据该医案作者的著作中所述该方剂而引用的，包括经方或名方。

汇通学派概论

中医学术流派研究是研究中医学术发展沿革的重要方法之一，其便于理清中医学术发展的思想脉络，深入研究历代名医学术思想与临床经验，分清哪些是对前人的继承，哪些是继承中的发展，哪些是个人的创新见解与经验，为中医学进一步发展提供借鉴。学术流派或体系是后人依据著名医家们的师承关系、学术主张或学术倾向、学术影响而划分的。由于中医学术流派形成发展过程中的融合、交叉、分化，学派之间存在千丝万缕的联系，故划分学派的标准不一，有按学科分类，有按著名医家分类，有按学术研究方向分类，有按著作分类，有按地域分类，因而划分出外感学派、内伤学派、热病学派、杂病学派、刘河间学派、李东垣学派、张景岳学派、薛立斋（薛己）学派、赵献可学派、李士材学派、医经学派、经方学派、伤寒学派、河间学派、易水学派、温病学派、汇通学派、攻邪学派、丹溪学派、温补学派、正宗学派、全生学派、金鉴学派、心得学派、寒凉学派、蒲氏学派、经穴学派、穴法学派、重灸学派、重针学派、骨伤推拿学派、指压推拿学派、一指禅推拿学派、经穴推拿学派、腹诊推拿学派、儿科推拿学派、五轮学派、八廓学派、内外障学派、少林学派、武当学派、新安学派等，这对中医学术的发展起到了积极作用。然而，学派研究目前也存在不少问题，主要在于学术流派形成年代、学派划分标准、学派研究学术价值等方面。争论的焦点是基础医学及临床领域中的医经学派、经方学派、汇通学派是否存在，攻邪学派、丹溪学派、温补学派能否另立门户，学派之间的渗透与交叉重复如何界定等；另外，每一学派的代表医家虽然在师承或学术上一脉相承，但其学术理论、临证辨病思路、处方用药方面或相差甚远，这些医学大家大多数是全才，如以学派分类，难免以偏概全；加之以往学术流派研究偏重理论，忽略临床，因此，以派为纲研究著名医家也有其不利的一面。为弥补学术流派研究轻临床的不足，拓展学派研究的内涵与外延，收集学术流派相关医家的涵盖中医基础理论和临床经验的医案已成为当务之急。因为这些医案不仅是著名医家学术思想的直接鉴证，也是研究学术流派源流的最重要的参考依据。

汇通学派是主张中医学与西医学应进行汇聚沟通以求得中医学发展的医学流派，简称汇通派。19 世纪中叶以后，西方医学传入中国，中医学面临着严峻的挑战和生存危机。中医将何去何从？中医界具有改革精神的医家，认识到中西医各有所长，试图取长补短加以汇通，从理论到临床提出了一系列见解并进行了中西医汇通尝试。汇通学派以张锡纯、恽树珏（恽铁樵）等为代表，在近代中医药发展史上起到了承前启后，引导现代中西医结合发展趋势的积极作用。

张锡纯，字寿甫，清末民初人，著《医学衷中参西录》。其治学主张沟通中西，取长补短，重视实践；并深入研究中药药性，亲尝中药，体验药物的毒性反应、用量和功效等。张氏认为，汇通应以中医为主体，沟通中西医，从理论到临床，从生理到病理，从诊断到用药，进行全面尝试；并深入研究大气理论，对大气生理，大气下陷的病因病机、临床表现、证候鉴别诊断和治疗进行了深入系统的阐发；创制升陷汤、回阳升陷汤、理郁升陷汤、醒脾升陷汤、镇肝熄风汤、起痿汤、活络效灵丹；重视药对，善用小方与生药，尤其是擅长中西药联合应用，标本兼顾，取西药之长补中医之不足。强调西医用药在局部，是重在病之标；中医用药求原因，是重在病之本。《医学衷中参西录》记载医案多达上千例，包括摘录先贤医案、其子张荫潮医案、门人弟子医案、亲戚朋友医案、地方名医医案、他人应用张锡纯方药医案等，这些医案或附于论后，或附于方后，或附于药后，部分医案可同时见于论后、方后、药后，但详略有度，侧重点不同，便于互参。医案治疗过程完整，部分医案分为病因、证候、诊断、处方、效果五部分进行描述，病机分析深入，临证用药思路清晰，容易效仿，故倍受后世医家青睐，成为学医必读之书。

恽树珏，字铁樵，清末民初人，著《群经见智录》《见智录续篇》《伤寒论研究》《温病明理》《生理新语》《脉学发微》《病理各论》《临证笔记》《临证演讲录》《金匮翼方选按》《风劳臌病论》《保赤新书》《妇科大略》《论药集》《梅疮见恒录》《十二经穴病候撮要》《药盦医案全集》等。恽氏主张中西汇通以中医为主，兼采西医之长，且中医不能囿于《内经》，必须超越古人，才能继续发展。因为中西医是两个基础不同的医学体系，"西医之生理以解剖，《内经》之生理以气化"。认为重视生理、细菌、病理、局部病灶固然重要，但不知四时五行变化对人体疾病的影响是不行的。恽氏从维护中医的角度倡导中西医汇通，有其积极意义。《药盦医案全集》为医案专著，医案治疗过程比较完整，病机分析与治则俱备，所用药物均有剂量及炮制煎服方法。复诊记录详细，有多达二十诊者。

祝味菊，著《病理发挥》《诊断提纲》《伤寒新义》《伤寒方解》等。今人招萼华编纂《祝味菊医案经验集》，内有许多医案。祝氏在上海与西医梅卓生合作开办了中西医结合诊所。祝氏主张中西医汇通，提倡学术革新，"发皇古义，必须融会新知"，"术无中西，真理是尚"。首创以八纲论杂病、以五段论伤寒的辨证方法，倡导重阳理论，提出"因无寒邪、温邪之分，邪有无机与有机之别"。并从西医病理学角度论述了中医卫、气、营、血功能障碍时机体发生的病理改变。临证善用温热药，尤其是附子，人称"祝附子"。常常重用附子、麻黄、桂枝等温阳药救治伤寒危证，名噪沪上。祝氏医案中对患者姓氏、就诊时间、病名、症状、病理、治法、处方及用药剂量、复诊等记录详细，用药颇具特色。

陆彭年，字渊雷，清末民初人，著《伤寒论今释》《伤寒论概要》《金匮要略今释》《现代文章研究》《中医新论汇编》《生理补正》《陆氏论医集》等。陆氏主张中医科学化，强调以现代医学知识为主体，以阐发中医学术；认为能以西医解释者则以西医代替之，不能解释者，则据现代医学以否定之。陆氏医案散见于《伤寒论今释》《金匮要略今释》《现代文章研究》等书中。今人编有《陆渊雷医案》，医案症状叙述明确，并分析病机，复诊记录完整，多交代临床疗效。另外，还有引用日本人撰写的《生生堂医谈》《医事小言》《成绩录》《建殊录》《续建殊录》《险症百问》《橘窗书影》《方伎杂志》《漫游杂记》《古方便览》等书中的医案，对了解日本人用中药治病情况有一定的参考。

施今墨，字奖生，著《施今墨医案》《施今墨临床经验集》《施今墨对药》（均为门人弟子整理）等。施氏的治学主张一是沟通中西医学，革新中医，强调中医与西医二者应取长补短，互相结合。提出"学术无国界而各有所长"，"诊断以西法为精密，处方以中药为完善"，"无论中医西医，其理论正确，治疗有效者，皆信任之；反之，摒弃不可用也"。二是重视中医教育，创办华北国医学院，开设课程以中医理论为主，包括《内经》《伤寒论》《金匮要略》《温病条辨》《难经》等，兼顾生理、病理、药理、解剖等西医课程，培养了大量中医人才。三是提倡中西医病名统一，率先使用西医病名诊断书写脉案，并结合己见而创新说，指导临床遣方用药；临证常参考西医的辅助检查和化验结果，还经常与西医专家共同研讨治疗方法，不断探索中西医结合的治疗途径。四是提倡"中医现代化，中药工业化"，提出十纲辨证理论，擅用对药，使其同类相从、异类相使、寒温并用、补泻兼施、开阖相济、升降合用，更好地发挥疗效。医案中患者性别、年龄、症状、舌苔、脉象、辨证立法、处方、复诊、用药剂量及特殊煎煮方法均记载详细。

总之，中西医汇通，有接受西说以充实中医者，有以中西医相比附以汇通者，有主张中医科学化者，有临床上中西药并用者。鉴于当时的历史条件和医学发展水平，汇而不通是必然的。但是，中西医汇通学派的思想，对中医学术研究还是起到了积极的推动作用。近六十年来，中西医结合研究方兴未艾，虽不能与汇通学派相提并论，但保持中医优势，中西医融汇贯通，是未来医学发展的方向。

目　录

恽树珏

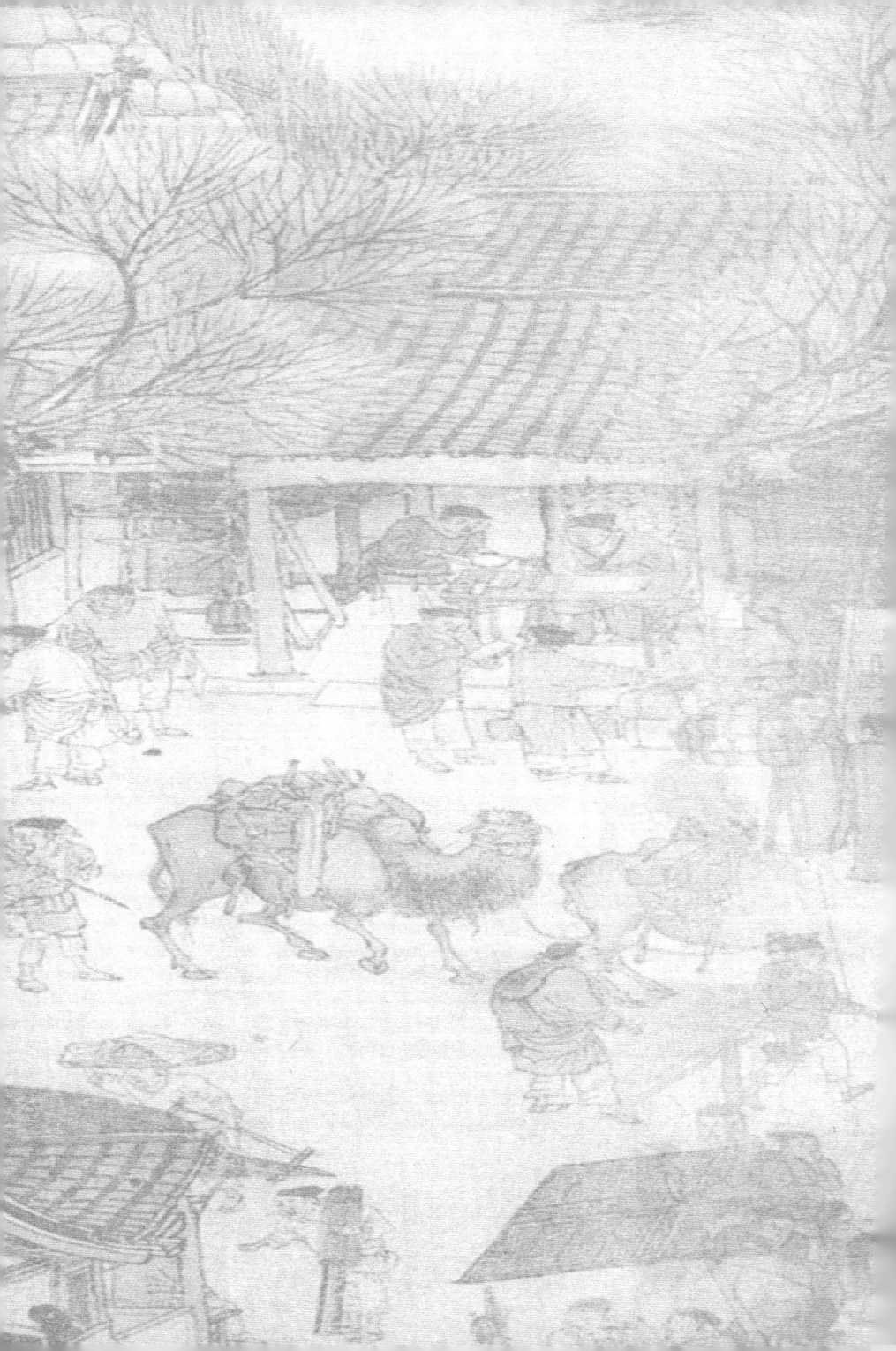

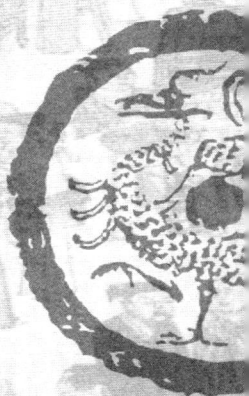

肄树玉

内科医案

◆ 伤寒

民六岁暮，其（指张锦宏，常州奔牛人，与丁君仲英为襟兄弟，向在丁处。编者注）掌珠（女儿）患伤寒，初由余继鸿兄诊治，予以豆卷、栀、豉等不效，病渐内传。张延余诊，其病为阳明腑证，予以调胃承气汤，热不解；更予小承气汤，时已逼岁除，病仍不解。除夕、初一未复诊，初二则病变。舌润汗多，胸闷，肢冷，神志不清楚，脉数微硬，盖少阴证见矣。问所以致此之由，因连进承气不效，仲英予以银花、连翘、竹叶、芦根等药，初意以为甚平稳之药，恣服无害，不图寒凉过当，遂见阴证也。余曰：今则非附子不可。时座上贺年戚友强半医生，闻附子无不谈虎色变，仲英欲余负责。余曰：彼此稍有交谊，故略尽绵薄，余岂欲耽之邪？时有窃笑于旁者，余不顾，处方用附子钱半，柴胡一钱，即诊嘉兴刘姓所用方，第分量较轻耳。仲英留余雀战，其意盖不能释然于附子，余斗牌技至劣，是日负至四十余元，然附子之药效则良佳，得酣寐竟日，醒而热退矣。继而十日不大便，复有微热，余以半硫丸下之，得干粪，精神复爽慧，从此慎摄，可以逐渐复元，余亦不复往。二月初忽以急足来迓，谓病有变。余莫明其故，姑往诊视，则目上视，环唇汗出，两手无脉，一手脉仅两至。问所以致此之由，因服半硫丸得大便后，又便秘半月，鉴于前此用药之难，不敢予药，以灌肠皮带导之，不图遂有此变。锦宏请处方挽救，余谢不敏。仲英谓此时更能挽救，其技始真能服人。余哂之曰：凡事成之至难，败之至易，治病较之寻常事件尤甚。此病所以不能挽回者，因伤寒之变化至中阴溜腑止，前此便秘用半硫丸，即是溜腑自尔，日得大便后又半月不更衣，其生机即在此处。何以故？以阴病变阳也。今以涤肠法隳其自复之脾阳，吾疑公等之不欲其生也，奈何复言挽救？锦宏声泪俱下，锦之环境甚窘，而爱女如此，余亦爱怜女儿甚于儿子者，且余之儿女多死于医，不觉为之下同情之泪。寻思凡败象之见，其来渐者不可救，暴者拨乱反正却有可愈之理。因令购艾绒于关元穴灸之至八九壮，毫无影响。余曰：此当以五十壮为期，业已目上视而无脉，灸与不灸均之是死，计无复之。遂不返顾，至九十壮汗敛，脉两手皆有，乃以大剂参附频频予服，一面继续再灸至七十余壮，病者呼痛始止。是日薄暮至夜半，进附子、人参各三钱，两钟时再灸，至黎明又五十余壮，脉见缓滑。余曰：可矣。止艾炷，以千槌膏盖灸疮处，饮以米汤，病者得美睡。从此不敢妄予药，病亦竟不复变，至七月间，肌肉充盈，病乃全除，精气全复。

自西法治病盛行后，向患便闭者殆无不知有灌肠皮带及打密唧筒。因中国古法仅有蜜煎导，而药肆中又不备此物，诚不如西法之灵捷便利也。然有两种病不可用，为余目击，其害至数十次无一或爽者。一为伤寒之阳明经证，二为痢疾。伤寒最喜化燥，最忌漏底化燥，则一清可愈，漏底则阴证立见。惟阳明腑证当然可用，其非伤寒大便燥结者亦可用。至于痢疾里急后重，所苦者即是粪不得出。西医往往涤肠，即非医生亦往往有此感想，以为涤肠总无大害，不知病理不如是简单也。痢疾之滞下，初起十九属湿热，其有从洞泄变痢者，亦在化热之后，以故太阴腹满症往往有用理中遽变滞下者，故初步皆用寒凉攻下，《伤寒论》之白头翁汤用连、柏、秦皮即是此理。舒驰远长于用温，短于用凉，因疑白头翁汤非仲景方，其意盖以凉药为疑，不知痢疾初步之无寒证也。然痢疾之后重在肛门之闭结，而其病笃则在肠胃。又肛门之所以闭，由于气坠，故用枳实、大黄攻其胃肠之积热，会病势差减，用升麻、川芎升举其下坠，则病势更减。若用灌肠法，胃肠之积绝不因此荡涤，而下坠之气则因荡涤而更甚，用一次虽不能愈病，尚能减热而稍松，用多次则大肠由热变冷，白头翁汤之阳证变为桃花汤之阴证，甚且有亡阳而大汗肢冷，非附子大剂不能挽救者。张女之病从前后药效推断，其为灌肠败事，丝毫无疑，是今日治医者不可不知也。（《药盦医案全集·旧著鳞爪》）

邵右，十一月七日。

仅天明时有微汗，现在仍无汗，形寒，口淡，脉沉。此当发大热，现在尚未热，须从速避风。病为正式太阳证，麻桂不误，可加重。

炙麻黄四分，淡芩一钱五分，羌活八钱，桂枝四分，秦艽一钱五分，炒防风一钱，炙草六分，杏仁三钱，茅根四钱（去心）。

药头煎分两次服，如第一次服后得畅汗，后半勿服。

二诊：十一月八日。

昨予麻黄汤，药后得汗，仍形寒，脉气依然不宽，舌色则润，口味仍淡，再当解之。

桂枝三分，炒荆防各一钱，羌活四分，葛根一钱，川连二分，秦艽一钱五分，淡芩一钱五分，竹茹一钱五分，香葱白二个，杏仁三钱，归身三钱。（《药盦医案全集·卷一》）

沈右，十二月十二日。

寒热起伏，恶寒特甚，一日二度发，月经昨日净，有汗，骨楚。症属伤寒，不是疟。鼻中所出物是血，血锭是衄。此亦坏病，不是自然如此。

4

葛根一钱，橘红一钱五分，秦艽一钱五分，荆防（炒）各一钱，炙草六分，象贝三钱，薄荷一钱，归身三钱，杏仁三钱。

三诊：十二月十三日。

仍形寒手不冷，痰有血，不宜温药，虑其动血，再事疏解。

炒黑荆芥八分，羌活四分，象贝三钱，秦艽一钱五分，防风一钱，杏仁三钱，枳实一钱，竹茹一钱五分，香葱白二个，白薇一钱，淡芩一钱，桂枝二分（泡汤代水，去渣）。

四诊：十二月十四日。

热退形寒，除色脉都平正，现在月事淋沥不净。此是肾虚，与寒热为两件事，外感既除，可以补。

归身三钱，菟丝子三钱，木香一钱五分，绵仲（炒）三钱，制香附（醋炒）三钱，川芎四分，细生地四钱，棕皮炭三钱。（《药盒医案全集·卷一》）

尹左，十二月十四日。

咳嗽，形寒，头胀，脉缓，有微汗。是伤寒太阳病桂枝证，其不发热是未发热。

葛根一钱，象川贝各三钱，秦艽一钱五分，桂枝三分（泡汤去渣煎药），橘络一钱五分，茯苓三钱，杏仁三钱，防风（炒）一钱，炙草五分。（《药盒医案全集·卷一》）

岳小姐，十一月一日。

伤寒太阳证悉具，行且成急性肺炎。汗之，药后避风。

葛根一钱五分，象贝三钱，橘红一钱五分，炙麻黄二分，炙苏子三钱，炙款冬一钱，杏仁三钱，桑叶三钱，炙草六分。（《药盒医案全集·卷一》）

卞左，十一月廿日。

发热形寒，下部汗出，满面风色，舌苔白。病属虚体伤寒，最是难治之候。

葛根一钱五分，赤白苓各三钱，橘核（炒）一钱五分，秦艽一钱五分，小茴香（炒、研，八分），荔子核十个（炒，存性），制附片六分，川楝肉（炒）一钱，萆薢一钱五分，香葱白二个。

二诊：十一月二十二日。

是中毒性腺病疝，因淋而起。寒热是外感，汗出恶汗是伤寒。虽与淋是两种病，但外感是乘虚而入，故与寻常伤寒不同。太阳少阴并病而不见阳明证，此即所谓两感，最难治之候。

制附片四分，秦艽二钱五分，炙草六分，赤白苓各三钱，桂枝二分，归身三钱，泽泻八分，葛根二钱，萆薢一钱五分。（《药盦医案全集·卷一》）

程左，七月十八日。

形寒发热，骨楚，头痛，心慌，汗多，舌质略红，面色不甚好。证属暑月伤寒，恐其转霍乱。

赤白苓各三钱，辟瘟丹半分（研，冲服），制小朴二分，秦艽一钱五分，羌活八分，松节四分，姜炒川连二分，木香一钱五分，防风一钱，鲜藿香一钱五分。（《药盦医案全集·卷六》）

何右，二月三日。

发热形寒，干呕，脉起落不宽，唇光绛，头眩痛，无汗。舌润是有湿，舌尖绛是伤寒阳明经症。

葛根一钱五分，川连二分，赤白苓各三钱，制香附三钱，薄荷（后下）一钱，瓜蒌霜一钱五分，梗通八分，淡芩一钱，竹茹一钱五分，杏仁一钱五分，象贝三钱，归身三钱，香葱白二个。

二诊：二月六日。

热不退，干呕，质绛，近乎血皮舌苔。气急，脘部感不适，腹痛，大便一星期不行，现值经行。

炒荆防各一钱，归身三钱，淡芩一钱，木香一钱五分，薄荷一钱，细生地三钱，制香附三钱，枳实一钱，白薇一钱，川连二分，茯神三钱，竹茹一钱五分。

三诊：二月七日。

本是伤寒发热，热之后未得休息，又值经行，现在气急，舌绛苔花，虚甚而热入营分，有险。

炙龟甲三钱，竹茹一钱五分，细生地四钱，钗斛三钱，青蒿一钱，枳实一钱，白薇一钱，延胡八分，淡芩一钱，归身三钱，秦艽一钱五分，川楝肉一钱，逍遥丸（入煎）六分。（《药盦医案全集·卷一》）

姜左，三月十五日。

舌苔黄厚而润，汗多，表热解。据说入夜掌热，然证象不虚，乃阳明证之已入腑者。

小朴（炒）三分，竹茹一钱五分，麻仁丸五分，炙草六分，枳实三分，川连三分，归身三钱。（《药盦医案全集·卷一》）

冯左，十一月十日。

发热第二日，脉细数，面尚有火色，舌有裂纹，头痛，胫酸，溲少。不廉，以后必多变化，有危险。所以然之故，因初病即已见少阳、厥阴、少阴也。无汗当汗之，急解太阳减其势。

炙麻黄三分，淡芩八分，杏仁三钱，归身三钱，知母一钱，炙草六分，秦艽一钱五分，川连三分，葛根一钱。（《药盦医案全集·卷一》）

楼小姐，九月十一日。

壮热，昨有汗，今日汗闭，舌苔黄且干，脉数，气急。表里并病，太阳、阳明并见，当先事汗解。

炙麻黄三分，炙草六分，淡芩八分，知母一钱，枳实炭一钱，竹茹一钱五分，杏仁三钱。

二诊：九月十二日。

身凉，脉静。外感已除，可以补。

归身三钱，川连三分，竹茹一钱五分，潞党一钱，炙草六分，枳实八分，焦白术一钱，炒白芍一钱，苡仁三钱。（《药盦医案全集·卷一》）

谢左，一月十三日。

发热，先寒后热，退得清楚。口苦，其右耳鸣，微出血。是伤寒少阳经病，当从疟治，必须忌口。

薄荷（后下）一钱，竹茹一钱五分，秦艽一钱五分，梗通八分，白薇一钱，枳实一钱，防风（炒）一钱，归身三钱，淡芩一钱，常山六分，赤白苓各三钱，炙草六分。

二诊：一月二十五日。

热已清楚，右耳鸣，大便虽行不畅，亦不彻却。是风，但风药总宜慎。色脉无恙，是风亦轻。可先调理元气。

归身三钱，防风（炒）二钱，蒺藜一钱五分，川贝三钱，细生地四钱，秦艽一钱五分，梗通八分，瓜蒌霜一钱五分，钗斛三钱，钩尖（后下）三钱，薄荷（后下）一钱。（《药盦医案全集·卷一》）

杨左，三月十二日。

发热形寒，有汗，舌苔黄，是已化燥，乃太阳传阳明之候。

桂枝二分，法夏一钱，苡仁三钱，通草八分，淡芩一钱，炙草六分，赤苓三钱，茅根三钱，川连三分，葛根一钱。（《药盦医案全集·卷一》）

尤左，十一月三十日。

发热形寒，微咳，痰薄。初起是伤风，现在是热病，乃伤寒之最轻者。

葛根一钱五分，炒黑荆芥一钱，竹茹一钱五分，香葱白（连须）二个，薄荷一钱，秦艽一钱五分，赤白苓各三钱，老生姜一小片，炒防风一钱，枳实一钱，焦谷芽三钱。（《药盦医案全集·卷一》）

恽右，己巳（1929）年三月十七日。

感寒发热，胸闷，形寒，骨楚。是伤寒系症，传变必速，宜亟除之。

葛根一钱五分，羌活五分，姜夏一钱，秦艽一钱五分，炙草六分，竹茹一钱五分，川连三分，归身三钱，瓜蒌霜一钱五分。（《药盦医案全集·卷一》）

木左，二月十八日。

见风头眩，泛恶，脚酸骨楚，不发热。非不发热，乃伤寒前驱证。

桂枝三分，川连三分，炙草六分，秦艽一钱五分，麻黄二分，子芩七分，杏仁三钱，法夏一钱。

二诊：二月十九日。

进麻、桂后，骨楚略减，得微汗，仍头痛，其舌色已化燥，当再清之。

淡芩八分，川连三分，防风（炒）八分，橘红一钱五分，竹茹一钱五分，蔓荆子（炒）一钱，花粉一钱，茅根三钱。（《药盦医案全集·卷一》）

◆ 温病

顾右，六月二十七日。

暑温二十一日，热有弛张，迄未得退，汗多溲少。病人本来湿重，病之关键在汗多溲少。假使溲多汗少，即容易退热。

白薇一钱，竹茹一钱五分，生熟苡仁各三钱，薄荷（后下）一钱，枳实一钱，冬瓜子三钱，青蒿八分，赤白苓各三钱，牡蛎三钱，浮小麦五钱，鲜藿香叶一钱五分，甘露消毒丹（入煎）六分。

二诊：七月二日。

发热弛张迄未退，舌苔厚腻，矢气。此有积，因是夹湿，故不渴。虽略虚，亦当攻之，不大便至二十日以上，肠胃郁窒，故其热作潮，而胸脘不适。

枳实一钱，腹皮三钱，元明粉（后下）四分，赤白苓各三钱，竹茹一钱五分，焦谷芽三钱，川贝三钱，鲜藿香一钱五分，楂炭三钱，全瓜蒌三钱，归身三钱，生熟苡仁各三钱，炒车前一钱五分，西瓜皮三钱，知母一钱，薄荷（后下）一钱，白薇一钱。（《药盦医案全集·卷二》）

何右，八月二十六日。

初起湿温，发白痦，口碎，迄今已两月余。现在不发热，气不甚宽，瘁甚，目光异常，语无伦次。是温病，有转属脑症之倾向。虚甚当补血，亦当弛缓神经。

大生地四钱，钩尖三钱，蒺藜三钱，秦艽一钱五分，归身三钱，天麻三钱，赤芍一钱五分，胆草八分，回天丸半粒（药化服）。（《药盦医案全集·卷二》）

任左，二月十七日。

风温兼有肝阳，头眩，骨楚，气急，痰腻，入夜神昏谵语。阴虚营少，故如此。

归身三钱，赤芍一钱五分，防风六分，炙苏子三钱，秦艽一钱五分，钩尖三钱，细地三钱，杏仁三钱，扁衣（炒）三钱，苡

仁四钱，炒川连三分，葛根八分。(《药盦医案全集·卷二》)

孙右，二月十二日。

发热，咳嗽。是时邪感冒之候，已延十三日。

夜不寐，骨楚。从伤寒系风温论治。

秦艽一钱五分，法夏一钱五分，淡芩八分，炙草六分，川连三分，归身三钱，竹茹一钱五分，枳实八分，羌活四分，桂枝三分（泡汤煎药），葛根一钱，杏仁三钱，川象贝各三钱，炙苏子三钱，赤猪苓各三钱。(《药盦医案全集·卷二》)

王官官，七月一日。

症情是暑温，热退后复发，是复感。色脉都尚好，只须轻剂，不必求治太急，热略延长亦不妨。

白薇一钱，赤白苓各三钱，生熟苡仁各三钱，薄荷（后下）一钱，冬瓜子三钱，淡芩一钱，鲜藿香一钱五分，生甘草六分，竹茹一钱五分，枳实一钱，焦谷芽三钱，荷梗一尺。(《药盦医案全集·卷二》)

王奶奶，二月三十日。

发热，口干不引饮，欲眩且痛。是流行性脑症之初步也，其经行腹痛是另一件事，愈后服宝月丹即除。

胆草四分，归身三钱，梗通八分，滁菊二钱，鲜生地三钱，赤苓三钱，车前三钱，桑芽三钱，炒荆防各七分，香豉三钱，葱白两个。(《药盦医案全集·卷六》)

王小姐，三月二日。

发热不甚壮，脉不甚数，后颈酸，神志尚清楚。此是脑脊髓炎症尚未甚剧，可以即愈。

胆草四分，防风八分，鲜生地四钱，淡芩一钱，川连三分，归身三钱，炙草六分，茅根三钱，乌犀尖三分，安脑丸一粒。

二诊：三月三日。

神志清楚，色脉无变动，头仍后仰。病全未动，虚甚，当参用补益。

西洋参一钱五分，鲜生地五钱，归身三钱，滁菊三钱，胆草五分，川贝三钱，知母一钱，乌犀尖三钱，安脑丸一粒。

三诊：三月五日。

神志清，后脑仍酸亦微强。病除十分之六七耳，尚有三四成，须服前药至完全无强痛乃止。

胆草四分，滁菊三钱，钩尖三钱，桑芽二钱，鲜生地三钱，归身三钱，云苓三钱，犀角粉一分。

四诊：三月八日。

大段已清楚，尚有些余波，已无妨。头昏亦不致再剧，风疹以发出为佳。

滁菊一钱五分，桑芽三钱，橘红一钱五分，钩尖三钱，法夏一钱五分，蒺藜三钱，西洋参一钱五分，归身三钱，云苓三钱，胆草一分。(《药盦医案全集·卷六》)

王左，三月十四日。

舌有湿象，脉平正，发热，咳嗽，骨楚，形寒，有汗。病属风温夹湿，故寒热如疟。

桂枝三分，淡芩一钱，赤苓三钱，白芍一钱五分，秦艽一钱五分，羌活四分，炙草六分，苡仁四钱，橘皮一钱五分，川贝三钱。(《药盦医案全集·卷二》)

萧右，九月四日。

有喜六越月，本体盛多痰，近患寒热，手脚酸痛，入夜热甚，微气急，舌苔根际厚。证属感冒新凉，乃伤寒系之风温。

葛根一钱五分，腹皮三钱，姜夏一钱，竹沥一两，秦艽一钱五分，枳实一钱，楂炭三钱，胆星六分，羌活四分，竹茹一钱五分，淡芩八分，归身三钱，桑寄生三钱。

二诊：九月六日。

诸恙差减，热尚未退，颇有风痹症象。

葛根一钱，秦艽一钱五分，杏仁三钱，橘红一钱五分，炒柴胡四分，天麻三钱，桑枝三钱，胆星六分，赤芍一钱五分，独活六分，象贝三钱，炙苏子三钱，桑寄生三钱。

三诊：九月八日。

脉甚好，喉痛，脚麻，有筋抽搐，不良于行，舌有黄苔。据色脉，当无大碍。

炒牛蒡二钱，木瓜三钱，桑枝三钱，炙僵蚕一钱五分，大生地三钱，橘络一钱五分，竹沥一两（冲），葛根八分，防风八分。（《药盦医案全集·卷二》）

萧右，十一月二十六日。

发热有起伏，下午为甚，入夜较重，神昏谵语如狂。此非邪祟，乃阳明少阳为病，是流行性感冒。

葛根一钱，竹茹一钱五分，瓜蒌三钱，薄荷（后下）一钱，枳实一钱，归身三钱，淡芩一钱，白薇一钱，胆草（酒炒）二分，川贝三钱，杏仁三钱，川连二分。（《药盦医案全集·卷一》）

蔡右，九月七日。

发热口苦，泛恶，骨楚，脉滑，舌有虚象，见寒热似是秋温也。

秦艽一钱五分，防风六分，枳实一钱，橘红一钱五分，羌活四分，川连三分，腹皮三钱，葛根一钱，炙草六分，香葱白一个。（《药盦医案全集·卷二》）

· 陈右，七月二日。

热不退，脘闷，口渴，汗多，骨楚。有喜四个月。舌苔厚腻，舌面润，舌尖干红。有食积而胃阴虚，暑温夹湿夹食，兼见虚象，年事稍多而又有喜，殊未可轻视。

薄荷一钱，竹茹一钱五分，淡芩一钱，佛手一钱五分，青蒿一钱，枳实一钱，瓜蒌霜一钱五分，秦艽一钱五分，白薇一钱，焦谷芽三钱，川贝三钱，制香附三钱，归身三钱，细生地三钱，馒头炭三钱。(《药盒医案全集·卷二》)

陈左，六月一日。

壮热汗多，神气不安详，舌质绛，舌苔黄糙。从初起迄今十八日，三数日前曾退热，因不谨于口，遂致食复。此是正式风温，腹胀只宜消导，攻则有险。因舌苔腻，胃肠二部均有积，须先使胃积入肠，然后可攻。

白薇一钱，葛根一钱，枳实一钱，楂炭三钱，薄荷一钱（后下），牡蛎二钱，竹茹一钱五分，腹皮三钱，焦谷芽三钱，归身三钱，浮小麦五钱。

二诊：六月三日。

壮热未退，汗略少，舌苔结。其胸脘当闷，唇燥，夜不成寐，大便不行。胃肠都有积，胃气不下降，所以不寐。病属风温夹湿，虽属食复，病邪本未清楚。

馒头炭五钱，薄荷（后下）一钱，冬瓜子三钱，竹茹一钱五分，葛根一钱，生熟苡仁各四钱，腹皮三钱，秦艽一钱五分，枳实一钱，茅根三钱，楂炭三钱，焦谷芽三钱，牡蛎三钱。(《药盒医案全集·卷二》)

承天英华学校校长周志禹君，于民九秋杪由缪子彬君介绍延诊。其病为发热不解，脉数带滑，胸脘痞闷不能食，大便不行可三数日，病约五六日，舌润苔白，别无败象，亦能寐，不气急，惟晚间热加壮，有谵语，有溲，有汗。如此而已，而其家人则异常惊惶。叩其故，向服西药，因晚间热度臻至百零五度零六，西医欲用冰而其家人犹豫未决，西医两人咸谢不敏辞去，故合家惊惶失措。思谵语是热高神经受炙所致，然气不喘，脉不乱，规矩权衡不坏，总无死法。观其舌色，是温热病之夹湿者。热有起落，可以从少阳治。舌润而白，胸脘痞闷，若从少阳治，即柴胡、槟、朴乃对症之药也。因用吴又可达原饮，药后热势顿减，胸闷亦宽。明日复诊，已无复危险可言，仅予归、芍养营。然神志虽清，体力却不健，舌色仍润。又明日已全无热度，三数日后忽见迷睡，脉微、肢凉、微汗，其见证纯属阳虚，乃于归芍方中加附子八分，两剂霍然起矣。

此病实不曾费力，而病家至今以为中医有时神效有不可思议如此者。周君之戚某君本有名西医，既称道拙技，偶值疑难病，辄约余会诊，是余第二次浪得虚名也。十余年来三次值热度百零五度零六，第一次即嘉兴刘女士之病，又一次为友人余继鸿君约至上海城中会诊一男子，其人可四十余岁，体肥而喘甚，脉乱，余谢不敏，未书方，嗣闻当夜即逝，是百零五度零六之热度，固非易愈者。（《药盦医案全集·旧著鳞爪》）

丁官官，六月二十九日。

发热有汗不解五日，脉缓，便约，舌尖光红，热弛张夜重。是暑温，尚无大紧要，不可吃荤，并忌生冷。

薄荷（后下）一钱，枳实一钱，楂炭三钱，银花一钱五分，白薇一钱，焦谷芽三钱，鲜藿香一钱五分，生甘草六分，竹茹一钱五分，腹皮三钱，绿豆衣三钱，生熟苡仁各三钱，冬瓜子三钱，荷梗一尺，甘露消毒丹六分（入煎）。（《药盦医案全集·卷二》）

黄小姐，五月十八日。

发热感寒，已病复进面食油腻，致祁寒壮热。中部窒塞不通，胃气逆而呕吐。现在滴水不能入，皮肤见红点。是风温夹食之重者，最好因而吐之。

生山栀三钱，南瓜蒂（切）二个，豆豉三钱，赤小豆二两。

又方：进瓜蒂散之后，其胃部之食积当呕吐而出，其肠部之食积当从大便泄泻而下。吐泻之后，接服此方。

薄荷一钱，枳实一钱，炒防风一钱，橘白络各三钱，葛根一钱，竹茹一钱五分，秦艽一钱五分，淡芩一钱，茅根三钱。

二诊：五月十九日。

舌苔面色都正路，略见红点亦好，现在愈之甚易。

枳实一钱，焦谷芽三钱，炒防风一钱，竹茹一钱五分，楂炭三钱，川贝三钱，秦艽一钱五分，腹皮三钱，薄荷一钱，归身三钱。（《药盦医案全集·卷二》）

李小姐，三月四日。

脊髓膜炎已七日，头仰不得俯，内热奇重，身上并有水痘，有危险。

川连四分，赤猪苓各三钱，滁菊四钱，淡芩一钱五分，胆草七分，钩尖三钱，胆草二分，归身三钱，芦根一尺，花粉一钱五分，鲜生地八钱。（《药盦医案全集·卷六》）

李左，三月十四日。

发热形寒，骨楚，盗汗，脉气不宽。表虚，是风温也。

羌活四分，淡芩八分，浮小麦三钱，防风（炒）六分，炙草六分，红枣二个（去核），秦艽一钱五分，桂枝三分。（《药盦医案全集·卷二》）

刘官官，六月九日。

发热，汗多，热不高，泄泻。此种是暑温症象，是体工起变化而泻，并非因食积而泻。如其温之，则变痢疾。

木香一钱五分，腹皮三钱，荷蒂二个，扁衣三钱，牡蛎三钱，薄荷一钱，建曲一钱，白薇一钱，伏龙肝一两（泡汤代水煎药）。（《药盦医案全集·卷二》）

缪右，二月十七日。

热病一候，咳剧，气急，苔粗，胸闷，骨楚，是风温本来肾热，现溲频数，因心移热于小肠之故。

蔓荆子一钱五分，蒺藜三钱，羌活四分，川连三分，防风六分，秦艽一钱五分，杏仁三钱，炙苏子三钱，象川贝各三钱，橘红一钱五分，桔梗六分，归身三钱，芦根三钱，茅根三钱，瓜蒌仁（去油）一钱五分。（《药盦医案全集·卷二》）

伏暑秋温作伤寒治，无有不增剧者。现已匝月，面部浮肿，舌剥，热度仍高。有大危险，病未去，阴已伤也。

归身三钱，知母一钱，天冬三钱，鲜藕汁半盅，细生地三钱，元参三钱，橘络一钱五分。

二诊：八月二十七日。

药后得大便，所苦好得多，脉亦好得多，神气总不安详。虽好得多，未出险。

归身三钱，细生地三钱，蒌仁（去油）一钱，苡仁三钱，炙草六分，川连三分，赤苓三钱，法夏一钱。

三诊：八月二十八日。

仍在险中，脉则较好，希望较多，当营养。

大生地三钱，知母一钱，钗斛三钱，生草四分，归身三钱，川贝三钱，橘络一钱五分。

四诊：九月一日。

诸恙悉瘥。心嘈，非心嘈，感饥耳。头眩是虚，可补。

西洋参一钱五分，大生地四钱，菟丝子三钱，钗斛三钱，绵

仲三钱（炒），杏仁二钱，橘络一钱五分，佛手一钱，滁菊一钱五分。（《药盦医案全集·卷二》）

施先生，二月二十五晨。

初起形寒发热，现在神昏，目上视，舌微缩，手脚抽动。是春温转属脑炎之候，六六之年得此重症，危险自不待言，竭力挽救，幸而神志清楚，恢复尚极费事。

大生地四钱，西洋参一钱半（另煎），胆草五分，竹沥二两，归身四钱，犀角三分，羚羊角三分，姜夏一钱五分，安脑丸一粒。

二诊：二月二十六日。

舌质红，苔结色黑，脉异常洪大，霍霍然空，神气比较略好。病仍在险中，知识尚未恢复，内热略减，再当安脑潜阳。

大生地五钱，胆草五分，竹沥二两，秦艽一钱五分，归身五钱，天麻三钱，姜夏一钱五分，人参须一钱五分，犀角粉四分，独活一钱，蒺藜三钱，安脑丸二粒，郁李仁三钱，知母一钱，川贝三钱。（《药盦医案全集·卷二》）

舒左，七月十二日。

发热十三天，汗与溲俱少，其热起伏，下午为甚，有时脘闷，溺道痛，溲短赤而浑。证属暑温，心移热于小肠，所以如此。此病本容易绵长，谨慎调护，服药得法，亦须再一星期，然后可愈。

青蒿一钱，川贝三钱，绿豆衣三钱，钗斛三钱，生熟苡仁各三钱，白薇一钱，竹茹一钱五分，赤白苓各三钱，生草梢六分，花粉一钱，麦冬三钱，鲜藿香一钱五分，天冬三钱，冬瓜子三钱，知母一钱。

二诊：七月十三日。

夜半发热天明退，午后发热傍晚退。旧有子母疟之名，其实不是疟，是暑温症，虚体冒邪，寐中惊，虚在肾。暑温之症结在心囊，心肾两经病，故其病发于子午。口腻则不能补，体虚则不能单纯治温。不免稍延长，调护尤须谨慎。

麦冬三钱，香薷二分，冬瓜子三钱，青蒿一钱，西瓜皮三钱，鲜生地三钱，赤白苓各三钱，生草梢六分，天冬三钱，花粉一钱，钗斛三钱，生熟苡仁各三钱，白薇一钱，鲜藿香一钱五分，灯心三十寸。(《药盦医案全集·卷二》)

秀弟，十一月八日。

发热，头胀痛，遍身骨楚，喘颇剧，口味咸。现值经行，色黑，脉尚可，面色稍暗。证属冬温，因有肝阳，故泛恶头胀；因肾虚，故喘而口味咸，腰酸。病颇不轻，须费周折。

炒荆防各八分，蔓荆子一钱，延胡六分，蛤蚧尾四分（炙、研），藁本六分，赤芍二钱，丹参六分，香豉三钱，炒乌药一钱，秦艽一钱五分，羌活四分，橘皮一钱五分，香葱白二个，川连四分，炙苏子三钱。

二诊：十一月九日。

药后仍无汗，头胀痛，骨楚，形寒特甚，是太阳证全未罢。昨见其面甚劣，病来虚者，照例必传变，急予解外，从虚体治。

炙麻黄四分，葛根一钱，玉竹一钱，淡芩一钱，防风六分，秦艽一钱五分，杏仁三钱，炙草六分，归身三钱。(《药盦医案全集·卷二》)

张官官，三月二十四日。

唇红，舌润，头热肢凉，兼见头晕、口干。此风温夹食之候。

羌活四分，葛根一钱，方通八分，川连三分，防风六分，赤猪苓各三钱，小朴（炒）三分，淡芩八分。(《药盦医案全集·卷二》)

张左，八月二十五日。

脉不甚和，左尤甚，口腻，痰多，大便不实。表热不壮，舌有湿象，虽无重大病症，却是秋温伏暑，虑其延长，更虑成痢。

厚朴花七分，木香一钱，炒建曲一钱，竹茹一钱五分，赤猪苓各三钱，扁衣三钱，枳实八分，杏仁三钱，白薇一钱，葛根一钱，焦茅术三分，方通八分，橘红络各一钱，葱白一个。

二诊：九月一日。

先寒后热，发作有定时，口味淡。是疟之兼湿者，现已化燥，可桂枝柴胡黄芩合剂。

桂枝三分（泡汤），白芍一钱五分，海南子七分，柴胡五分，淡芩八分，炙草六分，赤苓三钱，干首乌三钱，炒扁衣三钱。

三诊：九月三日。

渴引饮至两壶之多，溲短赤，懒于言动。此当五苓分利，仍兼治疟。

桂枝三分，泽泻八分，云猪苓各三钱，方通八分，腹皮三钱，楂炭三钱，淡芩八分，竹茹一钱五分，鲜首乌三钱，白薇一钱。（《药盦医案全集·卷二》）

钟右，三月十九日。

经停两月，舌糙，口淡，脉软，骨楚，耳鸣，发热，头眩。证属风温，其经停而呕，恐是喜，先治温病。

羌活四分，葛根一钱五分，杏仁三钱，橘红一钱五分，炒荆防各六分，象贝三钱，桑叶三钱，归身三钱，川连三分，淡芩八分，佛手一钱。（《药盦医案全集·卷二》）

周左，三月九日。

发热不退已三个月，面黄，舌黄而干糙，脘闷，食物辄胀，脚冷，上身却不恶寒。病属风温夹湿，延久则虚，因湿邪，其病入脾故黄，嗣后恐不得健。

茵陈三钱，竹茹二钱五分，制香附三钱，青陈皮各一钱，枳实八分，木香一钱，归身三钱，腹皮三钱。

二诊：三月十三日。

黄色见退，热仍不解，有汗则爽，故较前为佳。

茵陈三钱，秦艽一钱五分，归身二钱，防己三钱，赤芍一钱五分，茅术（炒焦）八分，连翘三钱，制香附三钱，炒车前三钱，胆草一分（研末，吞），全当归三钱。

三诊：三月十五日。

面黄退，病却未除，血少故不能寐，溲赤且少，湿亦未净。

赤白芍各一钱五分，牡蛎三钱，防己三钱，川连三分，归身三钱，炒车前三钱，细生地五钱，猩桂心二分，四制香附三钱，沉香一分（冲）。(《药盦医案全集·卷二》)

孟右，二月二十四日。

唇干，脉滑，便闭，痰黄，为纯热象。舌战，面色不华，手脚麻，是虚。咳嗽，发热，是感冒。有汗，热不解，是风温。

川连三分，葛根一钱，杏仁三钱，鲜生地三钱，淡芩八分，象贝三钱，桑叶三钱，归身三钱，秦艽一钱五分，防风六分。(《药盦医案全集·卷二》)

蔡奶奶，一月二十六日。

初喉痛，旋遍身发疹，颈部尤密，皆灌浆。现在热未退，形寒，骨楚，却不闷。通常以不闷为透达已净，此症是例外。太阳证俱在，虽不闷，未净达也。曾衄，不得强汗。病属猩红热，病情不循常轨，有险。

炙麻黄三分，杏仁三钱，淡芩一钱，生草六分，玉竹一钱，生石膏三钱，葛根一钱，无价散一分（冲）。(《药盦医案全集·卷六》)

韩右，六月十六日。

舌黄边白，胸闷，腹痛，此痧气时疫为患。

香薷三分，小朴三分，银花一钱五分，辟瘟丹半粒（磨冲），藿香一钱五分，姜夏一钱五分，连翘三钱。（《药盦医案全集·卷六》）

◆ **感冒**

顾左，十月十八日。

咳，多涕，形寒，口苦，骨楚。自是感冒，然血分亦不清，故见症稍复杂。

荆防各八分，羌活五分，杏仁四钱，前胡一钱五分，秦艽一钱五分，象贝三钱，橘红一钱五分，炙苏子三钱，赤猪苓各三钱，炒车前三钱。

二诊：十月二十日。

咳，发热，形寒，骨楚，无汗。汗之，药后避风。

炙麻黄三分，炙草六分，象贝三钱，枳实八分，淡芩八分，秦艽一钱五分，杏仁三钱，竹茹一钱五分，茅根三钱。

三诊：十月二十一日。

汗后仍微热，晨间微恶风，舌苔厚，是有积。脉略滑数，当解肌。

葛根一钱，川连三分，竹茹一钱，腹皮三钱，淡芩八分，枳实八分，楂炭三钱，赤猪苓各三钱，方通八分，茅根三钱。

四诊：十月二十四日。

脉滑数，舌质绛干，却不咳，泄泻，干呕，热颇微。据脉象无大害，舌色却不甚平正。证属伤寒之已化热者，乃伤寒系之风温，因感风故骨楚，泄泻是陷，是两阳合病。前方本中肯，药后泻乃会逢其适，又少服，故病不除。

秦艽一钱五分，荆防各七分，淡芩六分，扁衣（炒）三钱，

葛根一钱，川连三分，木香一钱，建曲一钱，茯苓三钱，香葱白一个。(《药盦医案全集·卷一》)

黄右，九月初六日。

恶风多汗，形寒发热，气急，脉软滑数，舌干绛，少阳失治所致，虚甚。里虽热却拒外界之冷，故嗜热饮。甚难治。

茅花一钱五分，杏仁三钱，防风六分，淡芩八分，炙苏子三钱，牡蛎三钱，赤芍一钱五分，干首乌三钱。

二诊：九月初九日。

舌色甚好，脉较前佳，未全和，咳嗽，多痰，吐尚爽，咳却不爽，须宣达。

象贝三钱，橘络一钱五分，桑叶三钱，炙苏子三钱，杏仁三钱，炙草六分，防风四分，归身三钱，牡蛎三钱。

三诊：九月十一日。

剧咳，发热，气急，脉数，汗多，热夜甚，时形寒，苔润。症势不但缠绵，且有险。

桂枝三分，淡芩八分，杏仁三钱，橘红一钱五分，葛根一钱，炙草六分，象贝三钱，炙苏子三钱，桑叶二钱，茅根三钱。(《药盦医案全集·卷一》)

林先生，二月十九日。

感冒，春寒行，且发热，先事疏解。

秦艽一钱五分，赤猪苓各一钱五分，炙草六分，羌活四分，象川贝各三钱，桂枝(泡汤)三分，炒防风八分，杏仁三钱，淡芩八分，胆草一分，葛根八分。(《药盦医案全集·卷一》)

马小姐

二月二十二日。

壮热，汗多，略咳，舌苔厚，舌尖红。是时邪感冒，兼有宿积。

葛根一钱五分，腹皮三钱，川连三分，淡芩一钱，竹茹一钱五分，枳实一钱，炙草六分，茅根三钱，杏仁三钱，楂炭三钱，馒头炭三钱。

二诊：二月二十三日。

得粪多许，病当减。咳剧，只予宣达，恐其出痧子，仍带透发。

葛根一钱，建曲一钱（炒），扁衣三钱（炒），淡芩八分，象贝三钱，焦谷芽三钱（炒），橘红一钱五分，杏仁三钱，炙草六分，薄荷一钱（后下）。

三诊：二月二十五日。

内热颇重，痧尚未透全，亦封眼，可知不廉。

葛根一钱五分，生石膏一钱五分，川连三分，茅根三钱，芦根五寸，归身三钱，炙草五分，淡芩一钱，无价散半分。

四诊：二月二十七日。

头摇不止，热壮。痧子未回，遽呈流行性脑炎症状，自是险症。现在姑止痧子，以治脑为主。

川连三分，胆草四分，淡芩一钱，象贝三钱，羌活五分，防风六分（炒），炙苏子三钱，归身三钱，炙草六分，杏仁三钱，大生地三钱，秦艽一钱五分，葛根一钱。

五诊：二月二十八日晨。

痉较安，神色亦好，头摇较少。急性病既转机，便无妨。

川连三分，胆草三分，元参一钱五分，甘中黄一钱，杏仁三钱，归身三钱，鲜生地四钱，板蓝根三钱，茅根三钱，芦根一尺，炙苏子三钱，象贝三钱。

六诊：二月二十八日晚。

舌略糙，脉平，规矩权衡不坏。

葛根一钱，方通八分，茅根三钱，炒车前三钱，芦根六寸，鲜生地四钱，胆草三分，赤猪苓各三钱，花粉一钱。

七诊：二月二十九日。

此儿因痧后脑炎，致邪不得外达，现在咳不爽，头仍摇，脑炎尚未全除，咳嗽恐其延久。固然无生命之险，惟咳若不得即愈，成百日咳，亦属可虑。

葛根一钱五分，象川贝各三钱，杏仁三钱，炙苏子三钱，橘红一钱五分，瓜蒌皮二钱，胆草三分，归身三钱，桑叶三钱。

八诊：二月三十日。

舌尖红，遍身暵燥，是犀角证，入血分也。

川连三分，胆草五分，杏仁三钱，鲜生地五钱，归身五钱，滁菊三钱，方通八分，钩尖三钱，川贝三钱，炙草六分，猪苓三钱，安脑丸一粒药（化服），乌犀尖四分（刨片，先煎）。

九诊：三月二日。

热退尚未净，脉与神气均好，微咳，气急。咳为痧后余邪出路，宜令畅，畅则气不急。索食是胃气已复，食物宜少予、频予。尚须忌口，只宜粥汤及乳。

连翘三钱，炙草六分，归身三钱，栀皮一钱（炒），淡芩八分，炙苏子三钱，桑叶三钱，杏仁三钱，橘红一钱五分。

十诊：三月三日。

汗多，热较退，现在似已清，惟有晶痦，痦本不妨，但恐黎明时仍作微热。脉甚好，神气亦好，当不致有何变动。见痧亦是虚象，宜养血。

归身三钱，细生地三钱，知母一钱，赤芍一钱，川贝三钱，炙草六分，杏仁三钱。

十一诊：三月六日。

色脉实已无病，早起热不除或当渐除。衡量情形，当补。

焦白术八分，焦谷芽三钱，杏仁三钱，炒白芍一钱，炙草六分，桑皮一钱五分，云苓三钱，归身三钱。（《药盦医案全集·卷八》）

沈右，十二月十一日。

发热形寒，头痛，腹痛。现值经行，病一候，热起伏作阵，无退尽时，亦发作无定时。舌苔抽心，口味甜，目光无神，环唇青。此中宫受伤，其热行且入血分，颇费周折，治之得法，亦须一星期。

白薇一钱，细生地四钱，炒延胡一钱，青蒿一钱，归身三钱，川楝肉（炒）一钱，炙龟甲三钱，赤芍一钱五分。（《药盦医案全集·卷一》）

舒孩，二月二十三日。

时邪感冒，发热，咳不爽，呵欠，是将出痧疹之候，曾服犀角一元保赤散一服，表邪未清，不得攻下。病在阳分，不得服犀角阴药，两药均误，致手足舞蹈如瘛疭状，是有生命之虞。

炒牛蒡三钱，淡芩八分，杏仁三钱，炙草六分，炙苏子六分，葛根一钱五分，象贝三钱，橘红一钱五分，归身三钱，川连三分。

二诊：二月二十四日。

唇红舌绛，热略退未净除，目赤眵多，内热尚炽。

川连三分，鲜生地三钱，炒扁衣三钱，茅根三钱（去心），淡芩八分，炙草六分，炒建曲一钱，草决明三钱。（《药盦医案全集·卷八》）

宋先生，十二月廿二日。

时邪感冒，太阳未罢，遽服泻药，因而腹胀，其表证仍不解，且益甚。势当先解外。

葛根一钱五分，川连三分，茯苓三钱，秦艽一钱五分，薄荷一钱（后下），枳实一钱，扁衣三钱（炒），防风八分（炒），淡芩一钱，竹茹一钱五分，建曲一钱（炒），焦谷芽三钱。

二诊：十二月廿四日。

舌苔鲜明，热有起伏而夜甚，腹微胀，微躁烦。此因太阳未罢，遽用泻药，表邪内陷，正气遂虚，所以如此。手微战动，少阴证兼见神经性，此不可忽视。

炙麻黄二分，杏仁三钱，葛根一钱，象川贝各三钱，炒防风一钱，归身三钱，姜半夏一钱，薄荷一钱（后下），炙草六分，秦艽一钱五分，川连三分，新会皮一钱。

三诊：十二月廿五日。

舌色化燥，脉洪滑带数，自觉口中燥，引饮，大便色红，薄粪，有药气味。此肠胃不和，肠与胃不能协调则胃气上逆，此所以头痛非常。大段不错，尚无大害，更两三日可全愈。

枳实一钱，花粉一钱，归身三钱，扁衣三钱（炒），竹茹一钱五分，秦艽一钱五分，知母一钱，建曲一钱（炒），淡芩一钱，白薇一钱，赤白苓各三钱，川连二分。

四诊：十二月二十七日。

热有起伏，喉右面红肿，面部见红点，口臭，舌苔燥，亦厚腻，舌尖微见劫津苔。此是冬温夹斑之候，泄泻多为病进，泻止红点出为病退，现在虽见轻减，仍在吃紧之际。

炒牛蒡一钱五分（研），象川贝各三钱，白薇一钱，川连三分，炙僵蚕一钱五分，杏仁三钱，扁衣三钱，薄荷一钱，防风一钱，钓斛三钱，淡芩一钱，竹茹一钱五分。

五诊：十二月二十九日。

27

下午热高，舌苔黄糙，大便不实，呼吸、脉搏均佳，喉痛尚未全除。病无问题，只是好得太慢。

白薇一钱，木香一钱五分，赤白苓各三钱，炙苏子一钱五分，炙僵蚕一钱五分，扁衣三钱（炒），归身三钱，象川贝各三钱，川连三分，建曲一钱五分（炒），炙草五分，枳实八分（炒）。（《药盦医案全集·卷一》）

吴左，十二月十二日。

喉痛，无汗，形寒，色脉无恙。喉头并不红肿，亦无白点。惟无寒特甚，恶寒是太阳证，总当疏解。其喉头不红肿，是未化热化燥。

炙麻黄三分，淡芩一钱，枳实一钱，防风（炒）一钱，葛根一钱，竹茹一钱五分，炙僵蚕一钱五分，炙草六分，杏仁三钱。

二诊：十二月十三日。

病情虽略好，湿太重，满面是风色，头痛，脚不良于行。热虽退，仍有问题，便闭不当攻。

赤白苓各三钱，丝瓜络一钱五分，防风（炒）一钱，茵陈一钱，川连三分，秦艽一钱五分，淡芩一钱，炒车前三钱，萆薢一钱五分，九龙丸（二小粒，吞服）。（《药盦医案全集·卷一》）

赵孩，十月十六日。

神色不甚健全，病不过小小感冒，然先天不足，殊矜贵。

象贝三钱，杏仁三钱，腹皮三钱，橘红一钱五分，炒荆防各八分，薄荷一钱（后下），竹茹一钱五分，馒头炭三钱，炒香豉一钱。

二诊：十月十九日。

仍壮热，舌润纹紫，咳夜剧，有惊象，体弱甚可虑。

葛根一钱，杏仁三钱，橘皮一钱五分，楂炭三钱，炙草六分，象贝三钱，枳实八分，腹皮三钱，归身三钱，焦谷芽三钱。

三诊：十月二十一日。

神色尚好，热亦退，大份无妨。

象贝三钱，杏仁三钱，归身三钱，炙草六分，钩尖三钱，焦谷芽三钱，馒头炭三钱。（《药盦医案全集·卷八》）

邹先生，十一月六日。

发热形寒，头痛，骨楚，喉头红肿，有白点，是喉证。药后避风，并须吃素，否则有危险。

炙麻黄三分，淡芩八分，炙草六分，羌活四分，生石膏三钱，秦艽一钱五分，杏仁三钱。

二诊：十一月七日。

药后未得汗，故太阳病仍在，右边喉肿，白腐则除，此是喉蛾，乃虚证。

细生地三钱，淡芩八分，羌活四分，炒牛蒡三钱（研），生石膏三钱，秦艽一钱五分，赤芍一钱五分，炙僵蚕一钱五分，板蓝根三钱，炒荆防各八分。（《药盦医案全集·卷六》）

◆ 发热

包右，十二月十一日。

发热形寒，略有汗，热仍不退，呕泻交作，现在呕已止。是感寒所致。舌润唇干，略有湿病，是昨天起。宜吃素，避风，小心调理，不日可愈。

炒荆防各八分，木香一钱五分，川连二分，淡芩一钱，葛根一钱，扁衣三钱（炒），枳实一钱，生熟苡仁各三钱，川贝三钱，建曲一钱（炒），竹茹一钱五分，赤白苓各三钱，薄荷一钱（后下），伏龙肝一两（煎汤代水）。（《药盦医案全集·卷一》）

陈奶奶，十一月五日。

每越十日发热只日，已第六次，面色略有异，征爪下微紫，是回归热。

藁本六分，常山八分，归身三钱，防风六分，煨草果六分，炙草六分，秦艽一钱五分。（《药盦医案全集·卷六》）

陈先生，一月十七日。

发热，是感寒，现已化热，形寒，气急，有汗，鼻干，是葛根芩连证。

葛根一钱五分，枳实一钱，杏仁三钱，淡芩一钱，秦艽一钱五分，炙苏子三钱，川连三分，象贝三钱，橘红一钱。（《药盦医案全集·卷一》）

陈右，六月十四日。

发热弛张如疟，退不清楚，汗多。病情不过尔尔，乃前日忽痰中见血，此病变因发汗过多，西医遇热病辄用泻剂，近来读《伤寒论》，则发汗乃此病适在忌汗之例。

牡蛎三钱，茅根三钱，生熟苡仁各三钱，归身三钱，白薇一钱，冬瓜子三钱，藕节五个，细生地三钱，浮小麦三钱。

二诊：六月十五日。

汗奇多，肌肤津而凉。昨日起见泄泻，现在恶寒，气颇粗，暑温误汗，心房益弱，表虚则形寒，亦因表虚而泄泻。汗若不止，有险。

牡蛎三钱，川贝三钱，归身三钱，浮小麦五钱，杏仁三钱，藕节五个，糯稻根须二钱，生熟苡仁各二钱，冬瓜子三钱，甘露消毒丹一钱五分。

三诊：六月十七日。

汗较前为少，脉仍弱，气仍粗，胸闷，胸脘及腹部都觉冷。

面色形不足，还当止汗。

牡蛎三钱，麦冬三钱，白薇一钱，浮小麦五钱，五味子四分，归身三钱，糯稻根须五钱，川贝三钱，獭肝（研吞）二分，冬瓜子三钱，生熟苡仁各四钱。（《药盦医案全集·卷二》）

程右，十月十六日。

舌露底，耳聋，胸闷，脉滑，热不甚却不肯退，昨有谵语，溲多腹痛，头亦痛。

按：舌露底是营少，不宜燥药；耳聋、谵语，病入少阴，有危险；胸闷亦营虚之象。

大生地三钱，川连三分，川象贝各三钱，归身三钱，瓜蒌皮一钱五分，杏仁三钱，白芍一钱五分，知母一钱五分。

二诊：十月十八日。

舌苔露底，近乎劫津；舌旁隐青黑苔，是温邪传入厥少之候，故手指战动。咳甚剧，剧则致呕。咳不足患病，却有趋重之势。热不肯退，拟犀角地黄清之。

乌犀尖一分，川芎六分，归身三钱，炙草六分，鲜生地三钱，白芍二钱，杏仁三钱，瓜蒌皮一钱五分，川象贝各三钱，川连三分，法夏一钱。（《药盦医案全集·卷一》）

方左，七月二十一日。

壮热四天，昨天始得汗，现在又无。面赤，唇干绛，手掌手腕背亦热，神志不清楚，有谵语。夏月感寒，肝胆从热化，成下厥上冒之局，所以面赤而脚冷，属重险之候。

香薷三分，淡芩一钱，鲜藿香一钱五分，银花一钱五分，薄荷一钱（后下），竹茹一钱五分，花粉一钱，生甘草六分，辟瘟丹半分（研细，冲）。当日晚改方，去香薷，加梨汁一酒盅、西瓜汁二酒盅，辟瘟丹加半分。

二诊：七月二十二日。

表热较退，已有汗，神识仍不清楚，仍有谵语，胸脘硬，拒按，有矢气，此有积。病情较昨日略好，仍旧在至危极险之中。此虽有积，不能用承气，因下厥上冒，冒是虚象，悍药下之，恐其有变。

枳实一钱，焦谷芽三钱，银花一钱五分，竹茹一钱五分，腹皮三钱，川贝三钱，鲜藿香一钱五分，冬瓜子三钱，赤白苓各三钱，钩斛三钱，白薇一钱，薄荷一钱，紫雪丹二分（冲），枳实导滞丸六分（入煎），皮硝三钱（夹布一层缚中脘）。当日晚改方去紫雪丹，又去皮硝。

三诊：七月二十三日。

神气清楚，脉顾静，表热亦退，舌质不红，是里热亦无多。惟大小便不通，当通之。现在最要者是慎食，假使吃坏，却不得了。

钩斛三钱，竹茹一钱五分，楂炭二钱，赤白苓各三钱，枳实一钱五分，焦谷芽三钱，腹皮三钱，炒车前一钱五分，鲜藿香一钱五分，梗通一钱，生甘草六分，归身三钱，银花一钱五分，绿豆衣三钱，西瓜皮三钱。（《药盦医案全集·卷一》）

金右，五月二十八日。

发热脚酸且麻，唇干燥，舌有垢苔，喉痛有白点，发热形寒，内热颇重。

白薇一钱，制香附三钱，桑枝三钱，炒防风一钱，青蒿一钱，归身三钱，怀膝一钱五分，茅根三钱，秦艽一钱五分，炙僵蚕一钱五分，佛手一钱五分，细生地三钱。

二诊：五月三十日。

高热，骨楚，舌蒙甚薄之垢苔，前半微剥，大便多日不行，而汗多热壮时喉痛。

薄荷一钱（后下），竹茹一钱五分，橘白络各一钱，牡蛎二钱，葛根一钱，焦谷芽三钱，秦艽一钱五分，郁李仁三钱，枳实一钱，淡芩一钱，防风（炒）一钱，柏子仁二钱。

三诊：五月三十一日。

脉微已甚，汗奇多，发热略退，未清楚。病候属心房，尚未过夏至，乃先有其病，从暑温治。

牡蛎二钱，麦冬三钱，细生地三钱，浮小麦五钱，秦艽一钱五分，川贝三钱，白薇一钱，归身三钱，冬瓜子一钱五分，更衣丸小豆大一粒（吞服）。

四诊：六月二日。

大便已行，汗不多，亦略能寐，都好。惟热仍未净，不能再泻。因其脉微甚，再泻必致大汗出。

白薇一钱，枳实一钱，橘络一钱五分，冬瓜子三钱，竹茹一钱五分，归身三钱，牡蛎三钱，川贝三钱，甘露消毒丹一钱（入煎）。（《药盦医案全集·卷二》）

马奶奶，十一月六日。

发热三日，先寒后热，无定时，面黄，脉舌不平正，口苦，月事不以时下，少且黑。

青蒿一钱，枳实八分，淡芩八分，常山八分，桃仁三钱，竹茹一钱五分，炙鳖甲三钱，全当归三钱，赤芍一钱五分，炙草六分，大生地三钱。

二诊：十一月八日。

恶寒已罢，热不退，面色甚劣，脉尚可，口苦，舌干，苔黄。有积，当导之。

枳实一钱，竹茹一钱五分，葛根一钱五分，淡芩八分，川连三分，香葱白二个，腹皮三钱，楂炭三钱，瓜蒌三钱，元明粉四分。

三诊：十一月十日。

热未退，面色甚劣，脉则静，恶寒已罢，大约尚有三数日。

川连四分，淡芩一钱，象贝三钱，白芍一钱，姜夏一钱五分，葛根一钱，杏仁二钱，炙草六分，枳实八分，竹茹一钱五分。

（《药盦医案全集·卷六》）

吾乡先辈刘少寅先生，光绪中为嘉兴府知府，后即入嘉兴籍，其所居曰保忠埭。民五，少寅先生之女公子病，由其孙问筹世兄来沪延诊。病者二十二岁，尚未出阁，其病证初起发热，医谓是温病，服药不效，前后易五六医，延时两月，愈病愈重。旧方纸厚寸许，略一审视，初起豆豉、豆卷，其后均鲜石斛为主药，共四十余纸，每纸石斛三钱，有五钱者，最后则为霍山石斛，综计所服各种石斛至少当有十二两；又其后则为羚羊角、犀角；又其后旋覆花、代赭石；其后紫雪丹；最后则为穞豆衣、糯稻根须。嗣是五日无方，盖已谢不敏矣。视病人则不能动不能言，肉削殆尽，热不退而脉数，遍身无汗，日进粥汤一两羹匙，舌色灰腻厚润，热百零四度，溲有而甚少，气短蜷卧似寐，目尚能瞬而已。病家问如何，余曰：此坏证病也，纯为药误，恐不可救。病家自固请挽回，余思既远道来此，亦断无不用药之理，乃为处方，方已不记忆，仅忆是麻黄附子为主，炙麻黄五分，炙附子块一钱。书方已，由问筹偕往游鸳鸯湖。时为八月既望，烟雨楼中光线绝佳，楼外烟云，湖中舟楫，水面菱芡，界为方罫，如铺绿茵，款乃时闻，光景清绝，为之留连竟日。

问筹意在泥吾行，游兴既阑，复往饭店晚餐，延至九钟，当日已无火车可行，乃偕归。因病人不能言，亦不能动，故药后无所表见。余诊其脉，其数度如梨园中之板鼓，骤如急雨不可数，急以寒暑表试之，得百零五度零六，为之大惊失色。病家问如何，余挢舌不能答也。乃至其家厅事中，屏人独处深长以思，已而复入诊视，按病人之胸脘，觉鸠尾骨膛中板然而硬，复四旁按之，察其有无边际，则硬处大如五寸碟子，俨如癥瘕，乃处方如下：

制附片三钱，柴胡一钱半，姜半夏钱半，吴茱钱半，薤白三钱，炙甘草一钱，云芍二钱。煎成已十二钟，即予服十之七。寻思药已入腹，更无推敲余地，苟不予药，宁有幸者冒险不悔也。乃嘱问筹四钟时醒，我是夜竟得酣寐，黎明时更入诊，脉已软缓，以热度表测之，得百零一度，心为释然。然乃将头煎余药并二煎予服，至八钟能言矣。将原方去柴胡，减附子为一钱，吴茱半之，其余副药略相称。嘱服四剂，以十点钟车返沪。越四日，复延诊，他无所苦，惟腹胀不得大便，便仍以半硫丸下之，计每次一钱，服两次而便行。嗣后竟弗药，仅以糜粥调理，至翌年五月始完全复原，遍身肌肉再生，可谓绝处逢生也。

按：此病本是伤寒系之温病，医者误认以为暍病，而以叶天士医案之法治之，遂致误入歧路。夫暍病是暑温，在伤寒范围之外；通常所谓风温、温热，乃伤寒之类之热病，在伤寒范围之内。此古人所未明者，且叶天士、顾景文等仅知暑温不可用伤寒法，而不自知其石斛、羚羊、犀角杀人反掌，即暑温亦不可用，后人复漫不加察，谬种流传，滔滔皆是，固不必为嘉兴医生咎也。以上所说，可参观《温病讲义》，至吾所用之方，为变相真武汤，为舒驰远所常用者，半硫丸则宋·窦材《扁鹊心书》法，此两法若何可用，若何不可用，说详后。(《药盦医案全集·旧著鳞爪》)

潘公展先生，二月二十日。

形寒发热，腹痛泄泻，口淡亦苦，脉舌无甚变动。是感寒尚未化热，舌苔白厚是有积，亦尚未可攻，须略候之。

木香（煨）一钱五分，竹茹一钱五分，炒扁衣三钱，秦艽一钱五分，小朴（炒）三分，淡芩八分，楂炭三钱，腹皮三钱，枳实八分，葛根一钱五分，老姜（煨）一片，建曲（炒）一钱。（《药盦医案全集·卷一》）

沈右，十二月十六日。

形寒发热，无汗，口渴引饮，胸脘痞闷，泛恶，呕绿水。当然危险，形神枯瘠，神志不清，难治。

葛根一钱，姜半夏一钱五分，楂炭三钱，淡芩一钱，枳实一钱，腹皮三钱，川连三分，竹茹一钱五分，秫米三钱（姜炒），瓜蒌霜一钱五分，归身三钱。（《药盦医案全集·卷一》）

史右，三月十七日。

壮热，无汗，今为第四日。

舌苔厚，舌尖光，舌质润，胸闷，泛恶，有时头汗齐颈还，脉洪。七十三岁高年患此，是有问题，病是伤寒系温病，精气衰则传变，多险。

淡芩一钱，炙麻黄一分，归身三钱，楂炭三钱，川连三分，玉竹一钱，炙草六分，腹皮三钱，葛根一钱，法夏一钱，秦艽一钱五分，枳实一钱，杏仁三钱，花粉一钱。

二诊：三月十九日。

热未退，汗止，脉洪，舌尖光而干，其色不红。病入营分，所以不红，当是高年血衰之故，且热入营亦是费解。鄙意当是胃虚方有此舌色，照例须犀角。

乌犀尖三分，川贝三钱，归身三钱，炙草六分，鲜生地三钱，橘络一钱五分，知母一钱。（《药盦医案全集·卷二》）

陶左，三月十七日。

发热冷汗，自是桂枝证。惟舌色脉象均不平正，此病恐有问题，其先证是肝逆肾虚。虽有冷汗，桂枝不中与之也。

淡芩八分，枳实八分，竹茹一钱五分，白芍一钱五分，川连三分，葛根八分，腹皮三钱，楂炭三钱，蔓荆子（炒）一钱。

二诊：三月十八日。

项强，冷汗较好，舌黄而剥，内热较瘥，而见表热，里病有外达之倾向。仍当桂枝解外。

桂枝三分，枳实八分，川连三分，楂炭三钱，淡芩一钱，竹茹一钱五分，腹皮三钱，炙草六分，猪苓三钱，炒车前三钱。（《药盦医案全集·卷一》）

王官官，十二月十九日。

感寒因而发热，补太早邪无出路，故泄泻。舌色、脉象尚无他，疏之可愈。误补尚贤于误用抱龙、回春诸丹，故病型尚未大坏。

葛根一钱五分，桑叶一钱五分，建曲一钱，炙草六分，象贝三钱，橘红一钱五分，芡实三钱，归身三钱，杏仁三钱，炒扁衣三钱，云苓三钱，腹皮三钱，楂炭三钱，木香一钱。（《药盦医案全集·卷一》）

王君依仁，丁甘仁君之门人也，住上海小东门，由甘仁之世兄仲英延诊，病可两候，发热有汗不解，曾吐血，气急，脉带硬。自言夹阴，曾用麝香、鸽子。问曾服泻药否，曰无之。脉硬发热，最惧气急，因硬脉为无阳气，急则大有出入。假使曾服泻药，是下后息高，不治。下后息高所以不治者，为不当下而下，脏气乱，故使气急。王之气急固不甚剧，然使是脏气乱，则当以次增剧。又问吐血如何症状，则因旧有此病，近日固未发，视前方大半凉药，病人自始小腹不痛。余思虽非夹阴，却是肾虚之体夹阴。指房后受凉而言，则小腹必痛，寒在下，药力不及，当用麝香、鸽子，不痛即如是用麝，反嫌虚虚。是当从治，以附子补火无疑。因用附子一钱，佐以归、芍、甘草以护其阴。

写方既毕，仲英乃示我以乃翁之方，则附子八分，参须八分，他佐药今已不复省忆。余曰：此与拙方用意略同，不过分量较轻耳。仲英谓病家见是附子，不敢服，故延阁下。余曰：既尊大人已处方，自当即服，犹且犹豫，则拙方更不敢服矣。仲谓家严今日往苏州诊病，彼等恐无以善后，故不敢服，今请君负责，吾当立主服尊方。余曰：诺。时为上午十一钟，余乃辞去。

是时余尚在商务书馆馆课，既毕，傍晚五钟许，至福州路丁氏医寓，仲英出诊未归，余向西餐店购小食。食顷，仲英来，一见即叹曰：王依仁已矣。余曰：何如？曰：殆已绝望。余曰：既未死，便不尔，请姑言病状。曰：已昏不知人，且动风。余沉吟为间，曰：嘻，是不可以不往。仲英似惊怖余言。曰：若敢往乎？余曰：如此时不即往，其人乃真死矣。仲英亦神王，曰：然则吾当陪君一行。

即街头雇人力车驰而往，抵王寓门前，陈冥器纸制肩舆一，又一纸制包车，下衬以禾稿，其家人方燃火也。仲英掣余衣角。余曰：是不死，当速入，入则室中无虑数十人，余挤至病榻前，则帐帏已撤去，病人仰卧，口中狂呼如唱歌，数女人执其手。余不暇他顾，急从人丛中伸手按其脉，脉乃缓软，因摇手止彼等勿号哭及叫喊，且曰：是决能安全，倘有不测，惟我是问。众闻言皆愕眙。余且诊脉且语众曰：室中宜静人宜少，须臾当得寐，更两钟可神志清楚，谈话如常人。众自将信将疑，余不复申辩，就医室中坐。是时人虽多，余相识者绝少，仅与仲英谈话，询知其尊人尚未归，因问曾延某君否，曰彼于五钟时曾来问服其方否，曰尚未。余曰：险哉，余之疾驰而来正为此业。仲英曰：是诚怪事，君未见其方，何以知不可服。余笑曰：彼所开之药方第一味当为羚羊角四分，尚所测误者，则余此来为多事矣。即有人启抽屉出其方，其首列之药果为羚羊片八分也，余曰：何如。众乃相顾而嘻，余因言羚羊不可服。谈可一钟许，病者神志已清，诊脉之顷，问答如平人，且自言遍身舒适。从此平剂调理渐愈。翌年遇友人席上，壮健过于未病时，血证竟不复作。

此病所以用附子，其标准在脉硬而有汗。凡有汗者，脉当缓纵，不缓亦不硬，硬却是阴证。至其手脚痉挛而发狂，乃上热下寒。药本当冷服，避去上焦之热。因事先未虑及此，习惯药皆热服，热遇热遂起剧变。然毕竟是瞑眩，不是药误，故表面虽发狂，里面已阳回，脉之硬者转为缓和。附子之性质辛温而下降，热既下行，浮火自敛，至药力远于下焦，其狂自止。此本非甚棘手之证，因焚冥器、撤帐帏，遂若病者已在大渐之顷，此全由于病家神经过敏者，又是医生不佞，反因此浪得虚名，其实较之张锦宏君之掌珠案，其易不可以道里计矣。(《药盦医案全集·旧著鳞爪》)

王先生，三月十七日。

热四日不解，有汗，脉责责然，舌抽心，苔黄薄。虚体冒邪，不宜过发表。

羌活四分，淡芩八分，川连三分，炒防风六分，归身三钱，茅根三钱，秦艽一钱五分，炙草六分，葛根一钱，方通八分。(《药盦医案全集·卷二》)

王小姐，九月三日。

壮热，多汗，胸闷，呕吐。胃气上逆，脏气胥逆，遂成下厥上冒之象，所以头晕便闭。

枳实八分，川连四分（姜炒），防风六分，连翘三钱，腹皮三钱，竹茹一钱五分，赤芍三钱，法夏一钱五分，楂炭三钱，橘络三钱。

二诊：九月三日。

壮热，脉滑，病在阳分。热所以壮，不全是病，乃大汗之后，汗闭所致；被覆太多能致大汗，亦能因此闭汗，经此转折反虚。

葛根一钱五分，枳实一钱五分，淡芩八分，瓜蒌仁一钱五分（去油），竹茹一钱五分，炙草六分，黑荆芥八分，川连四分。

三诊：九月六日。

唇干口渴，味淡。热不解而气急，是当用葛根芩连例。

葛根一钱五分，川连三分，枳实八分，杏仁三钱，淡芩八分，法夏一钱五分，炙草六分，瓜蒌仁一钱五分（去油）。（《药盦医案全集·卷一》）

吴右，九月四日。

发热四十余日不解，气急，不能平卧，肌肤暵干微糙，舌苔亦糙，脉亦不和。初起当是寻常热病，现在则阴虚已甚，不得寐，则胃亦不能纳，正气乃益不支，其气急胸痞正由强镇而来。胁旁为肝之部位，肝不受压，以重药镇之，遂冲气上逆。现在之热，虚实皆有，虚多实少，照例不能速退，先事定喘，能平卧然后议其他。

归身三钱，川连四分，炙苏子三钱，细生地四钱，瓜蒌仁三钱，逍遥丸一钱五分，茯神四钱，制香附四钱，元参一钱，蛤蚧尾六分。

二诊：九月五日。

药后气略松，仍不能平卧，稍久气急如故。今已与昨较，无多进出，脉与舌些微有胃气，可谓有百分之一之差减，是差不足言也。热依然，面色枯瘠亦依然。病属坏证，转机尚须时日，咳不爽，痰不出，吃紧。

瓜蒌仁三钱，杏仁三钱，炙款冬一钱，川连四分，象川贝各三钱，炙苏子三钱，天麦冬各三钱，细地四钱，法夏一钱五分，蛤蚧尾六分，乌药一钱，竹沥二两，归身三钱，生首乌三钱。

三诊：九月六日。

痰出，气仍不平，仍不能卧，不能寐，脉则略有起色，舌见虚象，掌热，肌肤暵，皆虚极之候，难治自不待言。今当设法使得成寐，其余一切均姑置之。

珍珠母三钱，钗斛三钱，钩尖三钱，猺桂心一分，乌犀尖三分，西洋参一钱五分，川连三分，大生地三钱，沉香一分，蒌仁一钱五分，橘络一钱五分，炙苏子三钱，竹沥一两。（《药盦医案全集·卷二》）

谢先生，十月二十日。

肢凉，脉沉而有热象。此非无阳而厥，乃热深厥深，循此以往，可以见神经中毒性麻痹症。病型不循常轨，经气乱故也。

炙草六分，细生地三钱，橘皮一钱五分，桂枝二分，茯苓三钱，天冬三钱，姜半夏一钱。

二诊：十月二十二日。

手脚转温，舌见热象，脉亦不沉。此非气候关系，厥回故尔。

归身三钱，竹茹一钱五分，茯神三钱，炙草五分，枳实一钱，橘络一钱五分，桑枝三钱，滁菊一钱五分。（《药盦医案全集·卷一》）

忻小姐，十月二十七日。

暵热迷睡，夜有谵语，热不退十日，手温，脉舌尚可。六日不更衣，口苦引冷，有矢气。证属伤寒系之风温，现在尚在阳经，但不宜峻攻致虚，虚则入阴经，难治。惟现在仓猝不得退热，至少须一星期。

生山栀二钱，淡豆豉三钱，南瓜蒂二个，枳实炭八分，赤白苓各三钱，杏仁三钱，炙草六分，香葱白一个。

改方，十月二十八日。

枳实一钱，竹茹一钱五分，腹皮三钱，楂炭三钱，秦艽一钱五分，炙草六分，瓜蒌三钱，栀皮一钱，枣仁一钱五分，馒头炭三钱。（《药盦医案全集·卷二》）

杨左，二月十七日。

左尺脉颇强硬，余部皆洪，口腻，唇干苔燥，见壮热谵语，手指瞤动，肛门下坠，溲短赤且难。风温肾亏已化热，阳明已见，太阳未罢之候。病方趋重，遍身骨楚，是带神经性者，有转属脑症成惊之虞。

秦艽一钱五分，羌活四分，淡芩一钱，葛根一钱五分，赤猪苓各三钱，防风七分，炙草六分，茅根三钱，芦根四寸，钩尖三钱，川连三分，竹茹一钱五分。

二诊：二月十八日。

黎明时有似发狂，神昏谵语，舌苔脉象均见阳证，暂予安绥抗暴。症象虽是脑病，脑症并未显，不得遽用一切治脑之药。

川连三分，归身三钱，淡芩一钱，胆草二分，葛根一钱五分，茅根三钱，炙草六分，生石膏一钱五分，香葱白一个。

三诊：二月十九晨。

昨夜发狂两次，手战，神识不清，内热重。

胆草四分，竹叶十片，葛根一钱，川连三分，鲜生地三钱，瓜蒌仁一钱五分，淡芩一钱，归身三钱，钩尖三钱。

四诊：二月十九晚。

神气略清楚，脉甚好，唇燥且绛，手仍微颤，仍须护脑。

鲜生地四钱，淡芩一钱，川连三分，花粉一钱，葛根一钱五分，芦根五寸，杏仁三钱，归身三钱，茅根三钱，胆草五分，橘红一钱五分，栀皮一钱（炒）。

五诊：二月二十晨。

色脉都平正，惟热不退，昨仍发狂，气不甚顺，无汗，不恶寒，可略攻之。

葛根一钱，淡芩八分，香葱白一个，杏仁三钱，川连三分，生石膏一钱五分，炙草六分，炙苏子三钱，麻仁丸七分（入煎）。

六诊：二月二十晚。

大便行，舌苔脉象均好，惟总有几分脑病。就症论，既渐见退，不当更有脑症。今不尔，是必平日见神经质，据云肝旺胆小是神经过敏也。

滁菊二钱，蒺藜三钱，胆草四分，钩尖三钱，赤芍一钱五分，归身三钱，方通八分，茅根三钱，花粉一钱，炒车前三钱，芦根四寸，大生地三钱。

七诊：二月二十一日。

热未全清，色脉均甚佳，在理当渐愈，然仍有谵语，颇为例外，但可断言无危险，大便行，溲短赤，均非坏象。

鲜生地六钱，芦根六寸，竹叶二十片，滁菊三钱，茅根三钱，赤冬三钱，银花三钱，钩尖三钱，车前三钱，方通八分，花粉一钱，胆草三分，归身三钱，葛根八分。

八诊：二月二十二日。

神色已清楚，确是虚甚，血不足养神经，故手微颤，此外无他。眼花正因为血少之故；脉平正，无虞虚脱。

归身五钱，大生地五钱，钩尖三钱，元参一钱，炙草六分，滁菊二钱，天冬三钱，炒车前三钱，知母一钱，苡仁三钱，独活四分。

九诊：二月十三日。

色脉均极平正，热有百零二度，只是入夜发狂，须侧重神经治疗。

蒺藜三钱，钩尖三钱，归身三钱，人参须（另煎）五分，独活八分，天冬三钱，大生地三钱，胆草四分，知母一钱，川贝三钱，香葱白（两个），栀皮一钱，炒香豉三钱，川连三分。

又预备安脑丸一粒，如夜间再发狂，可用药化服。

十诊：二月二十五日。

色脉均佳，热退，在理不致再有危险，仍当护脑，惟药太苦，须斡旋。

滁菊三钱，秦艽一钱五分，赤芍一钱五分，钩尖三钱，归身三钱，川连二分，桑芽三七，大生地三钱，杏仁三钱，姜夏一钱。

如其再有谵语，可用安脑丸一粒，否则无须。（《药盦医案全集·卷二》）

宜氏子年十余岁，病热十日以上不解，比先生诊之，寸口、人迎脉皆不至，左乳下亦不动，问其所服饵，则犀角、远志辈，以及牛黄丸、紫雪丹也。先生曰：心房已寂而呼吸不促，爪下血色不变，是静脉尚未绝也，法在十二点钟内不死，失此不治或再误治遂死。无汗则非脱，不泄泻则非陷，是表实失汗也，汗之脉当出。遂以麻黄三分，葛根一钱，杏仁三钱，炙甘草六分，柴胡八分，吴茱萸二分为一剂，令煮服。或曰：使西医治此，必注射强心剂。先生曰：注射强心剂必致脉暴出而死，以强心剂是姜附之比，救里不救表故也。于是病人服汤后战栗发狂，继以微汗而寐，脉则微续，更服药十日而愈。余杭章公闻之曰：恽氏昔有南田之画、子居之文，今得铁樵之医，可称三绝矣！其比拟如此。
(《药盦医案全集·恽先生传》)

　　有住英租界南京路逢吉里金姓者延诊，不知其为何许人也。病者为三十余妇人，其病至重，发热可二十余日，肢寒脉软，热不退，昏不知人，舌色灰腻而润，不能食。大便如水，不能起而更衣，粪尿皆壅，以败絮臭秽殊甚，其最可怕者，遍身均微见痉挛，手指瞤动而谵语时作，目直视，自言自语。省其所言皆鬼话，谓堂中有某某人在其床前碰麻雀，床上更有姊妹邀彼至某处，据其所言，几乎满室皆鬼。按其胸腹不知痛，亦不见蹙额手拒诸反应动作，而前板齿则燥。

　　视前方计二十余纸，皆上海著名高价之中医，而某甲之方最多，近二十纸。每纸皆石斛二钱，有五钱者。石斛之名称不一，曰鲜石斛，曰金钗石斛，曰铁皮石斛，曰风斛，曰霍山石斛，曰耳环石斛，每方之药价从一元四五角起，其最高价一剂可二十元余。

　　因注意病者之生活程度，病者居住仅一楼面，所谓楼面者，一楼一底之房屋。仅租赁楼房前半间之谓上海四五等贫家之居处也，此半间屋中破旧藤椅一，板一，桌一，旧红木橱一，旧铁床一，床上蚊帐补缀如衲衣，观此陈设与其所住楼面之经济程度恰相称。再注意研究其病情，发热三候，神昏谵语，益以自利，不问可知是伤寒。伤寒之误治曰误下、误汗、误清、误温，无不可以原谅，独无用甘凉之石斛遏热不出之理。即让一步说，照叶派治法亦自有变换，断无一味石斛自始至终三候不变之理。

　　夫能生死肉骨，自是良医；苟其动辄杀人，为害犹非甚烈，在病家闻此医之多杀将裹足不前，在医者因营业之不振将发奋而研究，是医而杀人，其结果则为演进，始而为庸医，其后来犹有不庸之时。若其用药既不能活人，复不能杀人，则将终生为庸医。近人且辗转效尤，习医者专门以不死不活为目的，而病家之受祸乃酷矣。

若此病者，本属窭人，但因求愈心切，忍痛出高价以延医，更忍痛出高价以买药，残喘仅延，债台已筑，天下吃亏事宁有过于此者？余于是对于某医深恶痛恨，后年余偶值此医于病家，渠又出其惯技，风斛、霍斛、铁皮斛，涂鸦满纸，而病者则为一出痧子之小孩，已拜石斛之赐昏不知人矣。余恨极，几欲饱以老拳，其实两人前此且不识面，无论恩怨，此医见余以盛气凌之，亦自莫名其妙，此殊堪喷饭者也。

今姑置此而言金姓之病，此病为伤寒已不待言，所当考虑者是伤寒之阳明腑证抑是少阴证。少阴有自利，俗称漏底。伤寒阳明亦有热结旁流之症，少阴自利是粪水热结旁流，亦称为粪水，绝相似而至难辨。又阳明矢燥则谵语，少阴亦有谵语。自来医家分谵语为两种，一种曰郑声，一种曰谵语。谵语者，语无伦次，其人如狂；郑声者，语音细微，言而再言。郑声为虚，谵语为实；实者阳明，虚者少阴。然纸上言之了了，施之实际仍不能无疑义，所以然之故，病情变动不居，绝不能与印板文字恰恰吻合。病有弃衣疾走、登高而呼者，实之极端也。有仅仅唇吻辟阖，恍恍惚惚，若有所见者，虚之极端也。走极端者易辨，邻疑似者难知。古人又以小便之清赤辨虚实，舌苔之润燥辨虚实。其言则是，而事实上则全非。少阴证有舌燥溲赤，得大剂附子、吴萸后舌转润而溲清长者。《内经》所谓阳扰于外、阴争于内，则九窍不通，舌无津、溲短赤，即九窍不通之谓也。古人又以脉辨虚实，谓脉任按者为实，沉微者为虚，则更不然。脉缓软而沉，沉而弱，沉弱而不至于伏，皆阳明腑证所有者，以大剂承气攻之，其脉始出，正是习见不鲜之事理。

由详《脉学发微》：少阴证脉数，数而硬，硬而忤指者，比比皆是，予以大剂附子，其脉转和，所谓脉有阴阳和之气，即指此也。此外，又有肝阳胆火载痰逆行、神经剧变、笑啼并作者，此病与伤寒迥殊，而医者不察，往往混施医药，致多不救者。此当于他日详之。今只言伤寒，伤寒之阴阳虚实既如此难辨，则将奈何？曰：医学所以贵乎根本解决也。读者知脉之所以硬由于纤维神经起反应之故，则阳明证不能滥于少阴；知肠胃扩张过当，手足可以见抽搐，则少阴不能滥于阳明。何以故？因阳明证是阳盛而热，第二步事；少阴证是阳虚而寒，阴虚而热，第三第四步事。就种种方面推考，灼然可见，不致有混淆也。

金姓妇之病，脉软、舌苔灰润而腻，即此二端，便可知非第三第四步事，非阳虚或阴虚之证，然则非大承气不为功。假使其家而富有者，即处方之后更无其他问题。今病家贫如此，而承气之用极有出入，药力太重将伤及元气，太轻则药不及彀，最好用轻剂药后，六点钟如无动静，斟酌情形，继进一剂。此即仲景一剂分数次服之法也。吾因其贫为之节费，因语之曰：病诚危，药后必须再诊，吾当自来，不必更送诊金也。

乃为处方：生大黄一钱，元明粉六分，厚朴四分，枳实一钱，嘱一次尽剂。六钟后更往，谵语略少，别无动静，脉软如故。嘱更进一剂。明日复诊，已得大便，鬼物悉不复见，神志清楚，热亦渐退矣，更调理五六日竟愈。自第二次复诊至于全愈，其家不复送诊金，余亦置之。嗣知其家固不贫，病家之夫曰金楷声，在汇中西饭店管账，年收入二千元，逢吉里之楼面乃其母家也。是年中秋金君赠予以甚丰盛之礼物，且登报道谢，又广为介绍。鄙谚有云：君子落得为君子。余固不敢以君子自居，然虽理语，亦

耐人寻味也。(《药盒医案全集·旧著鳞爪》)

张世兄，二月十五日。

手脚麻，肌肤甲错，遍身暵热，舌干绛毛刺而无血色，脉洪大无力。脉之洪大是无血起反应；肌肤甲错，手脚麻，遍身暵燥，因荣枯之故。壮热从内发出，非从外烁，此后纵然留得生命，亦不免为血痹。衡量病情，委实在未可知之数，春分大节在迩，犹为险上加险。

天麦冬各三钱，白芍三钱，人参须一钱五分，细生地二钱，知母一钱，西洋参一钱五分，金斛三钱，归身一钱五分，童便一杯，五胆墨汁半盅。(《药盒医案全集·卷五》)

张左，十一月十七日。

感寒停积，服泻药太早，表邪方盛，遽行攻下，遂致诸般不适。现在已化热化燥，因是误下之故。脏气受创，当有三五日不适，此种仲景谓之小逆，亦坏病也。

淡芩一钱，焦谷芽三钱，秦艽一钱五分，茅根三钱，竹茹一钱五分，花粉一钱，羌活五分，炒防风一钱，枳实一钱，川连三分，归身三钱。

二诊：十一月十九日。

热退未清，泄泻未全止，舌露底，色如赭，干而鲜明，脉涩，其虚已甚，宜从速存阴。

钗斛三钱，元参一钱，木香一钱，麦冬三钱，归身三钱，腹皮三钱，细生地三钱，炒扁衣三钱，竹茹一钱五分。

三诊：十一月二十日。

昨日神志不清楚，气上逆而见呃逆、脘闷。今日舌苔已有胃气，脉气不宽，然亦尚平正，是其病已见机转。昨日上午仅见劫津苔，并未见恶候。据所述，夜晚所见各症是极凶恶之病候，是昨晚所见上午劫津苔之应，今早所见乃昨日药方存阴之效也，于此可以见诊病之难。

钗斛三钱，竹茹一钱五分，佛手一钱五分，归身三钱，腹皮三钱，瓜蒌霜一钱，枳实一钱，川贝三钱。（《药盒医案全集·卷一》）

郑小姐，三月十六日。

遍身有汗而热不解，绕脐痛，转矢气，是有积也。

腹皮三钱，焦谷芽三钱，淡芩八分，竹茹一钱五分，楂炭三钱，枳实八分，馒头炭三钱。（《药盒医案全集·卷一》）

郑右，二月二十七日。

发热，形寒，无汗，舌润，目赤。是感寒，须防转属脑炎。

炙麻黄三分，淡芩八分，胆草二分，葛根一钱五分，秦艽一钱五分，炙草六分，杏仁三钱。（《药盒医案全集·卷一》）

周左，十一月二十一日。

热高，舌苔白，口苦唇燥，腰酸，脉颇平正。惟头上有脉跳动，是虚体冒邪，故热度较高。病无险，惟不可延长。

葛根一钱五分，归身三钱，赤苓三钱，羌活三分，淡芩八分，秦艽一钱五分，车前三钱，茅根三钱，炙草六分，川连三分，方通八分，知母一钱。

二诊：十一月二十二日。

脉起落清楚，左手略硬，亦尚未算坏。舌色较昨为佳，热不退，口有臭气，口苦，躁烦，热有起伏，不思饮，大便溏泄。仍宜从两阳合病治，论色脉总不致延长。

炒扁衣二钱，赤苓三钱，白薇一钱，竹茹一钱五分，炒建曲一钱，炙草六分，枳实一钱，腹皮三钱，淡芩八分，芡实三钱，归身三钱，葛根一钱五分，楂炭三钱，川连三分，秦艽一钱五分。

三诊：十一月二十三日。

热尚未清，脉较平正，口苦，腰酸，头痛，痛在巅顶，是肝阳为患，可苦以降之。大便多水，须分利，溲多，粪当干；腰酸，须外治。

归身三钱，胆草二分，炒建曲一钱，秦艽一钱五分，赤芍一钱五分，芡实三钱，炒扁衣三钱，车前三钱，赤苓三钱，木香一钱，羌活四分，炙草六分，藁本六分，白薇八分。（《药盦医案全集·卷二》）

朱右，二月十七日。

发热，胸闷，腹痛，脚软不能行，口苦，无汗，脉软甚，腹痛不拒按。汗下均不可，有险。

川连四分，郁李仁三钱，炙苏子三钱，淡芩一钱，川贝三钱，枳实八分，炒荆防各七分，杏仁三钱，归身三钱，秦艽一钱五分，香葱白一个。（《药盦医案全集·卷二》）

庄左，七月二十日。

壮热，汗少，唇干，舌露底，苔燥，头痛而恶风。病起于当风而卧，此种虽属暑温，实是暑月伤风，因热之故，容易转变脑症。汗少，可以汗解，惟兼虚，须兼顾。

香薷三分，薄荷（后下）一钱，青蒿一钱，鲜藿香一钱五分，防风（炒）一钱，白薇一钱，银花一钱五分，西瓜皮三钱，竹茹一钱五分，生甘草六分，花粉一钱，胆草一分（泡汤煎药）。（《药盦医案全集·卷二》）

刘先生，八月二十一日。

寒热往来，口苦，咽干，胁痛。少阳见证毕具，是已化热，当清。

柴胡四分，枳实八分，炒牛蒡三钱，茅根三钱，淡芩一钱，竹茹一钱五分，法夏一钱，鲜首乌三钱。

二诊：八月二十二日。

舌苔已化燥转黄，热虽未除，不久当愈，大约一二日耳。

桂枝二分（泡水煎药），淡芩一钱，滁菊一钱五分，枳实八分，竹茹一钱五分，赤苓三钱，炒牛蒡三钱，芦根一两，鲜首乌三钱。

三诊：八月二十五日。

热仍未解，无起落，舌色已化，照例即可愈。

葛根一钱五分，川连三分，方通八分，羌活四分，淡芩一钱，赤猪苓各三钱，秦艽一钱五分。（《药盦医案全集·卷六》）

潘右，十一月十六日。

面色黄而黝黑，有寒热，常形寒，一点钟内可数次。脉气不宽，肌肤感觉迟麻，绝非寻常外感，治标无益，根治则碍于标病，恐不可为。

炒荆防各三钱，杏仁三钱，天麻三钱，独活四分，象川贝各三钱，橘红一钱五分，蒺藜三钱，淡芩八分，秦艽一钱五分。

二诊：十一月十七日。

头痛，骨楚，发热形寒。寒热均较昨日为减，面黑亦略减，脉气亦较宽，在理可愈。惟肌肤感觉钝麻，乃兼有内风者，比较难治，且变化必多。服药后汗出不澈，深恐郁热不得外达，致陷而为泻利，化热而为痈脓，皆题中应有之义。

秦艽一钱五分，独活六分，蒺藜三钱，炙草六分，川连三分，羌活四分，防风八分，归身三钱，葛根一钱，法夏一钱，香葱白一个，象川贝各三钱，橘红一钱五分。（《药盦医案全集·卷四》）

◆ 咳嗽

包先生，十月十三日。

肺燥咳嗽，痰腥，脉尚平正，亦不气急，却兼有寒热，舌苔抽心。论脉暂时无险，证恐是痎疟兼肺燥。能否渐愈，须候药后三日看成效如何，方可断言。

麦冬三钱，炙草六分，归身三钱，桑芽一钱五分，炙紫菀一钱，炒乌药五分，滁菊一钱五分，桔梗六分，橘红络各一钱五分，红枣三分（用常山煮）。

二诊：十月十五日。

脉虚软，苔黄，中间抽心，咳嗽而痰腥，颧赤，热常在百度左右。此是肺虚，乃属不足，非有余。苇茎汤可用，但不可泻肺。

桔梗五分，杏仁三钱，细生地三钱，淡芩八分，生草五分，川贝三钱，炙紫菀一钱，芦根四寸（去节），橘红一钱五分，麦冬三钱，百部五分，木通八分，知母一钱，赤豆二两（泡）。(《药盒医案全集·卷五》)

包左，九月十日。

咳痰如皂沫，是肺燥肺热，亦是煎厥。下午寒热，非外感，虚故也。遍身痛，是肺痛，肺与肠为表里，故便亦硬。不可镇，镇则气上冲不已。

天冬三钱，蛤蚧尾四分，杏仁三钱，紫菀一钱（炙），苡仁三钱，橘络一钱五分。

二诊：九月十二日。

脉甚调，病则不廉。病在肺不在心，故脉不变，变则危。昨方中肯，仍之。

天麦冬各三钱，桑皮一钱（炙），杏仁三钱，炙苏子三钱，细

生地三钱，川贝三钱，蛤蚧尾六分，炙紫菀一钱，炙款冬一钱。（《药盦医案全集·卷四》）

蔡先生，九月六日。

咳剧痰白，脉微硬，气急，舌光。病殊不廉，肺虚已甚，当略敛之。

天麦冬各三钱，滁菊一钱五分，五味子七粒，杏仁三钱，炙款冬一钱，橘白络各一钱，川贝三钱，干姜炭一分。

二诊：九月七日。

肺虚，敛肺当效；因有风，故不效。咳剧，风不得出，化热，故渴。改用宣达，先令风净，然后敛之。

防风八分，杏仁三钱，蒌仁一钱（去油），桑叶三钱，象贝三钱，炙苏子三钱，炙草六分，桔梗四分。

三诊：九月九日。

唇绛而干，脉舌均有虚象，渴甚，仍剧咳，气急，病绝深。

象贝三钱，杏仁三钱，桑叶三钱，瓜蒌皮一钱五分，炙苏子三钱，元参八分，炙紫菀八分，炙草五分。（《药盦医案全集·卷五》）

曹右，二月十八日。

脉无胃气，面色枯暗，患骨楚，咳嗽，手麻肉瞤，腹中有气攻痛。血枯风盛之候。

大生地四钱，人参须一钱，赤芍二钱，云苓三钱，归身四钱，蚕砂三钱（包），天麻三钱，木瓜三钱，虎骨三钱（炙），杏仁三钱，炒车前三钱。（《药盦医案全集·卷三》）

陈奶奶，十一月三十日。

舌无血色，中心无味蕾，咳痰中带血，脘闷，多黄带，阴痒。病属肝旺湿重，湿火犯肺，因而咳血，病绝深，不易治。

草薢三钱，草梢一钱，琥珀五分（研吞），归身三钱，制香附三钱，杏仁三钱，茯苓神各三钱，炒车前三钱，徙薪丹二分。

二诊：十二月二日。

舌无血色，根际一块驳，头痛，阴痒。现头已不甚痛，痒亦瘥。惟舌色未转，胃有病，血亦有病，此非旦夕间事，须以渐取效。

归身三钱，草薢一钱五分，西洋参一钱五分，赤芍一钱五分，制香附三钱，胆草二分，川连三分，杏仁三钱，茜根炭一钱五分，象川贝各三钱。（《药盦医案全集·卷七》）

陈右，三月五日。

咳，形寒，头痛，胁痛，呼吸不舒，脉尚可。先疏外感。

炒荆防各八分，橘红一钱五分，秦艽一钱五分，象贝三钱，炙草六分，归身三钱，杏仁三钱，制香附三钱，胆草一分。（《药盦医案全集·卷一》）

陈左，十二月二日。

咳嗽吐血，病属湿火，现在当先止血。

茜根炭一钱五分，侧柏炭一钱，杏仁三钱，赤芍一钱五分，小蓟炭一钱五分，炒荆防各五分，桑枝三钱，淡芩八分，茅花一钱五分，象川贝各三钱，橘红一钱五分，童便一盅（冲），丹皮一钱。（《药盦医案全集·卷四》）

陈左，十一月二十日。

咳，面色略黄，瘠甚，腰背亦痛，舌苔裂纹甚粗。是有多年蕴湿，仓猝不得除。

杏仁三钱，象贝三钱，炙苏子三钱，归身三钱，苡仁三钱，橘红一钱五分，炙草六分，炙款冬一钱，天麦冬各三钱。

二诊：十一月二十四日。

久咳得瘥，色脉亦静，惟舌苔依然，是当除之以渐。

天麦冬各三钱，苡仁四钱，杏仁三钱，紫菀一钱（炙），款冬一钱（炙），泽泻八分，橘红一钱五分，细生地三钱，川贝三钱，炙苏子三钱，云苓三钱。（《药盦医案全集·卷四》）

邓右，十一月五日。

有内风，故肺弱不胜冷空气压迫，故天寒必咳，其心悸则因拂逆而得。

炙款冬一钱，川象贝各三钱，天麻三钱，钩尖三钱，杏仁三钱，防风六分，茯神三钱，蒺藜三钱。

二诊：十一月八日。

脉气不宽，肾虚内风颇觉差减，药甚效。骨楚，头眩，夜咳，仍是湿火为患。

淡芩一钱，车前三钱，赤芍三钱，防风六分，细生地三钱，杏仁三钱，象贝三钱，蒺藜三钱，归身三钱，茯神三钱，钩尖三钱，滁菊一钱五分，秦艽一钱五分，丝瓜络一钱。

三诊：十一月十二日。

面色稍好而头眩，当是风病，稍复杂，故前方不效。

杏仁三钱，橘红一钱五分，天冬三钱，滁菊一钱五分，川贝三钱，炙紫菀一钱，生草六分，秦艽一钱五分，川连三分，琥珀四分。

四诊：十一月十九日。

面上风象大退，惟服药后脘闷、头痛，现苦痰多咳剧。此病虽略瘥，根未除，将来仍须常伤风。

象川贝各三钱，苡仁三钱，杏仁三钱，炙苏子三钱，炙桑皮一钱，泽泻八分，橘红一钱五分，炙款冬一钱。（《药盦医案全集·卷三》）

董左，二月十七日。

天明时咳剧，气逆，心跳，饥不能食，脚肿自上而下，脉洪，起落尚清楚，舌有湿象。肺中有湿，肾脏则热。

苡仁六钱，云苓六钱，天冬三钱，橘叶三钱，方通八分，炙苏子三钱，杏仁三钱，茅根三钱，木瓜三钱。（《药盦医案全集·卷四》）

范先生，二月十八日。

咳一年，痰薄白，间有黑色。前次曾患浊，是由肾传肺，因气候关系，湿火上燔为病。

象贝三钱，橘红一钱五分，天冬三钱，杏仁三钱，炙草六分，桑叶三钱，苡仁五钱。（《药盦医案全集·卷四》）

费先生，九月七日。

咳嗽痰中夹血，舌光，指尖胀。肺病已成，不易取效。

天冬三钱，杏仁三钱，川贝三钱，苡仁六钱，茜根炭三钱，炙桑皮一钱，炙草六分，赤苓三钱，藕节三个。（《药盦医案全集·卷五》）

顾官官，一月二十六日。

咳五年，近三数月中见吐血，盗汗潮热，面色不华，脉无胃气。肝病已深，既见盗汗，是肾亦病。药物之外，须认真练功。

炙桑皮一钱五分，沙参一钱五分，炙紫菀一钱，茜根炭三钱，地骨皮三钱，杏仁三钱，炙芪一钱五分，玉竹一钱，牡蛎三钱，炒百部四分，橘红络各一钱五分，陈年芥菜露（每服）一羹匙。（《药盦医案全集·卷五》）

管奶奶，一月二十四日。

目无神，面无血色，脉数无胃气，舌剥亦无血色，咳嗽气急，经阻，而见鼻扇。肺络已损，心与肝亦病，有大危险，难治。

天麦冬各一钱，炒荆芥四分，橘红一钱五分，炙紫菀一钱，杏仁三钱，川连三分，沙参一钱五分，川贝三钱，浮小麦五钱，归身三钱。

二诊：一月二十七日。

气急鼻扇未除，肌肤暵燥，阴分枯竭，脉数甚，无胃气，经阻不行，皆损证已成之候，难冀全愈。

天麦冬各三钱，沙参一钱五分，玉竹一钱，地骨皮一钱五分，紫菀一钱，归身三钱，杏仁三钱，元参一钱，炙苏子一钱五分。

三诊：二月六日。

目光无神，脉仍无胃气，数甚，咳已止，仍微见气急鼻扇。

天麦冬各三钱，归身三钱，杏仁三钱，知母一钱，沙参三钱，炙紫菀一钱，地骨皮三钱，炙苏子三钱，川贝三钱，佛手一钱，炙芪一钱。

四诊：二月九日。

气管变窄，心脉亦乱，无血色，无胃气，病已深，无力挽救。

大生地三钱，炙苏子三钱，绵仲二钱，炙紫菀一钱，炒乌药一钱，知母一钱，沙参一钱五分，归身三钱，川贝三钱。(《药盦医案全集·卷五》)

何左，一月二十日。

左脉洪数，尺部弦，右软。咳迄不止，肢黄且气急。肾气不藏，肺气不敛，延时已久，难冀恢复。

炙款冬一钱，杏仁三钱，桑皮一钱五分，炙苏子三钱，川贝三钱，云苓三钱，知母一钱，天冬三钱，蛤蚧尾四分（研冲）。(《药盦医案全集·卷四》)

胡先生，十一月二十二日。

咳颇剧，并有虚寒热，脉无胃气，剧咳致脘痛，痰白，已一月余，再延即肺病症状全见。

杏仁三钱，炙苏子三钱，炙紫菀一钱，归身三钱，炙桑皮一钱，炙款冬一钱，川象贝各三钱，天麦冬各三钱，炙草六分，橘红一钱五分，炒防风八分。（《药盦医案全集·卷五》）

胡先生，十月九日。

湿体燥令，湿不得出，遂郁而上行，故咳。眩晕厥逆，病源只是胆火，清之当瘥。

归身三钱，滁菊三钱，桑芽三钱，淡芩八分，杏仁三钱，炙草六分，钩尖三钱，赤芍一钱五分，象贝三钱，苏子三钱（炙），瓜蒌仁一钱五分。

二诊：十月九日。

肝阳略除，咳与眩均解，惟痰多不得出，脉滑是可下之。

胆草八分，姜夏一钱五分，杏仁三钱，炙草六分，竹沥一两，枳实一钱，瓜蒌仁一钱五分，钩尖三钱。（《药盦医案全集·卷四》）

黄先生，一月十二日。

剧咳月余不止，昨忽吐血杯许，今犹未止，胸膈不觉痛，脉软，暂时只有清肺。

茜根炭三钱，荆芥炭六分，象贝三钱，麦冬三钱，小蓟炭一钱五分，荷叶一钱，杏仁三钱，侧柏炭一钱，赤芍三钱，炙苏子三钱，鲜藕汁一杯（冲）。

二诊：一月十五日。

血止，色脉亦较佳，春寒肺虚，故咳剧。不可补，且不宜吃荤。

象川贝各三钱，杏仁三钱，橘红一钱五分，茜根炭三钱，炙草六分，炒黑荆芥四分。

三诊：一月二十日。

咳嗽喉痒，前曾吐血，现在剧咳不止，色脉平正，喉痒有外风，亦虚。

象川贝各三钱，炙苏子一钱五分，大生地三钱，杏仁三钱，枳实八分，归身三钱，橘红一钱五分，竹茹一钱五分，瓜蒌皮一钱五分。

四诊：一月二十三日。

面色太黄，溲不多，当略分利。咳瘥固佳，尚须吃素。

茵陈一钱五分，云苓四钱，象贝三钱，归身三钱，方通八分，瓜蒌皮一钱五分，大生地三钱，杏仁三钱，真阿胶一钱五分（蛤粉炒）。

五诊：一月二十九日。

右脉甚佳，左脉弦，尺部硬，面色亦稍平正，咳多沫痰，腰背酸。补肾润肺，更常调肝。

天麦冬各三钱，云苓三钱，炒绵仲三钱，蒺藜二钱，草薢一钱五分，杏仁三钱，菟丝子三钱，独活四分，防风四分（炒）。（《药盦医案全集·卷五》）

黄先生，一月四日。

咳久不愈，面有风色，是湿火犯肺；已见吐血，是为病已深。

象川贝各三钱，炙紫菀一钱，苡仁三钱，杏仁三钱，炒乌药一钱，炙草六分，炙苏子三钱，橘络一钱五分，云苓三钱。（《药盦医案全集·卷三》）

慧生，八月二十四日。

咳嗽气喘，冷汗极多，肌肤皆冷。肺寒已极，可以差减，不能除根。

杏仁三钱，川贝三钱，黑锡丹四分，橘皮三钱，五味子四分，桂枝三分。

二诊：八月二十五日。

已化热，咳喘均瘥。微见躁烦，此药烦也。体质太劣，可怖。

麦冬三钱，炙苏子三钱，归身三钱，橘皮一钱五分，五味子三分，炙草六分，款冬一钱。

三诊：八月二十六日。

药尚中病，体质太坏，毁齿时恐有问题。

杏仁三钱，五味子四分，细辛一分，天冬三钱，炒干姜二分，炙草六分。

四诊：八月二十七日。

肺有伏寒，故开之，化热当敛之。哮非喘，还当镇之，总不能痊愈，因病关禀赋也。

归身一钱五分，天冬三钱，橘红一钱五分，黑锡丹二分，五味子二分，牡蛎三钱，炙草六分。（《药盦医案全集·卷四》）

计右，一月十八日。

伤风咳嗽，发热，骨楚，颜额痛，咳全不爽。风束于外，故如是，亦伤寒证。

炒荆防各一钱，杏仁三钱，归身三钱，薄荷（后下）一钱，秦艽一钱五分，麦冬三钱，川象贝各三钱，羌活四分，橘白络各一钱，葛根一钱，香葱白二个。（《药盦医案全集·卷一》）

江右，八月十九日。

脉滑，舌光，苔不匀，面有风色，掌热，呼吸觉窒。病关内伤，非浅证。

川象贝各三钱，橘红一钱五分，桑皮一钱，茯苓三钱，杏仁三钱，归身三钱，制香附三钱。

二诊：八月二十一日。

色脉较前为佳，苔亦渐化。咳可愈，黄带来源远，当然不易除。

象川贝各三钱，桑皮一钱，归身三钱，茯苓四钱，杏仁三钱，炙草六分，萆薢一钱五分，制香附三钱，琥珀四分。

三诊：八月二十三日。

脉嫌数，舌抽心，面有风色，腰酸多带。咳嗽病甚深，虽瘥，瘥不足言。

蒺藜三钱，萆薢一钱五分，莲须一钱五分，杏仁三钱，炒防风六分，绵仲三钱，炒车前三钱，桑叶三钱，橘络一钱，象贝三钱，炙草六分，归身三钱。

四诊：八月二十九日。

脉已不数，起落嫌不宽，舌仍抽心，胃气较佳，发热夜甚，溲多，不能饮，腹痛，是有瘀。

延胡六分，萆薢一钱五分，归身三钱，丹参六分，赤芍一钱五分，车前三钱，桑枝二钱，杏仁三钱，炒柴胡六分，细生地三钱。（《药盒医案全集·卷三》）

蒋竹庄先生，一月四日。

颇似伤寒前驱症，恐其发热。本有微汗，不须发汗，惟总当宣达。

象贝三钱，桑叶三钱，橘红一钱五分，葛根一钱，杏仁三钱，炒防风八分，炙苏子三钱，炙草六分。

二诊：一月五日。

形寒，有汗，是伤寒太阳证；其不热，非不发热，乃未发热；咳而气急，是兼肺炎性者。

桂枝三分，淡芩八分，杏仁三钱，炙苏子三钱，葛根一钱，象贝三钱，橘红一钱五分，炙草六分，炒白芍一钱五分，秦艽一钱五分，炒防风五分。

三诊：一月六日。

肾气较佳，热亦退，惟苦汗多，咳亦尚剧，舌色已化燥，可清。咳为余波，尚有三数日。

象贝三钱，白芍二钱，竹茹一钱五分，杏仁三钱，牡蛎三钱，枳实八分，炙草六分，橘红一钱五分，归身三钱。

四诊：一月八日。

肺气敛则剧咳，头昏且重，是有湿，因剧咳震动亦有之。腰酸当利溲。

云苓三钱，浮小麦三钱，炙款冬一钱，杏仁三钱，炒车前三钱，炙桑皮一钱，炙紫菀一钱，象贝三钱。(《药盦医案全集·卷一》)

焦左，十月十六日。

因气候燥，肺亦燥，故咳剧。燥湿不互化，湿聚于里则又种种变化，今得外达甚佳。痒不为害，美疢也，忌外治。

炒荆防各七分，象贝三钱，橘红一钱五分，炙草六分，猪苓三钱，杏仁三钱，赤芍一钱五分，车前三钱，泽泻一钱。(《药盦医案全集·卷四》)

金右，九月十五日。

湿气发于身半以下，乃大好事，是真美。疢若逼之向里，反成大患。咳当治。

象贝三钱，麦冬三钱，防风六分，茯苓三钱，杏仁三钱，桑叶三钱，豨莶草一钱五分。(《药盦医案全集·卷四》)

冯仆，十月十九日。

咳久不愈，形寒，发热无定时，有汗。手太阴、少阳同病，颇非轻证，先予疏解外感。

象贝三钱，橘红一钱五分，青蒿一钱，竹茹一钱五分，杏仁三钱，淡芩八分，枳实八分，白薇一钱，炙苏子三钱，炙草六分，炒荆防各八分。

二诊：十月二十二日。

脉舌正当，病症不妙，得雨或瘥。

桑叶三钱，象贝三钱，炙草六分，白薇一钱，常山六分，杏仁三钱，橘红一钱五分，青蒿一钱，生首乌一钱五分。(《药盦医案全集·卷二》)

李先生，三月十七日。

脉弦，肤津润，冷汗透衣，手冷及肘，久咳，咯痰带血，现在气急。此属肺病，为候已深。其实热非外感，不可用外感药。其肌表已无阳，不得用过凉药。复非补可以济事，故难治。病已无希望，如不药，尚可延七八十日；若误药，反促其生命。

归身四钱，牡蛎三钱，炒白芍三钱，浮小麦六分，天麦冬各三钱，五味子四钱，胡广子一钱（土炒），橘络一钱五分，苡仁五钱，红枣六枚，杏仁三钱，瓜蒌霜一钱五分。(《药盦医案全集·卷五》)

李先生，一月十九日。

脉起落不宽，少胃气。旧有遗精病，现在患咳且见红，面色焦黄，当然是肺肾并病。但此病之吃紧处不在肺而在胃，其舌色黄糙，苔厚，咳，因胃气不降，当先治胃。

竹叶十五片，楂炭三钱，象贝三钱，杏仁三钱，淡芩一钱，枳实一钱，腹皮三钱，炙苏子三钱，炙桑皮一钱五分，芦根三寸。

二诊：一月二十一日。

原方减苏子，加秫米三钱，姜夏一钱五分，秦艽一钱五分，莲须一钱五分。

三诊：一月二十四日。

脉仍少胃气，舌苔黄厚，梦遗，五更剧咳。肺肾兼病，疑与胃不和亦有关。

莲须二钱，腹皮三钱，枳实一钱，泽泻八分，楂炭三钱，竹茹一钱五分，萸肉六分（炙），杏仁三钱，秫米三钱（炒），天麦冬各三钱，炙紫菀一钱，生苡仁四钱，大生地三钱。（《药盫医案全集·卷五》）

李左，九月十一日。

肺胃并病，肌表不固，消化不良，患咳经年，即坐此，因缘难治。

川象贝各三钱，竹茹一钱五分，腹皮三钱，杏仁三钱，楂炭三钱，炙草六分，枳实六分，苡仁三钱，归身三钱。

二诊：九月十三日。

咳剧，喉间觉有物如梗，即因肺燥。

天麦冬各三钱，人参须一钱，橘红一钱五分，川象贝各三钱，杏仁三钱，法夏一钱，炙草六分，归身三钱。（《药盫医案全集·卷四》）

李左，十月十七日。

脉滑而动，口眼瞤动，舌亦微蹇。此须防中风，伤风咳嗽乃细事。

炒荆防各八分，天麻三钱，赤芍三钱，胆星一钱五分，蒺藜二钱，独活八分，竹沥一两，生姜二滴，归身三钱，象贝三钱，杏仁三钱，大生地三钱，回天丸一粒。

二诊：十月十八日。

旧有内风，现患咳嗽气急，脉滑动，舌光。气候太燥，因感风而咳，肺复不任燥气，故咳剧；肺系紧，体气渐弱，故气急。

象贝三钱，炙苏子三钱，麦冬三钱（炙），炒乌药一钱，杏仁三钱，炙款冬一钱，炙紫菀一钱，橘白络各三钱，炒防风八分，蒺藜三钱，钩尖三钱。（《药盦医案全集·卷三》）

梁先生，二月三十日。

久咳吐血，自是肺病。按色脉，肝胃亦病。肝虚甚，脉缓不应指，气急尚不算剧。病属慢性，摄养为难。

归身三钱，炙紫菀一钱，杏仁二钱，大生地四钱，天麦冬各三钱，天麻一钱五分，炒乌药一钱，制香附三钱，川贝三钱。（《药盦医案全集·卷五》）

林先生，二月二十一日。

咳是肺虚，故气急、形寒，当和营。

天麦冬各三钱，茯神三钱，归身三钱，象川贝各三钱，桂枝三分（泡），秦艽一钱五分，杏仁三钱，炙草六分，姜夏一钱。

二诊：二月二十三日。

无甚大病，颇见虚象，口味咸亦是虚，故有盗汗。是肺虚不任春寒压迫，所以形寒。

炙款冬一钱，杏仁三钱，炙草六分，天麦冬各三钱，炙苏子三钱，姜夏一钱五分，象川贝各三钱，归身三钱，浮小麦四钱，花粉一钱，炒白芍一钱五分，桂枝二分。

三诊：二月二十四日。

咳，气急，盗汗，形寒，溺痛。虚甚，其虚在肺。

滁菊二钱，炙紫菀一钱，炒乌药一钱，天麦冬各三钱，炙苏子三钱，杏仁三钱，绵仲三钱，菟丝子三钱，炙芪一钱五分，桂枝二分，白芍一钱五分，牡蛎三钱。

四诊：二月二十九日。

咳，气急，盗汗，心荡多梦，皆虚象，形寒因表不固。

炙紫菀一钱，杏仁三钱，炒白芍一钱五分，北沙参一钱五分，浮小麦五钱，知母一钱，天麦冬各三钱，炙苏子三钱，川贝三钱，炙芪一钱五分，炒乌药一钱，炒绵仲三钱。

五诊：三月三日。

肺肾并病，左右脉弦甚，可知其气急是肾不纳气，盗汗则肺虚已甚。

炙紫菀一钱，杏仁三钱，天冬三钱，北沙参一钱五分，川贝三钱，白芍一钱，桔梗四分，生草四分，浮小麦五钱，炒绵仲三钱，菟丝子三钱。（《药盦医案全集·卷五》）

林先生，十一月十二日。

咳不久愈，面有风色，腰酸。是肺肾病，其闷气竟是交感神经关系，以后恐病症更多。

天麦冬各三钱，苡仁三钱，杏仁三钱，川贝三钱，绵仲三钱，车前三钱，萆薢一钱五分，橘红一钱五分。

二诊：十一月十七日。

脉甚调，舌色小有虚象，面部风色咳略瘥，脘隐痛，是亦湿热上行犯肺而咳之病。

天麦冬各三钱，炙款冬一钱，苡仁四钱，杏仁三钱，炙草六分，归身三钱，川象贝各三钱，橘红一钱五分，炙苏子三钱。（《药盦医案全集·卷五》）

卢先生，三月十三日。

色脉均形不足，咳，无痰，胁痛。曾吐血，旧患遗亦甚剧，舌光。胁痛是肝，咳则因上下不相承接之故，因肾而病肺也。

天冬三钱，菟丝饼三钱，杏仁三钱，蛤蚧尾六分，绵仲三钱（炒），苁蓉三钱，人参须一钱五分，五味子三分。（《药盦医案全集·卷五》）

卢左,十月十八日。

咳嗽吐血已第二次发,血分不清,此因湿毒上犯所致,其先曾患湿病。

防己八分,象贝三钱,桑皮一钱,炒荆防各五分,苡仁三钱,杏仁三钱,茜根炭三钱,炙草六分,炙苏子三钱。

二诊:十月二十七日。

吐血容易伤风,皆因湿毒上犯之故。病与寻常血证不同,止血宜兼除内风,清血分。

茜根炭一钱五分,炒防风六分,归身三钱,侧柏炭一钱,煨天麻三钱,象贝三钱,细生地三钱,蒺藜二钱,藕节三个,地榆炭一钱,杏仁三钱。(《药盦医案全集·卷三》)

陆奶奶,一月九日。

目光无神,面色黄暗,脉数无胃气,咳嗽,面肿,有盗汗,经不准。自云初三起病,然伏根已深,脏气皆坏,有大危险,难冀挽回。

炙紫菀一钱,杏仁三钱,炙鳖甲三钱,天麦冬各三钱,炒乌药一钱,绵仲三钱(炒),赤白苓各一钱,炙桑皮一钱,川贝三钱。(《药盦医案全集·卷五》)

陆先生,十二月二十一日。

咳嗽气喘,吐血。现血已止,喘略平,而两手脉皆溢出寸口直至掌心彻上彻下,其筋脉兴奋异乎常人。病属虚证而有此脉,是为反应无疑。血若再吐即危,当设法安绥抗暴。

沙参一钱五分,炙草六分,桑枝三钱,川贝三钱,蒺藜三钱,杏仁三钱,茜根炭三钱,蛤蚧尾四分(炙),炙苏子三钱,炒乌药一钱五分,左金丸四分,藕汁一酒盅。(《药盦医案全集·卷五》)

陆先生,十二月三日。

舌绛有裂纹，前患面部麻木，现患咳，咳全不爽。误补，岂但不愈，行且成肺痈。因此是湿火上燔而咳，肺露非其治。

象贝三钱，桔梗五分，橘红一钱五分，蒺藜三钱，杏仁三钱，甘草五分，淡芩八分，防风八分，瓜蒌皮一钱五分。（《药盦医案全集·卷四》）

陆先生，十一月十六日。

舌略干糙，脉气不甚宽，面色尚平正，当咳嗽，音哑，夜间较甚，并有肛痈。病属损，症结在肺，能节欲可贞疾延年。

天麦冬各三钱，杏仁三钱，炙桑皮四分，炙芪二钱，知母一钱，川象贝各一钱五分，射干四分。（《药盦医案全集·卷五》）

陆先生，十月十一日。

咳嗽痰腻，时发时止已三年。遍身发红点，甚痒。面部无风色，湿毒从皮肤外达不及头面，是无大害。咳当是肺气弱、毛窍不固所致。

天麦冬各三钱，橘红络各一钱五分，象贝三钱，茯苓三钱，杏仁三钱，丝瓜络一钱五分，苡仁三钱，归身三钱，二妙丸一钱。

二诊：十月十七日。

遍身干疥作痒，是蕴湿外达。咳不爽，便难，均有关发，透即无事。

秦艽一钱五分，羌活四分，桃仁三钱，象贝三钱，瓜蒌三钱，防风八分，红花一钱五分，赤芍一钱五分，橘络一钱五分，麻仁三钱。（《药盦医案全集·卷四》）

马太太，十一月七日。

阴不足，肺弱。高年有此，尚不为害，脉象舌色颇平正。

潞党一钱，象贝三钱，炙桑皮一钱五分，姜夏一钱，天麦冬各三钱，云苓三钱，炒绵仲三钱，炒荆芥五分，杏仁三钱，橘皮一钱，制香附一钱五分。

二诊：十一月九日。

每月必伤风一次，此非外感，乃肺弱耳。色脉均佳，喘咳高年常事，不为害也。

天麦冬各三钱，炙桑皮一钱五分，归身三钱，炙苏子三钱，橘红一钱五分，川象贝各三钱，杏仁三钱，炙草六分。（《药盦医案全集·卷五》）

毛奶奶，二月九日。

舌润苔不匀，咳夜剧，前日呕血，现在血止而气急。此病有一关键，吐血后不可咳，咳即入损途，难治。所以夜剧者，因胃气不降，盗汗则肺气已虚。病从伤力来，今则不能从伤治。

象川贝各三钱，橘红络各一钱，炙桑皮一钱五分，云苓三钱，杏仁三钱，茜根炭一钱五分，炒乌药一钱，炙苏子三钱，炙草六分，苡仁三钱，浮小麦五钱，八宝五胆墨汁半杯。

二诊：二月十一日。

又吐血，大份即因剧咳，咳与气急足以致命。现当止血，弗锢闭风邪，或者可幸免。

花蕊石三钱（煅），茜根炭三钱，荷叶一角（烧），炒黑荆芥四分，小蓟炭三钱，童便半杯，五胆墨汁半杯。

三诊：二月十二日。

呼吸甚促，血尚未止，面色黄，脉滑，舌中剥如血皮，病情甚险恶。

炒乌药一钱，知母一钱，杏仁三钱，炙苏子三钱，川贝三钱，白芍一钱五分，麦冬三钱，橘络一钱五分，云苓三钱，茜根炭三钱，小蓟一钱，荆芥炭四分，墨汁半杯，童便半杯（冲）。（《药盦医案全集·卷五》）

饶小姐，十二月二十六日。

咳嗽痰多，肩背皆酸，经阻不行，脘痛，腹痛，舌前半及边皆剥，中又糙苔。咳已月余，肺气已伤，冲任亦病。

制香附三钱，炙苏子三钱，归身三钱，沙参二钱，象川贝各三钱，逍遥丸一钱五分，炙草六分，杏仁三钱，橘皮一钱，炙桑皮一钱，赤芍一钱五分，生乳香三分。（《药盦医案全集·卷五》）

邵先生，二月二十四日。

咳月余不愈，痰中见红点，现在已无。舌中心渐黄，痰多白沫，乃热证，非寒证。

炙紫菀一钱，川象贝各三钱，淡芩五分，杏仁三钱，橘络一钱五分，炙草五分，归身三钱。

二诊：二月二十八日。

咳瘥，仍未全除，颇非易事，虚甚。

炙紫菀一钱，杏仁三钱，炙草六分，炙款冬一钱，川象贝各三钱，白芍一钱，天麦冬各三钱，橘络一钱五分，浮小麦五钱。（《药盦医案全集·卷四》）

沈小姐，二月八日。

面色焦暗，咳久不愈。前曾吐血，现在形寒，有盗汗，此肺病也。其寒固是感冒，春寒然不全关外感，有大险在后，难治。

象川贝各三钱，炙紫菀一钱五分，杏仁三钱，炙草六分，天麦冬各三钱，炙款冬一钱，橘红一钱五分，归身三钱。

二诊：二月十一日。

肺热肾亦热，是虚热。

兜铃一钱，泽泻八分，杏仁三钱，沙参一钱五分，天麦冬各三钱，橘红一钱五分，炙桑皮一钱，知母一钱，归身三钱，川贝三钱，瓜蒌仁一钱五分，炙草六分，炙紫菀一钱。

三诊：二月十五日。

面黄且暗，脉细数，咳痰不爽，经阻，鼻塞，多清涕。脏气窒而不通，现虽无大病，却不得健全。

前胡一钱五分，象贝三钱，桔梗四分，茵陈三钱，桑枝三钱，杏仁三钱，归身三钱，赤芍一钱五分，泽泻八分，赤苓三钱，车前三钱。

四诊：二月十八日。

面黄暗，脉弦细，发热形寒，爪甲泛青，手麻，盗汗。有外感，虚甚。

秦艽一钱五分，茵陈一钱五分，青蒿一钱，腹皮三钱，赤芍一钱五分，白薇一钱，木香一钱，归身三钱。(《药盦医案全集·卷五》)

孙先生，二月十一日。

脉少胃气，面无光泽，患咳不甚爽，旧曾吐血。此即慢性肺病，根蒂有触即发。若再吐血，则有危险。

炙款冬一钱，川象贝各三钱，橘红络各一钱，炙紫菀一钱，炒乌药一钱，瓜蒌仁二钱，杏仁三钱，北沙参一钱五分，归身三钱。

二诊：二月十五日。

脉少胃气，呼吸颇粗，舌有小裂纹，咳多黄腻痰，常有血，且有盗汗，病已深。

炙桑皮一钱五分，紫菀一钱（炙），炙苏子三钱，桔梗四分，知母一钱，杏仁三钱，炙草六分，川贝三钱，归身三钱，浮小麦四分，瓜蒌仁一钱五分（去油）。

三诊：二月二十日。

脉与舌均较前诊时为佳，面无血色，瘠甚。患遗精，脘痛，咳嗽吐血。肺肾肝胃均病，难治。

天麦冬各三钱，川象贝各三钱，杏仁三钱，炙紫菀一钱，知母一钱，桑皮一钱（炙），归身三钱，炒乌药一钱，茜根炭三钱，生乳香二分（去油）。

四诊：二月二十四日。

舌有黑斑，胁下痛，是有积瘀。现在吐血虽止，将来不免再发。脉虚，舌色、面色均不妥当，肝肾两种病最重。

天麦冬各三钱，川贝三钱，绵仲三钱，炙紫菀一钱，杏仁三钱，知母一钱，沙参一钱五分，炙鳖甲二钱，莲须一钱。

五诊：三月一日。

脉颇虚，现在脘下痛，舌黑斑已化。痛因拂逆起，前曾吐血，却甚不宜有怒。

制香附三钱，炙草六分，炙鳖甲二钱，佐金丸四分，炙紫菀一钱，炒绵仲三钱，归身三钱，川贝三钱。(《药盦医案全集·卷五》)

孙小姐，十二月七日。

脉数微躁疾，呼吸促，晨起痰薄白甚多，肩背酸楚，前两日有自汗，舌润，舌边有黑斑，左胁下痛，月事五月不行。病在肝肺无弹力，是肺痿肝太旺，其实是虚。因肝病血，因肺病肾，故见许多副症。肝肺两者，以肺为急。

炙款冬一钱，杏仁三钱，蒺藜三钱，制香附三钱，炙紫菀一钱，炒乌药一钱，天麻二钱，归身三钱，赤芍三钱，炙鳖甲二钱。

二诊：十二月八日。

肺病因咳，咳剧则因胃病，胃所以病，从肝来。阴分虚竭，内热甚重，十滴水不宜，各种温药亦不宜。肝阴已伤，舌无味蕾，当用治肝胃之药与太平丸同服。

人参须七分，姜夏一钱，竹茹一钱五分，川贝三钱，左金丸四分，橘络一钱五分，佛手一钱，炒白芍二钱，杏仁二钱，归身一钱五分，炒乌药八方，炙款冬一钱，炙紫菀一钱。

膏药方：

天麦冬各三两，炒绵仲二两，细生地四两，白芍一两五钱，炙草五钱，桃仁泥一两五钱，牡蛎二两，炙鳖甲二两，肥玉竹一两，川贝三两，归身二两，菟丝子二两，枳实一两，浮小麦五两。

早晚一羹匙。（《药盦医案全集·卷五》）

孙右，十月十日。

脉缓和，外感除，咳仍剧，痰黏而腥，气亦仍促。病在肺肾，心脏无病，故脉缓和，此后当以渐调理而无近功。

桔梗六分，归身三钱，杏仁三钱，生甘草六分，川象贝各三钱，猺桂心二分（研丸，吞），人参须八分（另煎），蛤蚧尾四分。

二诊：十月十五日。

脉软肺弱，气候骤寒，肺脏不胜冷空气压迫则喘，故不必感风然后发病。当略温，更须暖衣，惟又不可非时拥裘。

款冬一钱（炙），杏仁三钱，炙苏子一钱，黑锡丹二分（吞），干姜二分，防风六分，乌药一钱（炒）。（《药盦医案全集·卷四》）

屠先生，二月一日。

湿火上燔，肺胃并病，苔剥因胃不消化，肠亦不能吸收，饮食不作肌肤，大便不循常轨。湿入肺络，胃气不降，肺气不肃，因而夜咳剧而吐血。病来以渐，照例无速效，难治。

天冬三钱，沙参二钱，蒺藜三钱，川象贝各三钱，炙紫菀一钱，苡仁三钱，杏仁三钱，炒车前二钱，云苓三钱，茜根炭三钱，徒薪丹二分。（《药盦医案全集·卷五》）

万小姐，二月二十七日。

虚胀，脾坏肺亦坏。面色晦滞，咳痰不爽，有盗汗。肺虚已甚，复不能食，是于夏至前后有问题。

人参须一钱五分，炙紫菀一钱，木香一钱，炒白芍一钱五分，北沙参一钱五分，焦於术一钱，杏仁三钱，川贝三钱，金匮肾气丸三钱（煎）。(《药盦医案全集·卷五》)

汪官官，十月二十七日。

咳嗽屡作，小小感冒即剧咳，面肿，脉数近乎乱。为肺不行水之症，有绝大危险，拙技尚不足治此病。

天麦冬各三钱，五味子三分，防风六分，赤芍一钱五分，云苓三钱，炙草四分，杏仁三钱，淡芩六分。(《药盦医案全集·卷五》)

王先生，二月九日。

面色不华，咳嗽音哑，前曾吐血，膈痛，脉少胃气，舌有湿象。肺叶已焦，病属难治。

炙紫菀一钱，炙桑皮一钱五分，天冬三钱，北沙参一钱五分，炒百部四分，绵仲三钱，杏仁三钱，蝉衣八分，泽泻八分，云苓三钱，知母一钱，川贝三钱。

二诊：二月十三日。

肺中聚湿致咳，声如在瓮中。药后痰爽，是转机。

北沙参一钱五分，苡仁五钱，桔梗四分，炙紫菀一钱，桑叶三钱，生草六分，杏仁三钱，橘红一钱五分，炙苏子三钱，川贝三钱，知母一钱，射干六分。

三诊：二月十六日。

脉数，少胃气，舌润，咳仍不扬，面色晦滞。肺中聚湿良确，除当以渐。

炙紫菀一钱，杏仁三钱，猪苓三钱，射干七分，生苡仁五钱，归身三钱，泽泻八分，蝉衣八分，川象贝各二钱，炙草六分，炙苏子三钱，瓜蒌霜一钱五分。

四诊：二月二十一日。

寒热恐非外感，据色脉肺病甚深，从《外台》瘆法处方。

青蒿一钱，炙草六分，炙紫菀一钱，归身三钱，杏仁三钱，川贝三钱，常山八分，炙桑皮一钱五分，炒乌药一钱，獭肝一分（研，冲）。(《药盦医案全集·卷五》)

王先生，三月十八日。

左脉脉气不宽且硬，舌光，是皆虚象。凡咳嗽痰爽者，只作伤风论，不作肺病论；若兼见肾病，便是肺痨初步。今浊虽止而肾则虚，咳不止，非细故也。

炙款冬一钱，川象贝各三钱，杏仁三钱，绵仲三钱，炙紫菀一钱，橘皮一钱五分，炙苏子三钱，菟丝子三钱。

二诊：三月二十三日。

咳除，脉些微见好，唇仍绛，舌太光，掌热未除，有时脘闷连背，皆虚象。

细生地三钱，知母一钱，地骨皮三钱，炙桑皮一钱，炙芪三钱，麦冬三钱，绵仲三钱，菟丝子二钱。(《药盦医案全集·卷五》)

王左，十月二十一日。

舌有湿象，目赤，是湿火确证。值燥令，肺不能任，故咳剧。

滁菊二钱，元参一钱，方通八分，桑叶三钱，淡芩八分，钩尖三钱，赤猪苓各三钱，杏仁三钱，象贝三钱，橘红一钱五分。(《药盦医案全集·卷四》)

魏奶奶，十二月五日。

咳嗽产后起，面色不华，气急，食后作胀。是慢性肺病，目前无险，将来可虑。

象川贝各三钱，沙参一钱五分，炙紫菀一钱，杏仁三钱，兜铃一钱，玉竹一钱，细生地三钱，橘白络各一钱五分，归身三钱，四制香附三钱。

二诊：十二月九日。

面色形不足，肺亦略虚，咳嗽从产后起，有黄带。面无风色，肺病较深，内风尚浅。

象贝三钱，橘红一钱五分，炒车前三钱，杏仁三钱，炙草六分，归身三钱，桑叶三钱，萆薢一钱五分，徙薪丹一分。

三诊：十二月十二日。

咳未除且不爽，面色较前为佳，再宣之。

象贝三钱，麦冬三钱，防风六分，杏仁三钱，橘红一钱五分，制香附三钱，桑叶三钱，炙草六分，绵仲三钱。

四诊：十二月十五日。

面黄，脉气不宽，咳则已除，饭后胀是肝病。

左金丸四分，枳术丸一钱，归身三钱，钗斛三钱，制香附三钱，大生地四钱，绵仲三钱，菟丝子三钱，佛手一钱。（《药盦医案全集·卷五》）

吴官官，十一月二日。

咳不止，热不退。规矩权衡已失常度，损证已成，尚用苦寒攻病，无有幸者。

炙草六分，大生地三钱，云苓三钱，象川贝各三钱，炙苏子三钱，归身三钱，潞党一钱，橘皮一钱，杏仁三钱，木香八分，天冬三钱，蝎尾二分，霞天胶一钱（蛤蚧炒），公丁香五个。

二诊：十一月四日。

舌黄且糙，气急鼻扇，腹胀硬而痛。肺病脾病皆重，恐难收功。

麦冬三钱，炙紫菀一钱，木香一钱，橘皮一钱，炙款冬一钱，杏仁三钱，川贝一钱五分，蝎尾一分，炙苏子三钱，焦白术五分，霞天胶一钱（蛤蚧炒）。(《药盦医案全集·卷五》)

夏奶奶，十二月二十日。

脉气不宽，面色尤劣，虚甚，其气急，是肾不纳气。

天麦冬各三钱，牡蛎三钱，川贝三钱，五味子四分，炒乌药一钱，蛤蚧尾六分，炒白芍一钱五分，知母一钱，杏仁三钱。

二诊：十二月二十二日。

咳虽瘥，病仍剧，爪下血色不华，舌边剥，光剥无味蕾，咳剧时牵及腰痛，肺肝肾皆病。

归身三钱，川贝三钱，炒乌药一钱，杏仁三钱，麦冬三钱，制香附三钱，白芍一钱，云苓四钱，五味子四分，炒绵仲三钱，炙苏子三钱。(《药盦医案全集·卷五》)

夏女士，二月十五日。

剧咳不爽，久不愈，肩背均酸痛，头眩，手颤，心悸，呼吸时头微动摇，经阻。浑身是病，就其重要者，名之可谓神经性肺病，恐不可治。

象川贝各三钱，赤芍三钱，枳实一钱，蝎尾一个（炙），杏仁三钱，全当归三钱，䗪虫一个（炙），干漆灰一分（炒炭），炙桑皮一钱五分，炙鳖甲三钱，蒺藜三钱，炒防风五分，生锦纹三分（泡）。(《药盦医案全集·卷五》)

谢先生，十月二十四日。

今日脉颇平正，缓滑而稍见湛圆，与平日不病时已相差不多。面色嫌黑，前两日黑更甚，今已略好，尚未全好。咳嗽之症状是无力，痰不爽，此是肺虚之证。手足温，虽有汗，已不甚多。前两日脉沉，汗出如雨，手冷及肘，实是亡阳险证，切勿误认。凉药可服，但现在已成过去之事实，可置不论。此咳之病，由咳嗽言之，是肺虚；由痰不出言之，是气管肿。涕多是肺寒，亦是虚；面黑是肾气不足。多谈话则剧咳而喘，亦是肾亏。脉好是平日鱼胶之功，脉主心，有如此脉象，心脏病尚轻。头眩气逆，有几分肝病及湿在内，不过比较心肾肝病，湿病皆是副症。湿比从前好，但仍潜伏在内。此病秋冬本当较好，故虽好，并未全好。急救亡阳当用大温药，现既转机，又见此脉象，是肾不寒，当然不能用大温药，然肺实虚，寒凉决不可。

第一当温肺（则咳嗽可减）；

第二当纳肾气（则面色不黑，气喘可渐平）；

第三当敛肺气（则涕汗皆少，痰当爽，溲当多）；

第四当潜肝阳（则头目清楚）。

炙款冬一钱，干姜炭二分，人参须八分，五味子五分，龙骨一钱五分，炒乌药一钱，蛤蚧尾六分，牡蛎一钱五分，钩尖三钱，蒺藜三钱。（《药盦医案全集·卷五》）

杨右，十月二十一日。

剧咳白痰，舌有湿象，是亦湿火为患，胆火不潜，故头痛。

滁菊三钱，元参一钱，象贝三钱，赤芍一钱五分，钩尖三钱，归身三钱，杏仁三钱，淡芩八分，赤猪苓各三钱，车前三钱，方通八分。（《药盦医案全集·卷四》）

余右，九月二日。

肺肾皆热，其气急是肾不纳气，特尚轻，不甚看得出。

天冬三钱，杏仁三钱，绵仲三钱，蛤蚧尾四分，枸杞三钱，川象贝各三钱，桑芽三钱，菟丝子三钱，归身三钱，滁菊三钱。

二诊：九月五日。

肺热甚，入夜剧咳，舌有垢苔，当兼治胃与肾。

天麦冬各三钱，兜铃一钱，绵仲三钱，法夏一钱，桑皮一钱（炙），杏仁三钱，菟丝子三钱，竹茹一钱五分。(《药盦医案全集·卷四》)

余左，十二月十八日。

脉数，舌质绛、苔灰黑而剥，寒热，咳嗽。病属疟病，原却是内风。

象川贝各三钱，归身三钱，炙草六分，枳实一钱，杏仁二钱，常山一钱，赤苓二钱。

莲薪丹，早晚各一分。

二诊：十二月二十日。

湿火犯肺而咳，苔剥，食后胀，是脾虚不健运。

苡仁四钱，象贝三钱，炙草六分，赤芍一钱五分，川贝三钱，江西子一钱（土炒），赤苓三钱，杏仁三钱，秦艽一钱五分，归身三钱。(《药盦医案全集·卷三》)

虞老老，二月二十一日。

春寒肺弱，不胜冷空气压迫，因而致咳。肾热体虚，病属难治。

炙款冬一钱，炙草六分，天冬三钱，川贝三钱，炙桑皮三钱，杏仁三钱，橘络一钱五分，知母一钱，归身三钱，炙紫菀一钱，蛤蚧尾四分（研，冲）。

二诊：二月十三日。

咳夜甚，气仍促，肾热肝亦热，故畏热。肺因脏气从肾上传，间接而病。

天麦冬各三钱，杏仁三钱，滁菊一钱五分，炙苏子三钱，桑芽三钱，绵仲三钱，菟丝子三钱，炙紫菀一钱，知母一钱，川贝三钱，橘络一钱五分，蛤蚧尾五分。

三诊：三月十五日。

糯米不当食，不但不易化，且能增咳与痰，于此病尤不宜。舌质绛、苔结，是即胃热之证。

炒枳壳八分，楂炭三钱，炙苏子三钱，腹皮三钱，杏仁三钱，佛手一钱，知母一钱，姜夏一钱，川贝三钱。

四诊：三月二十日。

脉舌尚勉强，委实太虚，恶寒是阳虚而阴亦不足。高年久病，本元早耗，自是难治。

天冬三钱，桂枝二分，杏仁三钱，云茯苓三钱，炙芪一钱五分，白芍一钱五分，炙草六分，人参须一钱，蛤蚧尾四分（炙）。（《药盦医案全集·卷五》）

虞右，二月十五日。

咳两候，遍身发肿。气喘是肺不行水；粪从溺道出，是交肠；旧患赤白带下，是子宫、膀胱皆病。头绪多而各症皆重，高年有此，难治。

川象贝各三钱，炙苏子三钱，归身三钱，苦杏仁三钱，炒车前三钱，赤豆衣五钱，炙桑皮一钱五分，猪苓三钱，黑白丑头尾各二分（炒）。（《药盦医案全集·卷四》）

郁左，一月二十二日。

面色晦滞并肿，脚亦肿。脉洪大而无胃气，且有歇止。以色脉测之，行且成肿胀。现在之咳嗽气急乃肿胀之前驱，手脚更迭为肿乃四维相代，本是阳虚已甚之候，故耐温不耐寒。

款冬一钱（炙），炙苏子三钱，猺桂二分（饭丸，吞），云苓三钱，杏仁三钱，炒乌药一钱，蛤蚧尾六分（冲），车前三钱（炒）。（《药盦医案全集·卷四》）

张先生，二月十四日。

湿温之后咳嗽不止，面无血色，已成慢性肺病，难治。

天麦冬各三钱，桑叶三钱，知母一钱，细生地三钱，川象贝各三钱，炙芪三钱，炙苏子三钱，杏仁三钱，炒防风六分，归身三钱，炙草七分。

二诊：二月十八日。

慢性肺病，药后指胀见瘥，新医学中又得一节，然此属痼疾，毕竟难治，是否能竟全功，未能预料。

川象贝各三钱，炙芪三钱，知母一钱，杏仁三钱，炙草六分，天麦冬各二钱，生熟地各三钱，归身三钱，炙桑皮一钱，橘络一钱五分。（《药盦医案全集·卷五》）

张先生，三月五日。

痰成珠，肺热甚；面色焦，则病已深；更兼吐血、气急，危险万分。认此种为胃病，难怪指摘丛丛矣。此病难治。

炙紫菀一钱，杏仁三钱，炙桑皮一钱，北沙参二钱，川象贝各三钱，地骨皮三钱，兜铃一钱，炙苏子三钱。

二诊：三月八日。

咳瘥，痰较少，脉仍无胃气，舌绛而光。虽瘥，依然危险。

天麦冬各三钱，归身三钱，杏仁三钱，地骨皮三钱，炙紫菀一钱，川贝三钱，炙桑皮一钱，北沙参三钱，炙苏子三钱，兜铃一钱。（《药盦医案全集·卷五》）

张先生，十一月四日膏方。

脉涩，咳嗽，心跳。心肌神经有病，牵及肺部，此非细故。体格亦太瘠，幸眠食俱佳，尚不难调理。

天麦冬各二两，北沙参一两，蒺藜一两半，生熟地各二两，炙紫菀一两，杏仁二两，川象贝各二两，炙草五钱，瓜蒌霜八钱，归身二两，茯神二两，白芍一两，绵仲二两，菟丝子二两，橘红一两，炙芪二两，知母一两，云苓二两，天麻二两，蛤粉炒阿胶四两。

上药酌加冰糖收膏。（《药盦医案全集·卷三》）

张先生，十月二十日。

咳无力，气急，不能平卧，痰不得出，脘痛，舌有热象，从肾不纳气治。

天麦冬各三钱，杏仁三钱，橘皮一钱五分，炙草六分，炙苏子三钱，象川贝各三钱，炒乌药八分，蛤蚧尾四分（炙），归身三钱，绵仲三钱，瓜蒌仁一钱五分。（《药盦医案全集·卷五》）

张左，十一月三日。

伤风咳嗽久不愈，色脉均佳，亦不骨楚。此所谓不见阳明少阴证为不传者，无妨，但须忌荤。

象贝三钱，橘红一钱五分，桑叶三钱，杏仁三钱，炙草六分，法夏一钱，炙苏子三钱，炒防风八分。（《药盦医案全集·卷一》）

章奶奶，八月十九日。

略咳痰不爽，肺颇燥，及今疗治。

兜铃一钱，炙桑皮一钱，杏仁三钱，炙草六分，川贝三钱，橘红一钱，细生地三钱，归身三钱。

二诊：八月二十二日。

色脉均佳，肺燥亦渐减少，但尚有些微心肌神经病，亦不足为害。

沙参一钱五分，茯苓三钱，炙草六分，佐金丸四分，川贝三钱，归身三钱，细生地三钱，制香附三钱。

三诊：八月二十四日。

晨咳腰酸，脉气不宽，肺热肾亦热。

沙参一钱五分，川贝三钱，归身三钱，细生地四钱，丹参八分，川连三分，炙草六分，杏仁三钱，天麦冬各三钱。

四诊：八月二十七日。

病次第告痊，较前为瘥，补为宜。

高丽参一钱，归身三钱，菟丝饼三钱，钗斛三钱，生白芍一钱五分，佛手一钱五分，麦冬二钱，炒绵仲三钱。（《药盦医案全集·卷五》）

周奶奶，二月三日。

咳久不愈，指头胀，舌色无热象，是慢性肺病之一种。

炙款冬一钱，干姜炭一分，杏仁三钱，炙紫菀一钱，天麦冬各三钱，五味子三钱，归身三钱。

二诊：二月八日。

十指皆胀，据云自幼如此，是病根在先天。现在已达中年，为幸已多，照例难治。

象贝三钱，橘红一钱五分，鲜生地三钱，杏仁三钱，麦冬三钱，瓜蒌皮一钱五分，炙苏子三钱，炙桑皮一钱。

三诊：二月十七日。

膈如格，是因寒故。因舌有寒象，肺弱，故咳。有黄带，更是湿。

象川贝各三钱，杏仁三钱，生苡仁五钱，炙款冬一钱，姜夏一钱，炙苏子三钱，炙紫菀一钱，佐金丸四分，归身三钱，徙薪丹一分。（《药盦医案全集·卷五》）

周先生，十二月九日。

旧患风湿，表不固则容易外感，湿火犯肺，其咳仍剧。

炒防风八分，象贝三钱，橘红一钱五分，炙苏子六分，蒺藜三钱，杏仁三钱，秦艽一钱五分，炙草六分，归身三钱，桑叶三钱。

菝薢丹，早晚各服一分。

二诊：十二月十二日。

阴阳不相顺接，则虽盛夏汗出仍肤冷。所以古人说，厥阴从风化，而愚定此种病为内风。

象贝三钱，蒺藜三钱，归身三钱，秦艽一钱五分，胆草二分，杏仁三钱，赤芍一钱五分，炙苏子三钱。

菝薢丹，早晚各服一分。（《药盦医案全集·卷三》）

庄奶奶，二月二十二日。

音哑，痰皆白沫，咳甚气急，脉微细，似有若无。此是肺痰煎厥之候，虽不吐血，未可乐观。寒热非外感，不得任用何种退热药。

炙紫菀一钱，杏仁三钱，天麦冬各三钱，北沙参一钱五分，炒乌药一钱，炒百部四分，大生地三钱，云苓三钱，泽泻八分。（《药盦医案全集·卷五》）

◆ 哮病

潘先生，十月二十一日。

哮与气候年龄为进退，可以略瘥，不能除根。舌有黑斑，肾俞酸楚，是其处有伤，乃病根。

大生地三钱，茯神三钱，蛤蚧尾六分，钗斛三钱，杏仁三钱，人参须八分，制香附三钱，炙苏子三钱。（《药盦医案全集·卷五》）

张先生，二月三十日。

是哮非喘，痰多，脉虚。可以镇压。

川象贝各三钱，炒乌药一钱，绵仲（炒）三钱，杏仁三钱，归身三钱，橘络一钱五分，炙桑皮二钱，麦冬三钱，黑锡丹四分。
（《药盦医案全集·卷四》）

史先生，十月七日。

予温肺镇坠，哮喘更甚。色脉均与药合，而病反增剧，当责其虚，痰多乃本元虚故也。

炙款冬一钱，人参须八分，川贝三钱，姜夏一钱五分，杏仁三钱，橘白络各一钱五分，猺桂心一分，胆星八分，炙苏梗子各一钱五分。

二诊：十月九日。

温肺镇坠，喘咳均不见减，然详其色脉，毕竟当镇当温，或者前日之方为不及毂。

炙款冬一钱，杏仁三钱，姜夏一钱五分，归身三钱，炙紫菀一钱，炒乌药一钱，炙草六分，干姜炭二分，黑锡丹三分（入煎）。

三诊：十月十一日。

喘已瘥，未净。除面色颇亮，是无妨，但不得除根。

炙紫菀一钱五分，炒乌药一钱五分，姜夏一钱五分，人参须一钱，归身三钱，杏仁三钱，炙草六分，橘络一钱五分，黑锡丹三分。

四诊：十月十四日。

肺寒不受补，现喘略平，再予温肺。

荆防各一七分，苏子叶各一钱，归身三钱，杏仁三钱，炒乌药一钱，干姜二分，姜夏一钱，胆星一钱。

五诊：十月十六日。

气急，咳嗽均甚剧，舌糙脉数，腰酸，脘闷，胃呆。不可再温再镇，予纳肾气。

天麦冬各三钱，炙苏子三钱，象贝三钱，炙草六分，杏仁三钱，橘皮一钱五分，炙蛤蚧尾六分，炒白芍一钱五分，牡蛎三钱，炙款冬三钱，炙紫菀一钱。(《药盒医案全集·卷五》)

◆ **喘证**

费左，二月十四日。

湿平痰多，气喘，药后未大见效，食后喘，当鼓其胃气。

人参须一钱五分，苡仁四钱，炙苏子三钱，杏仁三钱，蛤蚧尾六分（研冲），青陈皮各一钱，归身三钱，黑锡丹二分（吞）。(《药盒医案全集·卷四》)

高左，九月三日。

外寒里热，肢凉，舌绛且剥，患膈旁痛，气喘，脉数，肺热，防成痈。

天麦冬各三钱，炙苏子三钱，桑皮一钱，瓜蒌皮一钱五分，杏仁三钱，赤芍一钱五分，川象贝各三钱，兜铃八分。(《药盒医案全集·卷四》)

葛左，十一月十八日。

脉不宽，舌润，患气急，五更尤剧，湿重肾亏血热。

制香附三钱，乌药一钱（炒），川连三分（姜炒），蛤蚧尾六分（炙冲），茯神三钱，炙草六分，细生地二钱。

二诊：十一月二十日。

湿热奇重，喘则肺不行水，虑其发黄。

防己一钱五分，车前三钱，炙苏子二钱，乌药一钱（炒），赤猪苓各三钱，苡仁三钱，淡芩八分，杏仁三钱，归身二钱。

三诊：十一月二十二日。

湿盛，内热重，前方尚中肯，宜再服。

茵陈三钱，泽泻八分，车前三钱，鲜生地三钱，梗通八分，丹皮一钱五分，防己一钱五分，赤苓三钱，归身三钱，乌药一钱（炒）。(《药盦医案全集·卷四》)

鲁先生，一月二十日。

面黑，溲短赤，气逆，夜不成寐，肾气不衡使然。

天麦冬各三钱，象川贝各三钱，杏仁三钱，炙苏子三钱，橘红络各一钱五分，炙款冬一钱，桑皮一钱（炙），金匮肾气丸一钱五分。(《药盦医案全集·卷四》)

马右，一月十日。

舌剥，脉数，汗多，喘咳，五更时较剧，痰多而黄。虚甚，补之。

五味子三分，桑皮一钱五分（炙），天冬三钱，炙苏子三钱，蛤蚧尾五分，沙参二钱，川贝三钱，橘红一钱五分，人参须一钱五分（另煎）。

二诊：一月十五日。

原方加乌药（炒）一钱，炙紫菀一钱，高丽参八分（另煎）；减人参须。

三诊：一月二十二日。

但能坐，不能卧，卧则咳且喘。连进人参、蛤蚧尾九剂无效，且有虚汗。当不咳时，色脉如故，自无他。痰多，汗多，宜温镇。肾虚已久，值气候寒，故如此。

炙款冬一钱，炒白芍一钱五分，代赭石三钱（煅），炒乌药一钱，旋覆花一钱（包），云苓三钱，竹沥一两（冲），黑锡丹二分（入煎），天冬一钱，紫菀一钱（炙）。

四诊：一月二十四日。

寐不长，因虚，镇药不宜常服。

天冬三钱，人参须一钱，五味子四分，杏仁三钱，炒绵仲三钱，菟丝子三钱，乌药一钱，苏子三钱（炙），煅龙齿三钱。(《药盦医案全集·卷四》)

谢左，十月十四日。

脉沉，肢凉，汗多，舌润，气急如釜涌而出不能自还，纯属阳虚证象。当急顾阳分，否则有亡阳脱绝之险。然药苟得当，当能即止。

炙紫菀一钱，炒干姜四分，炙草六分，黑锡丹四分，炙款冬一钱，五味子四分，杏仁三钱。

二诊：十月二十七日。

色、脉、证三事，当分别言之，脉有胃气甚好，面色黑不甚好，舌苔尚好，见症甚劣。寒热非外感，乃由肺病来，痰咳不出，尤其是肺燥证据。汗出热退，须臾再发，一日或一次热，或两次热，极似温疟，此种最易乱人耳目，且中国古书均不言肺发热，故更易误治。谵语是因虚甚而来，其所说皆心头事。

瓜蒌皮一钱五分，川象贝各三钱，炙紫菀一钱，橘红一钱五分，杏仁三钱，炙款冬一钱，炙苏子三钱，乌药一钱（炒）。(《药盦医案全集·卷四》)

虞左，二月十五日。

气喘不能寐，不能平卧，脚肿，脉数，舌润，溲短，面尘。先脚肿后气喘为脚气攻心，先气喘后脚肿为肺不行水。治脚气当补火生土以制水，肺不行水却须利水。辛温发表非其治，故不寐。

杏仁三钱，归身三钱，茅根三钱（去心），吴萸四分，橘叶三钱，木瓜三钱，苏子三钱（炙），炒乌药一钱，黑白牵牛头末各四分（炒）。

二诊：二月十六日。

肿在上者当开鬼门，在下者当洁净府。今药后虽略瘥，溲不利则肿不退，再通之。

杏仁三钱，炒乌药一钱，木瓜三钱，橘叶三钱，炙苏子三钱，茅根三钱，炒车前三钱，梗通八分。(《药盦医案全集·卷四》)

虞左，三月七日。

肾不纳气而喘，肺肾并病而肾病为重，寒热互见而肾热为多。其心嘈，食又胀，因无消化力复无忍耐力，衰象也。高年见此，较为难治。所以然之故，因精气不能自恢复。

人参须一钱五分，蛤蚧尾六分，归身三钱，干姜炭二分，苁蓉三钱，制香附三钱，五味子五分，炙苏子三钱，炒绵仲三钱，杏仁三钱，法夏一钱，茯神三钱。

二诊：三月十一日。

诸恙均见差减，然为势仍剧。本元太亏，其痰不爽。因肺热仍虚，治肾为主。

人参须一钱五分，川贝三钱，瓜蒌皮一钱五分，橘红络各一钱五分，炙苏子三钱，炙桑皮一钱，天麦冬各三钱，杏仁三钱，牡蛎三钱，归身三钱，蛤蚧尾六分。

三诊：三月十四日。

大病再见转机，然尚不能进食，因胃不能化，故食必胀。宜燕窝煮粥，此外不得多吃。痰从肾上来，亦非寻常化痰品所能奏效，虚减则病瘥。

人参须一钱五分，橘络一钱五分，知母一钱，归身三钱，法夏一钱，砂仁八分，天冬三钱，蛤蚧尾六分。(《药盦医案全集·卷四》)

朱左，三月十日。

脉气不宽带弦，旧患咳嗽。气喘本是肝肾病，现在面肿脚亦肿，咳依然。然早晚面部与脚之肿迭为进退，此属虚。其所以肿，则因肺经失职无治节故也。肺之所以失职，又因最初时伏邪因药补而深入，现已无法使之复出。

杏仁三钱，五味子三钱，天冬三钱，干姜炭二分。

龟龄集，每日服二分，上方煎汤下。(《药盦医案全集·卷四》)

朱左，三月十五日。

气喘已十年，迩来发愈频，且掌热遗精，是肺肾并病也。肾虚则气逆而肺中气管收小，呼吸不通而肩息，肺虚则自汗。候舌色脉象，病恐得之遗传，不能除根，能少发已属幸事。欲求少发，须节欲。

天冬三钱，人参须一钱，杏仁三钱，归身三钱，五味子三分，炙苏子三钱，蛤蚧尾六分（炙，研冲），绵仲三钱（炒），制香附三钱，茯神三钱。(《药盦医案全集·卷四》)

◆ **肺痨**

赵先生，十月九日。

寒热如疟久不愈，前曾吐血，现在仍形寒发热，五月起直至于今亦仍见咳，喉音哑，不能饮食。此非疟，乃肺痨也。现在病势已臻峰极，法在不救，勉强维持正气，一面以丸药治之，聊尽人事。

归身三钱，麦冬三钱，杏仁三钱，川贝三钱，白芍一钱五分，炙草六分，橘络一钱五分，知母一钱，炙僵蚕一钱。

丸药方：

獭肝一个（研炙），杏仁五钱，炒怀药三钱，蒺藜三钱，虎骨五钱（劈去髓），天麦冬各三钱。

上药烘干研末，加新鲜猪脊髓一条，同捣数百杵，酌加炼蜜，丸如绿豆大。每日中、晚、夜半各服十丸，开水下。丸装绢袋内，一佩，一挂房门口，先服佩身者，后服门上者。(《药盒医案全集·卷五》)

◆ **肺痿**

钱先生，十一月十四日。

是肺痿症，肝胃胆气皆逆，故肢凉。慢性病，调理以渐。

炙款冬一钱，炙桑皮一钱五分，炙苏子三钱，川象贝各三钱，炙草六分，沙参一钱五分，杏仁三钱，炙紫菀一钱，赤芍一钱五分。(《药盒医案全集·卷五》)

夏先生，十月六日。

面色枯萎，手鱼冷，舌有虚象，咳三个月不瘥。肺叶已焦，爪下色紫，血行已失常度，难治。

炙紫菀一钱，天麦冬各三钱，炙桑皮一钱，炙款冬一钱，杏仁三钱，芦根四寸，归身三钱，炙草六分，川贝三钱。

二诊：十月九日。

肺痿，面色枯，爪下血色紫，脉无胃气，其病已成，无能为役。

天麦冬各三钱，瓜蒌皮一钱五分，炙草六分，苡仁三钱，人参须一钱，炙桑皮一钱，归身三钱，杏仁三钱，川贝三钱。

三诊：十月十一日。

肺痿已成，药后觉瘥，瘥亦不足言。此病为程甚远，须只五个月方小效，转瞬立春，须急起直追方可幸免。

天麦冬各三钱，炙苏子三钱，炙桑皮一钱，杏仁三钱，川象贝各三钱，炙紫菀一钱，炙款冬一钱，橘络一钱五分。

四诊：十月十四日。

脉躁疾，面色枯萎，舌边光，近更脚肿。虚痨证最忌脚肿，是不能治，勉强用药，亦无大效。

天麦冬各三钱，杏仁三钱，法夏一钱五分，川贝三钱，炙紫菀一钱五分，人参须一钱，炙草六分，炙款冬一钱。(《药盒医案全集·卷五》)

◆ 煎厥

薛先生，十二月七日。

肾亏肺热，痰被煎熬而干，故咳不出，所谓煎厥也。是肺病初起，此病不与肾同病，候其色，是由肾传肺者。

炒绵仲二钱，天麦冬各三钱，炙桑皮一钱五分，菟丝子三钱，杏仁三钱，瓜蒌仁一钱五分，象川贝各三钱，橘络一钱五分，玉竹一钱，蒺藜三钱。(《药盒医案全集·卷五》)

◆ 心悸

邓奶奶，一月六日。

肝气为病，脉促心跳，目眶陷，此外无他，是衰象。

蒺藜三钱，制香附三钱，茯神二钱，杏仁三钱，归身三钱，白芍一钱五分，炙草六分，炒绵仲三钱，菟丝子三钱，左金丸四分。

另：猪心一个，剖开洗净，入飞辰砂二钱，将猪心扎好，饭上蒸熟，捣数千杵，丸如绿豆大。每服五七丸，日服勿辍，加乌犀尖一钱尤佳。(《药盒医案全集·卷七》)

焦先生，十一月二十五日。

脉躁疾，续续而至，太数，感心跳。是心肌神经有病，其源在肝，当感觉敏而艰于成寐。肺却无病，有蕴湿。虽多年亦不能愈，心肝病却不易愈。

朱茯神三钱，天麻三钱，滁菊一钱五分，制香附三钱，钩尖三钱，大生地三钱，佐金丸四分，归身二钱，丹皮一钱五分。（《药盦医案全集·卷三》）

金先生，二月二十一日。

手颤，指头凉，心跳头晕，气急。病在肝，若发热便成脑症，是有危险，不可忽视。然杂药乱投，险乃益甚。

独活八分，秦艽一钱五分，蒺藜三钱，钩尖三钱，炙草六分，赤芍一钱五分，淡芩八分，青陈皮各一钱。（《药盦医案全集·卷三》）

李奶奶，三月二十二日。

血菀于上，心系急，故整日如有所急，乃神经为病。此病之大患在脑太健，决非痰迷。

钩尖三钱，赤芍一钱五分，天麻三钱，蒺藜三钱，细生地三钱，归身三钱，胆草三分，安脑丸一粒。

二诊：三月二十三日。

昨方尚无不合，但取效甚少。仍心慌，虽倦，焦急自若。当就原方增损多服，须以时日。

钗斛三钱，人参须一钱五分，胆草四分，归身三钱，制香附三钱，蒺藜三钱，天麻三钱，钩尖三钱，安脑丸一粒。（《药盦医案全集·卷三》）

陶奶奶，一月十四日。

肝旺阴亏，心跳，经不调，舌苔花，当柔肝补肾。

制香附三钱，归身三钱，炙芪二钱，人参须一钱五分，莲须一钱五分，绵仲三钱（炒），泽泻八分，枸杞三钱，左金丸三分。

二诊：一月十七日。

脉较好，眼花瘥，心跳未已，积弱之躯猝难见效，虽瘥亦不足言。舌苔花，是烟为之。

茯神三钱，姜夏一钱五分，大生地三钱，钗斛二钱，制香附三钱，炒绵仲三钱，潞党一钱五分，橘皮一钱五分。

三诊：一月二十日。

脉略有虚象，病较前差减，不瘥、肩痛，是虚。

西洋参二钱，钗斛三钱，茯神三钱，大生地三钱，归身三钱，炒绵仲三钱，蒺藜三钱，姜夏一钱五分，制香附三钱，车前一钱五分。

四诊：二月一日。

舌中心剥作血色，舌面颇干，脉起落不宽，口燥，胃呆，溲频，艰瘥。是过分劳心所致，血不足，供不应求，亟补之。

西洋参一钱五分，法夏一钱，天冬三钱，元参一钱，枸杞三钱，滁菊一钱五分，高丽参八分，橘络一钱五分，茯神三钱，苁蓉二钱，钩尖三钱。

五诊：二月四日。

舌剥如血，脉弦，津液少，躁不得瘥，头痛，肌肤麻，纯属肝胆为患。

滁菊二钱，赤芍一钱五分，元参一钱，钩尖三钱，炒蔓荆子一钱，茯神三钱，桑芽三钱，防风五分（炒），秦艽一钱五分，归身三钱，鲜生地三钱，川连三分（吴萸一分同炒）。

六诊：二月八日。

舌苔抽心如血皮，脉软，艰于成瘥。心火重，肝胆皆虚，是虚火，故泻心反不适。

西洋参一钱五分，滁菊二钱，钩尖三钱，鲜生地四钱，元参一钱五分，花龙骨三钱，天冬三钱，知母一钱，朱茯神三钱。

七诊：二月十五日。

诸恙渐瘥，脚软不能起立，舌苔仍抽心，寐则较好。

西洋参一钱五分，珍珠母三钱（打），鲜生地四钱，元参一钱五分，钩尖三钱，知母一钱，滁菊二钱，天麦冬各三钱，茯神三钱（辰砂拌），人参须一钱，龙骨二钱（煅），虎胫骨三钱（炙），逍遥丸一钱五分（入煎）。(《药盦医案全集·卷七》)

吴先生，一月二十八日。

脉有歇止，起落尚宽，此有两层：其一是心房不病，其二是禀赋本厚。然病实不可为，因肺气觳觫已甚，其中午发热，绝非外感。据指尖肥厚是血行失常度，乃侧支血管代偿循环，故脉有歇止。此血管变坏，当在肺络，以故膈旁痛而见红，病之来源甚远，决非一二剂药可以侥幸图功。而年事已高，病已入险境，虽欲从容调治，势已无及，故云不可为。危险时期在春分后，因脉气尚宽，必能过春分，大约过春分十日左右。

天麦冬各三钱，五味子四分，橘红络各一钱五分，象川贝各三钱，人参须一钱，炒乌药八分，杏仁三钱，炙紫菀一钱，北沙参一钱五分。(《药盦医案全集·卷五》)

徐左，一月十七日。

气急，心悸，神色不甚安详。是神经病，不在脑而在心。因受挫折而病，固当病交感神经。

佐金丸四分（吞），细生地三钱，朱茯神三钱，钩尖三钱，桑枝四钱，珍珠母三钱，至宝丹一粒三分之一，西洋参一钱。(《药盦医案全集·卷三》)

周左

湿自下受而脚肿，肾水上泛，心阳被凌，故觉悸。

苏梗一钱，海南子六分，枳实八分，松节三分，吴萸三分，橘叶三钱，木瓜三钱。（《药盦医案全集·卷四》）

◆ **胸痛**

温奶奶，十月十四日。

右肺尖痛，深呼吸或咳皆痛，唇无血色，产后经漏不止，乍有乍无。现当以止肺痛为主，若肺络损致吐血，则难治。

天麦冬各三钱，炙苏子三钱，茯神三钱，归身三钱，杏仁三钱，制香附三钱，赤白芍各一钱五分，大生地三钱，川象贝各三钱，人参须一钱。

另：乌药一钱，茄楠香五分，川连三分，猺桂三分。

上四味研末筛过，瓶贮，勿令出气。每用一钱字，生乳香（去油）五分，煎汤下药。但不可常服，恐血行太多也。

二诊：十月十九日。

脉无胃气，先肺痛，现脘痛，舌色甚好。

大生地三钱，佐金丸四分，白芍一钱五分，制香附一钱五分，天麦冬各三钱，归身三钱，炙草六分，生乳香五分（去油）。（《药盦医案全集·卷五》）

◆ **不寐**

戴奶奶，三月十八日。

不成寐，心慌，脉滑而动。此有瘀，便血则愈。腹不痛，瘀在上中焦。

全当归三钱，赤芍三钱，鲜生地三钱，怀膝三钱，车前三钱，川连四分，胆草三分，防己三钱，丹参一钱五分，西洋参三钱。（《药盦医案全集·卷七》）

范先生,十月二十七日。

胃不和故不眠,略有积,又燥湿不能互化,故头眩、舌润。可以即除。

法夏一钱五分,腹皮三钱,炒秫米三钱,瓜蒌三钱,川连三分,珍珠母三钱,枳实八分,苡仁三钱,楂炭二钱,钩尖三钱,滁菊一钱五分,猺桂心二分(研丸,吞)。(《药盦医案全集·卷四》)

符先生,一月十二日。

肝气甚盛,非饮酒不能成寐,腹中有气作胀,舌有热象。

制香附五钱,川连六分,滁菊三钱,西洋参三钱,胆草八分,大生地五钱。

上药研末筛过,加猪胆汁十滴拌匀为丸,每服两钱。(《药盦医案全集·卷三》)

郭奶奶,十月二十六日。

脉略带弦,脘下有气块窜动,时作剧痛,头偏左痛,龈痛,皮肤痛,不能寐。诸恙均不见减,然而无危险。其偏头痛因龈痛牵连而发,此处神经走两太阳之故。此层最难取效,不能寐可设法。痛根是肝气,亦有内风。病之近因是神经燥,天雨病势当略减。现有浮火在上,宜引火归元。

珍珠母四钱,川连三分,吴萸三分,猺桂心二分(另煎,冲),蒺藜三钱,杭菊三钱,钩尖三钱,制香附三钱,天麻三钱,人参须五分(另煎),归身三钱,生乳没各一钱五分(去油)。(《药盦医案全集·卷四》)

李奶奶,三月十三日。

色脉均平正,苦不成寐,心慌。病起于产后,亦血不养筋之证。

钩尖三钱，天麻三钱，蝎尾二分（炙，研，冲），细生地四钱，川连三分，猺桂心二分，知母一钱，钗斛三钱，沉香二分（研，冲），阿胶三钱（蛤粉炒）。(《药盦医案全集・卷七》)

田奶奶，十月二十日。

舌微战，脉滑，初起寒热，泻后乃见肝阳，干呕，胃逆，口苦。宜泻肝胆，不宜泻脾胃。病尚未至不可收拾，药后可安。

钩尖三钱，川连三分，竹茹一钱五分，鲜生地三钱，生石决三钱，淡芩八分，枳实八分，煅龙齿三钱，逍遥丸一钱五分，法夏一钱五分，佛手一钱，蒺藜二钱。

二诊：十月二十二日。

与清镇之剂不甚有效，夜不成寐，虚火上升，舌仍战，目畏光，皆浮火在上，所以脚冷，当导之下行。

天麻三钱，钩尖三钱，炒扁衣三钱，鲜生地三钱，蒺藜三钱，滁菊二钱，法夏一钱，珍珠母三钱，制香附三钱，茯神三钱，川连四分，猺桂心三分。

三诊：十月二十三日。

药后得寐，脚温，大便行，均佳象。现在颇见虚象，当略事补益。

乌犀尖一分半，薄荷一钱，川连三分，猺桂二分，秫米三钱，沉香一分半，珍珠母三钱，人参须八分，法夏一钱五分，天麻三钱，蒺藜三钱，鲜生地三钱，归身三钱。(《药盦医案全集・卷六》)

萧先生，八月二十四日。

目光神色稍有异征，不能寐。因恐怖起，舌干且黄，并见头痛，骨楚，寒热兼外感证，此与童稚惊略相似，剧即谵语，手足瞤动。

细生地三钱，钩尖三钱，枳实一钱，竹茹一钱五分，秦艽一钱五分，炒荆芥六分，花粉一钱，腹皮三钱，川连三分，胆草二分。(《药盦医案全集·卷三》)

杨先生，三月十八日。

脉不鼓指，神色形不足，肌肤起粟。此毛囊结核，血与精气不足应付腺体，起反应救济而见此。西医籍谓毛囊结核由于微菌，不确虚耳。

钗斛三钱，细生地三钱，枸杞三钱，炒白芍三钱五分，绵仲三钱，归身三钱，菟丝饼三钱，橘络一钱五分，五味子十粒，牡蛎钱，天冬三钱。

二诊：三月二十二日。

积弱则胆火易动，肝胆皆逆，当然不易成寐。前方仅滋养营血，若佐以苦降即能寐。神经只好弛缓，不可麻醉，安眠药勿常服为是。

钗斛三钱，归身三钱，橘络一钱五分，胆草三分，白芍一钱五分，菟丝饼三钱，绵仲三钱，天冬三钱，人参须一钱五分（另煎）。(《药盦医案全集·卷四》)

杨右，十月二十四日。

肝胆旺，神经敏，艰于成寐，手掌热，耳鸣，咽干，肢麻，当从风治。

天麻三钱，独活六分，归身三钱，秦艽一钱五分，蒺藜三钱，鲜生地三钱，人参须（另煎）八分，蝎尾二分（炙，研冲）。(《药盦医案全集·卷三》)

恽左，八月二十八日。

一言再三说谓之郑声，虚故也。目光异常，肌肉锐瘈，夜不能寐，小溲多而色粉红，两脚不良于行，且举止不安详，仿佛坐立无一而可，谓为心慌诚然。然脉歇止甚少，视寻常心肌、神经病，其重倍蓰，委实形神已离，冬至可虑。

人参须一钱，天麦冬各三钱，元参一钱，逍遥丸一钱，生熟地各三钱，归身三钱，枣仁三钱，珍珠母三钱，煅龙齿三钱，茯神三钱。

另：川连、犀角、猺桂各一分，研丸吞。（《药盦医案全集·卷三》）

赵奶奶，二月十二日。

艰于成寐，予珍珠母丸不效，色脉尚无他，病可一年余，前方以升降为用，本非强制神经，再服当效。

乌犀尖二分（磨冲），沉香二分，胆草二分，薄荷一钱，茯神四钱，牡蛎三钱，猺桂三分（研冲），煅龙齿三钱，川连二分，白芍三钱，归身三钱。（《药盦医案全集·卷四》）

朱先生，九月六日。

病不深，不能寐或因胃不和。骨楚形寒是外感，消化力则更弱，然不寐在下半夜，则不但以上原因，且与血有关，当是血少。

秦艽一钱五分，炒荆芥八分，归身三钱，炙草六分，腹皮三钱，楂炭三钱，钩尖三钱（后下），天麻三钱。（《药盦医案全集·卷四》）

◆ 迷睡

高老，十一月二十三日。

旧有风病，现在尚算无恙；其迷睡是神衰，乃完全高年关系。当补，不可勉强峻补；寐中惊悸仍是风病见症，最好美味养阴。

天麻三钱，归身三钱，赤芍一钱五分，滁菊一钱五分，蒺藜三钱，独活四分，鲜生地四分，钩尖三钱，防风四分，虎骨三

钱（炙），回天丸半粒，西洋参一钱五分（另煎）。(《药盦医案全集·卷三》)

◆ **神昏**

徐左，十二月五日。

神昏谵语，唇舌干绛，舌苔如荔子壳，齿衄，气促鼻扇，已四日夜不得寐，常用手自扪唇鼻，目赤。病已两星期，现在热入营分，大虚之候，有险。

乌犀尖（磨冲）二分，钗斛三钱，杏仁三钱，鲜生地四钱，川贝三钱，天麦冬各三钱，归身三钱，茯神三钱，橘白络各一钱，茅根（去心）三钱，茅花一钱五分。

二诊：十二月六日。

药后病不见瘥，仍神昏谵语，唇衄，齿焦，目眊，气急鼻扇，日夜不安，寐常摄衣摸裳，据眼光与气急，恐其肺已坏，脉数甚，病情奇重，诚无多希望。

乌犀尖（磨冲）二分，杏仁三钱，茅根（去心）三钱，天麦冬各三钱，鲜生地五钱，川贝三钱，归身三钱，炙紫菀一钱，北沙参一钱，橘白络各一钱，钗斛三钱。

药分两次服，每服隔开四点钟。另用皮硝三钱隔布一层缚当脐。(《药盦医案全集·卷一》)

◆ **厥证**

朱先生，二月十四日。

面色形不足，舌干。前日患厥，小腹胀。阴亏内热重，肝盛则逆而上行，故厥，肝病肾亦病。

滁菊一钱五分，防风八分，赤芍二钱，元参一钱，蒺藜三钱，

归身三钱，知母一钱，制香附二钱，川连四分。（《药盦医案全集·卷六》）

黄左，八月二十日。

病经三候，气急，舌苔劫津，胸痞，呃逆，四肢逆冷，肌肤津润。此是亡阳四逆，生命危险至于峰极，恐难挽回。就病理论，舌苔之枯，并非内热使然，实是上下隔断、肾气不能上承所致，故此病不宜寻常凉药。

制附块一钱五分，杏仁三钱，薤白一钱五分，炙草六分，吴萸六分，细地三钱，炒白芍一钱五分。（《药盦医案全集·卷一》）

◆ 谵语

方先生

因跌伤脚，因伤即见谵语如狂等脑症。此非肝阳，乃神经关系，所谓病在上取之于下。谵语之来源乃脚痛为之也；不寐，多痰，其原因神经痛痉挛不能调节血行所致。暂时胃纳虽无恙，然不能维持现状，至于长久有断然者。脉弛缓，肢凉，并不发热，亦并无热象。温凉均之不妥，以无寒证或热证，温凉两方推求，岂非无的放矢。法当弛缓神经以安神志，更事定痛，然后议其他。若专事化痰，尤是头痛医头，无当要领。

归身三钱，赤芍一钱五分，天麻一钱五分，炙草六分，炒荆芥三分，秦艽一钱五分，七厘散一分（冲），蒺藜三钱，怀膝钱半，木瓜三钱，生乳香三分（去油）。

外治方：羌独活各三钱，荆防各二钱，炙乳没各一钱五分，艾叶五钱，桂枝三钱，秦艽三钱。

上药研末缚伤处，外以热水袋熨之。（《药盦医案全集·卷三》）

黄先生，十一月四日。

神迷谵语，舌强，耳聋，唇焦齿枯，遍身震颤。此非伤寒振振欲擗地之附子证可同日而语，急用犀角地黄救其血液，能否挽回，在不可知之数。

乌犀尖四分，大生地六钱，生白芍三钱，天麻三钱，蒺藜三钱，钩尖三钱，清炙草六分，归身三钱，知母一钱，川贝三钱。（《药盦医案全集·卷三》）

◆ **抽搐**

董右，二月十八日。

脉缓软如无病人，此因心房不病之故。神气面色则甚劣，手足瘛疭颇剧，云已十余日。

前此尚不觉，今则持脉之顷觉其遍身虚颤，此属脑有昏厥之虞。其面色直，是规矩权衡不合，恐嗣后竟见手足反掖，则不可救药，须先事预防。惟能否避免，实无把握。所以然之故，病人旧有内风，今之见此症，其来源甚远也。

人参五分，川连三分，制香附一钱五分，逍遥丸三钱（入煎），川楝肉五分（炒），细生地三钱，当归龙荟丸三分（吞）。

另用厚朴三分，青陈皮各一钱，姜夏一钱五分，活贯众一钱，两剂将一剂，用猪肝三两许，一块同煎煮数十百沸，取猪肝出。另一剂研末筛过，和猪肝捣烂，绵裹纳阴中，每日换两次。（《药盦医案全集·卷三》）

沈左，三月十六日。

见症是肝肾并病。筋脉抽搐，为有内风。不知养生而处境复劣，因而有此，难治。

天麻三钱，赤芍一钱五分，胆草二分，菟丝子三钱，独活

六分，人参须一钱五分，炒绵仲三钱，童便半杯。(《药盦医案全集·卷三》)

汪先生，一月十七日。

发热形寒，汗多、面有火色，神昏谵语，时迷睡，惊惕瘛疭，唇吻眴动。昨日起病十三日，曾因车覆受惊，是伤寒兼脑证之候，险重之证。

桂枝三分，淡芩一钱，炒车前一钱五分，胆草三分，炒小朴三分，白芍一钱五分，煅龙骨二钱，茯神三钱，川连三分，羌活四分，秦艽一钱五分。

二诊：一月十八日。

脉软，神识较清，唇吻眴动除，汗亦敛，尚迷睡，舌苔已化热，入夜尚须防其热高。病虽减，毕竟是痉病，仍有险。

葛根一钱，胆草三分，楂炭三钱，赤苓三钱，秦艽一钱五分，淡芩一钱，枳实一钱，腹皮三钱，方通八分，炙草五分，竹茹一钱五分，车前三钱，橘皮一钱。(《药盦医案全集·卷六》)

◆ **拘挛**

许左，九月十日。

风湿能发出为佳。血不足，故偶有拘挛。症状尚不为剧，当补。

天麻三钱，天麦冬各三钱，潞党一钱五分，绵仲三钱，蒺藜三钱，归身三钱，菟丝三钱，炙芪三钱，大生地四钱，姜半夏一钱五分，佛手一钱，苡仁三钱，枸杞三钱，苁蓉三钱。(《药盦医案全集·卷四》)

◆ **痉挛**

许先生,十一月二十日(膏方)。

面色不甚华,体盛,肾亏。手足有时痉挛,是风信也。防中。

天麻一两,绵仲一两,云苓一两,归身一两半,蒺藜一两,菟丝子一两,车前八钱,炙芪二两,钩尖一两半,枸杞一两,防风五钱,苁蓉一两,独活五钱,萸肉四钱,制香附一两,泽泻四钱,潞党二两,姜夏一两,桑枝二两,大生地三两,天冬一两半,冰糖酌加。(《药盦医案全集·卷三》)

◆ **痫证**

毕先生,二月十八日。

痫为诸种脑病中最不易治之症,因不但神经病,并关系本元。

赤芍一钱五分,胆草二分,归身三钱,大生地三钱,橘红一钱五分,胆星一钱,杏仁三钱。(《药盦医案全集·卷三》)

姚奶奶,九月四日。

目光无神,面黄,脉软,常晕厥,其状如痫。此难愈,其原因是肝虚。

当归三钱,生熟地各三钱,生白芍三钱,金铃肉八分(炒),天麻三钱,蒺藜三钱,滁菊一钱五分,钩尖三钱,猪胆汁五滴,回天丸一粒。

二诊:十月十二日。

面色转,脉缓和,舌光红,色脉不为坏。近来发痫,然觉皮肤紧,心中不适,或除根为难,或与气候有关,均未可知。

归身三钱,细生地三钱,炙鳖甲三钱,蒺藜三钱,高丽参一钱,煨天麻三钱,胆草三分,回天丸半粒。

三诊：十月十九日。

面色较前为黄，脉亦较虚，失知觉一二分钟即发痫。药力甚悍，尤且如此，委属难治。

天麻三钱，蒺藜三钱，钩尖三钱，独活八分，胆草三分，蚤休三分，炙鳖甲三钱，归身三钱，高丽参八分，回天丸一粒。

四诊：十月二十一日。

神气较前两日为佳，仍嫌面色黄，眸子太黑。痫虽不发，根株未除。

高丽参一钱，独活八分，天麻三钱，炙鳖甲三钱，蝎尾二分（炙，研冲），蚤休三分（切，入煎），归身三钱，大生地三钱，枸杞三钱，胆草三分，滁菊二钱，穿山甲一片（炙透），回天丸半粒，金匮肾气丸一钱五分。

五诊：十月二十八日。

昨又发痫，据说因拂逆，其实天时、人事均有关系，病根总难除。

鳖甲三钱（炙），龟板三钱，穿山甲一片，牡蛎三钱，胆草四分，赤芍三钱，归身三钱，高丽参一钱，大生地三钱，犀角二分。

另：猪心一个，飞辰砂三钱，蚤休五分（研），将猪心剖开洗净，入药末，用线扎，蒸三次，杵碎和丸。每服梧桐子大十粒，开水下。

六诊：十一月三日。

论色脉，病瘥过半。本属痼疾，有此成绩已属幸事。现在虚象颇著，可补。

炙芪三钱，枸杞三钱，大生地四钱，归身三钱，狗脊三钱（去毛，炙），绵仲三钱，胆草三分，菟丝子三钱，滁菊一钱五分，赤芍三钱，龟板三钱（炙），鳖甲三钱（炙），犀角二分（研细，冲），回天丸半粒。

七诊：十一月十五日。

九节菖蒲七分，蚤休七分，茯神三钱，犀角二分（研极细），远志七分（炙），辰砂一钱（飞）。

上药研极细，入猪心，蒸三次，捣烂，加入犀角粉，丸绿豆大。每日服五至七粒。

八诊：十二月三日。

辰砂二钱（飞），虻虫一个（炙，去翅、足），蝎尾两条（炙，去翅、足），䗪虫一个（去翅、足，炙），蚤休二钱。

上药研末，用猪心一个剖开入药末，缝好扎紧，蒸三次，捣烂，加犀角粉三分，丸如绿豆大。每服五至七粒，早晚各一次，参须钱半煎汤下。

九诊：十二月二十八日。

第六诊方加苁蓉三钱，怀药三钱，萸肉六分，泽泻八分。（《药盦医案全集·卷三》）

张右，十一月八日。

肝郁奇深，更有内风，又患癫疯，病实太重。

制香附三钱，蒺藜三钱，归身三钱，茯神三钱，独活六分，赤芍一钱五分，天麻三钱，防风六分，炙草六分。

二诊：十一月十日。

脉细迟，面有风色，脘痛，腹痛，溺少，便血，多黄带。头绪太多，为途甚远。

钩尖三钱，蒺藜三钱，车前一钱五分，炒荆芥五分，滁菊一钱五分，天麻三钱，炒槐米三钱，瓜蒌霜一钱，杏仁三钱，琥珀四分，象川贝各三钱。（《药盦医案全集·卷三》）

◆ 胃脘痛

戚右，二月十二日。

脘痛属肝，痤痱属心，湿重能外达，甚佳。

赤芍三钱，方通八分，归身三钱，二妙丸一钱（吞），春砂壳八分，云苓神各一钱，青陈皮各一钱，苡仁六钱，细生地三钱。（《药盦医案全集·卷四》）

施先生，三月一日。

脘痛呕清水，舌无热象，是胃寒，药不宜凉。

川连三分，炙草六分，制香附三钱，吴萸三分，潞党一钱，炙紫菀一钱，归身三钱，茯神三钱，川贝三钱，杏仁三钱，浮小麦五钱。（《药盦医案全集·卷三》）

孙先生，十一月二十四日。

脘痛，便溏。是脾泄，宜香燥。

木香一钱五分，藿香一钱五分，青陈皮各一钱，制香附三钱，腹皮三钱，炙乳香三钱，焦白术一钱。（《药盦医案全集·卷四》）

魏奶奶，十一月八日。

脘痛，腹痛，痛在脐下，是肝肾并病；骨楚，是外感；黄带，是湿。

制香附三钱，左金丸四分，赤芍一钱五分，归身三钱，秦艽一钱五分，荜澄茄四分，炒车前三钱，细生地三钱。

二诊：十一月十二日。

虚甚，痛未除，不能进补，两太阳胀，则尚有外感。

炒荆防各七分，木香一钱，车前三钱（炒），琥珀四分（研吞），制香附三钱，楂炭三钱，莲须一钱五分，萆薢三钱，秦艽一钱五分，炙乳香四分，川连三分。

三诊：十一月十四日。

面色较亮，诸恙见瘥，脉气仍嫌不宽，黄带未除，大约此两事尚须时日。

归身三钱，制香附三钱，菟丝子三钱，泽泻八分，赤白芍各一钱五分，绵仲三钱，枸杞三钱，琥珀五分（研），车前三钱，橘络一钱，云苓三钱。

四诊：十一月十六日。

面色较亮，脉亦较佳，黄带减少，大佳。现惟食后作胀，头痛，此细事，其肢麻尚是内风。

砂仁六分，元参一钱五分，制香附三钱，左金丸四分，赤芍一钱五分，细生地三钱，炙草六分，橘皮一钱五分，钗斛三钱。

五诊：十一月十九日。

面色甚好，脉亦平，带已减少，尚腰酸，头眩。

滁菊一钱五分，赤芍二钱，车前三钱（炒），制香附三钱，桑枝三钱，秦艽一钱五分，归身三钱，绵仲三钱（炒），菟丝子三钱，琥珀五分（吞）。（《药盦医案全集·卷七》）

许奶奶，一月二十九日。

肝病尚不算深，脘痛，嗳酸，皆因无以奉生气之故。

制香附三钱，大生地四钱，佛手一钱五分，佐金丸四分，橘白络各一钱，归身三钱，生乳香三分，砂仁四分（研）。（《药盦医案全集·卷三》）

郁先生，一月九日。

胃胀痛，舌有寒象，因胃无弹力，故胀。

厚朴三分，枳实八分，青陈皮各一钱，高丽参八分，竹茹一钱五分，姜半夏一钱，制香附三钱。

二诊：一月十五日。

脉舌均有胃气，是药效也。补后得泻，旋渐止，为佳象，因是脾胃有权之故。

高丽参八分，茯神三钱，小朴三分，木香一钱，制香附三钱，青陈皮各一钱，姜半夏一钱，砂仁八分。

三诊：一月二十四日。

旧有胃病，现在脘痛而胀，仍是胃无弹力。

姜夏一钱，制香附三钱，炙草六分，炙乳香三分，佐金丸四分，川椒七粒（炒），砂仁六分（研），云苓二钱，潞党八分。（《药盦医案全集·卷三》）

朱右，一月十日。

脉甚调，面色、舌色亦平正。脘痛是肝胃病，亦尚不深；胃寒，故不能食。

制香附三钱，法夏一钱，归身三钱，佐金丸四分，橘红一钱五分，茯神三钱，生乳香三分，青皮一钱。（《药盦医案全集·卷三》）

◆ 痞满

费先生，一月十日。

旧有胃病，因吃年糕，复动气，致胸脘如隔，恐不免再发旧病。

制香附三钱，竹茹一钱五分，枳实八分，砂仁八分，炙草六分，佛手一钱五分，姜夏一钱五分，归身三钱。（《药盦医案全集·卷三》）

钱左，二月二十四日。

食停上膈而攻中下焦，诛伐无辜，病不除，闷亦益剧。现舌苔中剥，将入厥阴，成大病矣。

川连三分，蒺藜三钱，炙草六分，瓜蒌三钱，归身三钱，蝎尾二分（炙，研冲）。(《药盒医案全集·卷三》)

孙右，一月九日。

胸脘如格，是肝郁病。肝病当春，例感不适。其外感则已除，因肝病肺，其咳不易除。

制香附三钱，桑叶三钱，归身三钱，象贝三钱，橘红一钱五分，佐金丸四分，杏仁三钱，炙草六分，蒺藜三钱。(《药盒医案全集·卷三》)

魏先生，二月二十三日。

舌润胸痞，骨楚，面色不华，形寒。湿胜而血少。

归身三钱，防己一钱五分，茯神三钱，厚朴三分，制香附三钱，炙草六分，秦艽一钱五分，桂枝（泡汤）三分，云苓三钱。(《药盒医案全集·卷四》)

◆ 嗳气

印先生，一月十八日。

舌苔粗而不糙，病在胃，故脘闷气逆而噫，色脉尚无他。

枳实一钱，川连三分，木香一钱，竹茹一钱五分，炙草六分，炙苏子三钱，淡芩八分，制香附三钱，云苓四钱，小朴三分，杏仁三钱。(《药盒医案全集·卷三》)

◆ 恶心

陈先生，一月九日。

肝胃为病，是亦伏根于平日，发作于春时者，干呕责其胃寒。

制香附三钱，姜夏一钱五分，竹茹一钱五分，佐金丸四分，

恽树珏

111

砂仁八分，枳实八分，青陈皮各一钱。（《药盦医案全集·卷三》）

◆反胃

张左，十一月七日。

反胃为格证，尚不难治。有内风，当然较难，尤劣者，在尺脉不伏。照例胃逆，当寸盛，今脉证相反，故知必喘，此关本元，不易愈。

川连三分，枳实一钱，绵仲三钱，蛤蚧尾四分（炙、研），姜夏一钱，竹茹一钱五分，橘皮一钱五分，归身三钱。

二诊：十一月十日。

呕吐已止，尺脉仍不伏，且腹胀、盗汗。肾亏已甚，现在尚未能治本元病。

桂枝三分（泡），姜夏一钱，枳实八分，川贝三钱，川连三分，炙草六分，竹茹一钱五分，白芍一钱五分，牡蛎三钱，秦艽一钱五分。

三诊：十一月十二日。

背酸，尺脉不伏，肌肉瞤动，是最重证；食胀，盗汗，则因肾病及内风而有。

天麻三钱，秦艽一钱五分，防风八分，菟丝子三钱，蒺藜三钱，独活六分，炒绵仲三钱，泽泻八分，牡蛎三钱，白芍一钱五分，浮小麦五钱，橘皮一钱五分，归身三钱，大生地三钱。

四诊：十一月十六日。

诸恙悉差减，尺脉仍不伏，面上风色亦未见退。为途尚远，不过已有办法，迟早总可愈。

天麻三钱，秦艽一钱五分，天冬三钱，杏仁三钱，蒺藜三钱，独活六分，大生地三钱，川象贝各三钱，橘红一钱五分，生白芍

三钱，浮小麦三钱，炒绵仲三钱，菟丝子三钱。(《药盦医案全集·卷三》)

◆ 呕吐

陈右，八月二十四日。

肝胃为病，兼有风象，脉尚可，舌润，呕吐清水。治肝当先祛风。

制香附三钱，赤芍一钱五分，天麻三钱，炒防风八分，吴萸三分，秦艽一钱五分，蒺藜三钱，归身三钱，橘皮一钱五分。

另用公丁香五个，防风八分，辛夷四分，薄荷八分，研细末嗅鼻。(《药盦医案全集·卷三》)

庞右，十一月十四日。

面色黄是因失血，黄中带黑是因有内风，曾经多年咳嗽，多年黄带。现在骨楚，呕吐，嗅觉与食物相忤，病殊深。

蒺藜三钱，独活六分，归身三钱，大生地三钱，天麻三钱，佐金丸四分，回天丸一粒，橘皮一钱五分，秦艽一钱五分。

二诊：十一月二十二日。

内风甚盛，血分不清而胃甚热。

川连三分，独活六分，归身三钱，丹皮一钱，鲜生地三钱，天麻三钱，炙草六分，桑枝三钱，回天丸一粒。

加服莲薪丹，每日一分。

三诊：十一月二十五日。

腰酸，骨楚，心跳特甚，脉起落不宽，舌色较上次诊时为佳。闷甚，此心跳及闷不易除，因是心肌神经为病。

朱茯神五钱，蒺藜三钱，川连三分，制香附四钱，天麻三钱，炒防风六分，秦艽一钱五分，虎骨三钱，归身三钱，回天丸半粒。

四诊：十月二十八日。

心跳虽较瘥，非根治，根治惟莚薪丹，但为时已稍嫌晚。病是风湿，脉虚年高，难冀十全。

朱茯神四钱，蒺藜二钱，独活六分，川连三分，防己一钱，天麻三钱，赤苓三钱，萆薢三钱，归身四钱，秦艽一钱五分，炙草六分，回天丸半粒，西洋参一钱五分（另煎）。

五诊：十二月五日。

色脉较前为静，舌色亦不坏，而胃呆不能食，自觉心跳，背脊痛，腰酸。以病理衡之，决是病退。年事高，病久，又复杂，固当尔。

大生地四钱，蒺藜三钱，归身二钱，独活五分，朱茯神四钱，钩尖三钱，滁菊一钱五分，秦艽一钱五分，丝瓜络一钱五分，炒绵仲三钱，回天丸半粒。

六诊：十二月九日。

脉较软，面色较静，神经已变硬者，得重新弛缓之证，佳朕也。积风已久，血不清，疗此非仓猝间事。

蒺藜三钱，人参须一钱（另煎），姜夏一钱，秦艽一钱五分，独活八分，橘皮一钱五分，归身三钱，朱茯神三钱，回天丸半粒。

（《药盦医案全集·卷三》）

沈先生，二月二日。

呕酸多年不愈，是厥阴亦是胃病，其脐下动悸是聚水。

茯苓五钱，竹茹一钱五分，乌梅丸三分，佐金丸三分，生乳香三分，制香附三钱，赤芍一钱五分，炙草六分，绵仲三钱，车前三钱。

二诊：二月十日。

右脉较有起色，病症无甚出入，略好，亦不多。

制香附三钱，佐金丸四分，楂炭二钱，归身三钱，大生地四钱，郁李仁三钱，赤白芍各一钱，木香一钱，麻仁三钱。(《药盦医案全集·卷三》)

尤右，三月十八日。

饥不能食，呕吐酸水，病在肝；环唇青色，食后腹胀，病在脾。肝脾皆虚。

制香附三钱，炒白芍一钱五分，川连三分，乌梅丸六分，法夏一钱五分，木香八分，砂仁八分。(《药盦医案全集·卷三》)

恽太太，二月五日。

呕泻交作，有霍乱意，但现在脉已平正，得呕之后邪势已减也。

川连三分，枳实一钱，木香一钱五分，全当归三钱，小朴三分，竹茹一钱五分，青陈皮各一钱，防风八分，红花一钱五分，丹参一钱，桃仁三钱，秦艽一钱五分。(《药盦医案全集·卷六》)

◆ 食滞

赵左，二月十二日。

胃失弹力，故不消化。与寒温无关，故虽大剂辛温不效。多药则成药虫，只须仲景人参厚朴半夏生姜汤足以。

高丽参一钱，姜半夏一钱，佐金丸四分，制朴四分，老姜一大片。(《药盦医案全集·卷三》)

◆ 噎膈

陈官官，十二月二十六日。

食入移时吐出，仍是所食之物。舌光润，脉微。证属膈证，虚甚。吐可止，培元稍费事。

川连三分，老生姜一片，淡芩八分，姜半夏一钱，桂枝二分，炙草五分，橘皮一钱五分。

二诊：十二月二十八日。

呕吐瘥，胸脘痞闷，脉微，无胃气，瘥甚。膈本大证，原非一药可愈，以规短权衡候之，此病尚有问题。

川连四分，桂枝三分，姜夏一钱，淡芩一钱，炙草六分，云苓三钱，瓜蒌仁一钱五分（去油）。

三诊：十二月二十九日。

脉微，全无胃气，呕虽止，元气已伤，舌疳。其腹痛是虫病颇深，尚未可乐观。

归身三钱，川连三分，炙草六分，白芍一钱五分，姜夏一钱五分，乌梅丸四分，滁菊一钱五分，瓜蒌仁一钱五分。（《药盦医案全集·卷四》）

胡右，三月九日。

食后须臾吐出，食物不化。是噎膈，胃寒故也。已三年右，脉气尚未败，可冀有效。

桂枝四分，炮姜炭三分，制香附三钱，炙草六分，川连三分，姜夏一钱五分，茯神三钱，青陈皮各一钱。

二诊：三月十二日。

呕吐已止，食物尚感不适，脉平，舌润，毕竟寒多于热。

桂枝三分，川连二分，制香附三钱，老姜一片，炮姜炭三分，姜夏一钱五分，茯神三钱，吴萸三分。

三诊：三月十四日。

病已瘥而自虑再发，鄙意再发恐是另一种病，若此可冀不发。

佐金丸四分，归身三钱，砂仁七分，人参须七分，制香附三钱，法夏一钱五分，青陈皮各一钱，生姜一片。（《药盦医案全

集·卷三》)

唐左,十二月十日。

食不能入,心嘈,胸脘如格,却不呕,是膈而不噎,脉舌无恙,面色甚劣,大非轻证。

制香附三钱,川连三分,姜夏一钱,茯神三钱,吴萸三分,人参须八分,炒枳壳八分,砂仁六分。(《药盦医案全集·卷四》)

薛太太,三月十三日。

进食辄呕而背胀。因胃中无液,舌色干绛是其证也。脉平,脚麻木略减,宜专重营养。

钗斛三钱,橘络一钱五分,归身三钱,天麻三钱,细生地三钱,知母一钱,钩尖三钱,元参一钱,虎胫骨三钱。

二诊:三月十五日。

舌中心干,脉寸大尺小。肝阳上逆,胃中无液,所以不能纳饮食,却非细故。

西洋参一钱五分,橘白一钱五分,钩尖三钱,天冬三钱,霍斛五分,知母一钱,佐金丸二分。(《药盦医案全集·卷三》)

俞左,三月二十四日。

症情是噎膈,肾亦有病,惟肝病为重。

制香附三钱,川连三分,萆薢一钱五分,秦艽一钱五分,砂仁八分,荜澄茄三分,猪苓三钱,防己三钱。(《药盦医案全集·卷三》)

张左,十一月二十日。

面黄而暗,鸠尾间有一块如骨食物不能下,夜寐仅两三时。病膈亦贫血,难治。

归身三钱,蒺藜三钱,郁金一钱(切),制香附三钱,茵陈三钱,赤芍一钱五分。

另用天竹枝削筷常用。(《药盦医案全集·卷四》)

◆ 腹痛

陈左，二月十九日。

初起乳下病，继而腹部抽痛连及背部，确是肝气为患。肝俞在背，其络在乳下及腹部。脉尚平正，略嫌洪，神色亦无败象。痛可定，病痊愈在谷雨之后。因拂逆为病，因气候亦为病因也。

制香附三钱，吴萸三分，生乳没各八分，青陈皮各一钱，川连三分，桂枝三分，赤白芍各一钱五分，砂仁八分（研）。

二诊：二月二十四日。

唇红，痰多沫，苔黄。肺燥，里热亦盛。右脉平，左脉沉弦，大便闭结，均属热象，不宜过温。肺燥咯痰多，则弱不能行水，此水声之由来。从饮治则药嫌燥矣。

制香附三钱，云苓四钱，归身三钱，郁李仁三钱，佐金丸四分，炙草六分，乳香四分，柏子仁三钱，青陈皮各一钱，牡蛎三钱。

三诊：二月二十六日。

色脉均佳，所苦痰多，所吐多沫。吐多则肺燥，大非所宜。舌苔黄薄，从饮治，药品不宜太燥。拟桂枝加桂引之下行，得安寐便佳。

桂尖四分，江西子一钱，猛桂心三分（研丸，吞），云苓五钱，炙草六分，归身三钱。(《药盦医案全集·卷三》)

戴奶奶，一月八日。

兼证属脾，其腹痛必月一发者，因兼冲脉，故气上行，发益频者，渐虚故也。

木香一钱五分，赤芍一钱五分，归身三钱，延胡六分，川连

三分，小朴三分，制香附三钱，腹皮三钱，丙种宝月丹二小粒。（《药盦医案全集·卷七》）

钱奶奶，十一月二十八日。

小腹胀，溲频数，大便不爽。此系寒从下受，当里外并治。为时已匝月，至少须三数日乃愈。

川芎四分，赤苓三钱，炒车前三钱，绵仲三钱，红花一钱，归尾一钱五分，木香一钱，滋肾丸一钱五分，猺桂心一分。

另：阳和膏一张贴少腹。

二诊：

较好，未净除，仍小腹痛、腰酸。

车前三钱，萆薢一钱五分，金铃肉六分，猺桂心一分，滁菊一钱五分，归身三钱，川芎五分，制香附一钱五分，滋肾丸一钱五分（入煎）。（《药盦医案全集·卷七》）

盛奶奶，二月十日。

腹痛，脉软。何以软？为痛在下也。何以痛？因感寒，血气奔集以为挽救，因寒不得通，不通故痛。何以知之，为小腹冷也。

归身三钱，赤芍二钱，制香附三钱，木香一钱，楂炭三钱，青陈皮各一钱，丙种宝月丹三小粒。

另：阳和膏一张贴少腹。（《药盦医案全集·卷七》）

夏奶奶，二月十九日。

颇见内热，患腹痛病已两年，痛在当脐。照例是肠痛，故与月事无关。

细生地三钱，赤芍三钱，楂炭三钱，砂仁壳八分，淡芩八分，腹皮三钱，青陈皮各一钱，生乳香八分（去油）。（《药盦医案全集·卷七》）

尤奶奶，一月二十二日。

舌胖胀，咽干，脉不宽，是热。腹痛，经后却是寒。上热下寒，寒在冲任。

炒绵仲三钱，钗斛三钱，川连三分，菟丝子二钱，滁菊一钱五分，炙草六分，归身三钱，钩尖三钱，丙种宝月丹二小粒。（《药盒医案全集·卷七》）

章奶奶，二月八日。

脉不虚，惟凝结责责然杵指，此因有积瘀之故。冲任不通畅，血聚并道而行，故脉管觉湛然，经略多行不妨。

归身三钱，白芍一钱五分，薄荷一钱，炙草六分，炙鳖甲一钱五分，炒黑荆芥五分，制香附三钱，大生地三钱。

二诊：二月十日。

冲任有病，病根在肝，现在颇见虚象。痛是因不通，通却虑崩，难治。

全当归三钱，茯神三钱，大生地四钱，左金丸四分，炒荆芥四分，防风六分，制香附三钱，淡芩七分，炙鳖甲三钱。

三诊：二月十二日。

得鳖甲腹反不痛，可知痛正因为不通，经多亦因一部分不通，故药后经止，青色亦退，是其证据，左手脉大属肝阳。

滁菊二钱，大生地四钱，青蒿一钱，钩尖三钱，左金丸四分，炙鳖甲三钱，绵仲三钱（炒），归身三钱，制香附三钱，生石决三钱，逍遥丸一钱五分。（《药盒医案全集·卷七》）

◆ **腹胀**

曹太太，二月十二日。

脉虚，近日忽感腹胀，溲不利，龈有时出脓，舌抽心，面微肿。病情不廉，拟肝肾脾胃并治。

制香附三钱，菟丝饼三钱，法夏一钱五分，佐金丸四分，人参须一钱，元参一钱，绵仲三钱，砂仁八分，佛手一钱，金匮肾气丸一钱五分。(《药盦医案全集·卷三》)

陈奶奶，三月十日。

腹胀肢麻，面肿，舌花，盗汗，发热，遍身见贫血证象。其先因产后漏不止，旋愈，近乃患此，是全身贫血，却是局部郁血，元气大亏，难治。

银柴胡五分，人参须一钱五分，归身三钱，炙鳖甲二钱，制香附三钱，鲜生地三钱，赤芍一钱五分，佛手一钱，佐金丸三分(吞)，䗪虫二个(去翅足，炙，研冲)。

二诊：三月十一日。

面部浮肿，脚亦肿，脉虚甚。明知是局部郁血，却不能攻。因虚甚，攻则气急。凡攻见气急者，作败症论，当另设法。脉溢出寸口，银胡亦在可商之列。

归身一钱五分，天冬三钱，炒川连三分，童便一杯(冲)，白芍一钱，牡蛎一钱五分，制香附一钱，龟龄集二分(冲)。(《药盦医案全集·卷七》)

董奶奶，十月二十四日。

腹胀，多坐更甚。决为虚胀，其难治处因有风。体衰病显，药物不易图功。

高丽参八分(另煎)，天麻三钱，钩尖三钱，蒺藜三钱，白芍一钱五分，归身三钱，细生地三钱，杭菊一钱五分，橘络一钱五分，回天丸半粒药(化服)。(《药盦医案全集·卷四》)

冯奶奶，三月二十四日。

太阴受病从湿化，故口味甜、腹胀痛，舌润、不渴；头痛是表证，但表热已不重，此恐转痢。

木香一钱，炒建曲一钱，枳实八分，炒蔓荆子一钱，制小朴四分，炒扁衣三钱，赤芍一钱五分，腹皮三钱。(《药盫医案全集·卷六》)

贺先生，十月二十二日。

小腹胀而形寒，此外无他。舌色总不甚平正，拟内外并治。

归身三钱，赤芍一钱五分，腹皮三钱，制香附三钱，春砂壳八分，青陈皮各一钱，细生地三钱，鲜首乌三钱。

外治方：

艾叶一两，桂枝三钱，乳香一钱，羌活三钱，皮硝三钱。

上药研粗末，布袋盛缚腹部。

二诊：

小腹胀，形寒，药后无甚出入。自觉有气窜动连胁下，改从气治。

天麻三钱，蒺藜三钱，制香附三钱，金铃肉七分（炒），青陈皮各一钱，橘核一钱五分，天冬三钱，腹皮三钱。(《药盫医案全集·卷四》)

胡先生，十二月二十日。

先肝病后肾病，近乃脾病腹胀便溏。是虚胀，不可通大便，通之则胀愈甚。衡量色脉，虚象甚着，亘瘠甚。单腹胀朕兆已显，左腰出气，左胁气痛，舌边微黑。肝肾病既深，且有积瘀久，为难治之候。

炙鳖甲三钱，煨木香一钱五分，制香附三钱，灶心土五钱，归身五钱，江西子一钱（土炒），炒绵仲三钱，潞党一钱，秦艽一钱五分，金匮肾气丸三钱（入煎）。

二诊：十二月二十五日。

脉颇调，泻止，舌边黑色。腹部并不加胀，可止，通大便非是。腰部仍酸，自觉有气泄出，且不觉饿。病深，为途远，当然非旦夕可取效。

木香一钱，制香附三钱，砂仁八分（研），归身三钱，江西子一钱（土炒），炒绵仲二钱，菟丝子三钱，枸杞三钱，炙芪一钱五分，橘络一钱五分，姜夏一钱，金匮肾气丸四钱（包煎）。

三诊：十二月三十日。

肾气颇好，胀亦见减。左脉太软，舌边有黑斑，脘下有块，腹中有气，还向腰际，皮中却似有气行动。是当责其虚，惟其虚，攻积乃不可，缓不过是血与气为病。非食积，不可攻大便。

炙鳖甲三钱，木香一钱，枸杞三钱，炙芪三钱，砂仁八分（研），归身三钱，钗斛三钱，制香附三钱，天麻三钱，炒绵仲三钱，佛手一钱五分，郁金一钱（切），金匮肾气丸四钱（入煎）。

四诊：一月八日。

胀甚，色脉不坏。是不可攻，虽勉强可用理气药，然气药略多，其胀即增。仍须培元为主，兼予治风。肾病不见甚好，特为程尚远耳。

归身三钱，枸杞三钱，砂仁八分（研），炒绵仲三钱，木香一钱五分，炒江西子一钱五分，霞天胶三钱，蝎尾二分（炙，冲），金匮肾气丸五钱（入煎）。

五诊：一月十一日。

大便行，腹较软，胀转减，意中较舒适，脉则甚虚。前此见有余之脉是假象，今则夫人而知当补矣。

潞党一钱五分（米炒），炙芪三钱，江西子一钱（炒），熟地三钱，姜夏二钱，砂仁八分（研），炒怀药三钱，云苓三钱，煨木香一钱，炒绵仲三钱，炙黄肉六分，菟丝子三钱，苁蓉三钱，泽泻八分，猺桂心二分。

六诊：一月十三日。

得大补剂，胀闷异常，然大便则行，是大佳事。脉缓，舌色好，可以不再胀。

制香附三钱，砂仁八分（研），姜夏一钱五分，秫米三钱（炒），木香一钱五分，归身三钱，绵仲三钱，江西子一钱（炒），云苓三钱。

七诊：一月十四日。

虚胀非补不可，惟太补则闷，理气则胀。又天晴则爽慧，阴雨则不适，仍当平补兼参风药。

江西子一钱（炒），绵仲二钱，菟丝子二钱，人参须五分，制香附一钱，枸杞二钱，云苓三钱，砂仁六分（研），霞天胶一钱（炒），姜夏一钱，潞党一钱，天冬二钱，蝎尾二分（炙，冲），金匮肾气丸一钱五分。

八诊：一月十七日。

脉见结代，胁下有痞块，更旧有风病。现在腹胀较瘥，因病久正虚，百孔千疮，次第发现，可知此病之不易治疗。现在自以去胀为先务，胃纳不香，宜培补。

高丽参八分，江西子一钱，姜半夏一钱，西洋参一钱，茯苓神各三钱，枸杞二钱，归身一钱五分，绵仲三钱，菟丝子三钱，天麻三钱，炙鳖甲一钱五分。

九诊：一月二十日。

脉软甚，舌色尚好，腹胀不见减，块则较软，不知饥尤劣。必须生料肾气丸，否则无效。

炒熟地三钱，炒怀药三钱，猺桂心二分（研丸，吞），泽泻一钱，霞天胶一钱（蛤粉炒），茯苓二钱，砂仁八分（研，后下），枸杞三钱，萸肉六分（炙），丹皮一钱，蝎尾二分（炙研，冲），苁蓉三钱，法夏一钱五分，制附块四分。

十诊：一月二十三日。

进附子后，药效较良，腹部皮较松。古人谓补火生土，虽理论不可通，事实上确有其事。当于前方略加，再进。

制附块六分，泽泻一钱，苁蓉三钱，川椒十四粒（炒），萸肉六分（炙），归身三钱，熟地三钱，枸杞三钱，姜夏一钱五分，砂仁八分（研），丹皮一钱，云苓三钱，猺桂心一分半。

十一诊：一月二十四日。

脉舌无变动，形寒，四肢尤甚。是感寒所致，补药当暂停，大分无妨。

桂枝三分（泡），云苓三钱，大生地二钱，炙草六分，防风六分，蒺藜二钱。

十二诊：一月二十五日。

胀消过半，腹角之块亦软。单腹胀已转机，现在风动，舌边黑斑复见，此两层当注意。

天麻三钱，归身三钱，木香一钱，蒺藜三钱，霞天胶一钱五分，人参须七分，防风五分（炒），炙鳖甲二钱，回天丸半粒药（化服），蝎尾一分（炙研，入煎）。

十三诊：一月二十七日。

腹已皱皮，胀消十之八九，脉缓和，目光有神，均佳象。病已出险，元气未复，尚须时日。

大生地三钱，归身三钱，制香附三钱，茯神三钱，枸杞三钱，姜夏一钱，佛手一钱，潞党一钱，龙眼肉十粒，天冬三钱。

十四诊：二月一日。

大便半个月不行，腹不加胀，胸脘闷甚，胁下气窜。脾病退，肝病显，仍不可攻，攻则腹当再大，须温以行之。

制香附三钱，炙草六分，枸杞三钱，姜夏一钱五分，归身三钱，佐金丸三分（入煎），乌梅丸二分，金匮肾气丸二钱（入煎）。

另加半硫丸三分。此丸于食后远时，先药，服开水下。

十五诊：二月三日。

右脉缓滑有神，左脉虚甚。腹胀大瘥，进食亦不觉胀。惟大便不行业已半个月以上，却非行不可。

苁蓉三钱，枸杞三钱，菟丝子三钱，归身三钱，乌梅丸三分，制附块四分，大生地四钱，绵仲三钱，霞天胶一钱五分（蛤粉炒）。

十六诊：二月五日。

得大便多许而腹软，胀消，过午复胀，疲甚。现在之胀，只是一个虚字。当峻补，否则元气难复。

高丽参二钱，炙萸肉六分，归身三钱，绵仲三钱，枸杞三钱，姜夏一钱五分，砂仁八分，元武版三钱，陈皮一钱五分。

十七诊：二月九日。

今日脉弦而少胃气，腹胀消后复作。昨药亦并不致增病，照例是有弛张性，亟养营，总以培元为先务。

归身三钱，郁金一钱（切），炙草六分，炒秫米三钱，赤白芍各三钱，象川贝各一钱五分，姜夏一钱，绵仲三钱，炒防风四分，宿砂仁三分（研），真陈阿胶一钱（蛤粉炒）。

十八诊：二月十日。

昨晚仍有寒热，不过退清。今日脉尚无他，惟肌肤锐瘠，腹胀异常。此是遍身漫肿之前兆，虚胀难治，于此可见大约。除培本之外，别无妙法。今之所以不适，再肝脾肾三经，而肝脾为主要。心不病，故脉无他。肌肉锐减，则脾脏已坏也。寒热非外感。

归身三钱，炒白芍一钱，云苓三钱，潞党一钱五分（米炒），炙鳖甲三钱，佐金丸四分，姜夏一钱，龟龄集一分半（冲）。

十九诊：二月十一日。

近两日锐瘠。今日神气更不如前，胸腹部均尚舒适。惟今日无溲，脉洪，脚微肿，呼吸不畅，微促，是久病虚竭，更值春分之故。

西洋参三钱，大生地三钱，赤白苓各三钱，杏仁三钱，炙苏子三钱，佛手一钱，桑芽一钱五分，法夏一钱，龟龄集一分（冲）。(《药盦医案全集·卷四》)

王左，一月五日。

腹胀，大便日数行，多痰。是脾病，亦复湿重所致。病已数年，取效不易。

木香一钱五分，青陈皮各一钱，赤苓三钱，制香附三钱，枳术丸一钱五分，车前三钱，砂仁七分（研），归身三钱，苡仁四钱。(《药盦医案全集·卷四》)

◆ 泄泻

曹左，十一月二十三日。

本是肾泄，服温补致面肿肢肿，背恶寒，泄仍不止。是病转深，现在已成痼疾，难治。

炒扁衣三钱，炒建曲一钱，木香一钱，炙草六分，芡实三钱，炒故纸六分，车前三钱（炒），泽泻六分，萸肉四分（炙）。(《药盦医案全集·卷四》)

陈右，十月十五日。

因气恼致泄泻，是古称谓木克土，其实是高年体弱、胃气上逆、脾不相输应故尔。

人参须五分（另煎），川连三分，制香附三钱，茯神三钱，炙

草六分，木香一钱。（《药盒医案全集·卷四》）

缪左，一月二十四日。

脉气不宽，泄泻腹鸣。是感寒，可略温。

腹皮三钱，芡实三钱，炮姜炭二分，扁衣三钱（炒），木香一钱五分，灶心土一两（先煎），建曲一钱（炒），焦白术一钱。

二诊：一月二十六日。

尚胃呆腹胀，头香。此是余波，可健胃。

象贝三钱，滁菊一钱五分，木香一钱，橘络一钱五分，枳术丸一钱五分（入煎）。（《药盒医案全集·卷四》）

尚先生，八月二十一日。

舌苔颇腻，大便日三四行，腹痛是将作痢，当从痢治。

油当归三钱，枳实八分，腹皮三钱，方通八分，白头翁三钱，竹茹一钱五分，赤猪苓各三钱，青陈皮各一钱，楂炭三钱，木香一钱五分。

二诊：八月二十三日。

药后下痢次数反多，腹痛则除，舌糙，脉数。痢本无止法，次数多不妨，特阴伤宜兼顾。

油当归三钱，纽生地三钱，川连三分，扁豆花一钱五分，白头翁三钱，西洋参一钱五分，木香一钱五分，楂炭三钱。（《药盒医案全集·卷六》）

孙奶奶，八月二十日。

面色不华，脉沉数近乎乱，大便泄泻，骨楚甚，是感寒将成痢疾之候。

煨葛根一钱，木香一钱五分，枳实八分，秦艽一钱五分，建曲一钱，竹茹一钱五分，羌活四分，炒扁衣三钱。

二诊：八月二十六日。

热仍未除，有汗，形寒甚。病仍在表，当和营。

象贝三钱，橘红一钱五分，淡芩八分，楂炭三钱，杏仁三钱，炙草六分，腹皮三钱，葛根一钱，花粉一钱，桂枝三分（泡）。（《药盦医案全集·卷六》）

邬小姐，九月十一日。

泄泻，寒热，脉数，舌绛。内热奇重，恐其转痢。

葛根一钱五分，川连三分，炒建曲一钱，腹皮三钱，淡芩八分，炒扁衣三钱，茯苓三钱，楂炭三钱，焦谷芽三钱。

二诊：九月九日。

发热，下痢，面有火色。深秋痢疾变化最多，今年已第三次痢，是有宿根，非审慎不可。

葛根一钱，枳实八分，竹茹一钱五分，木香一钱五分，白头翁三钱，油当归（四钱），扁豆花一钱五分，炒子芩八分。

三诊：九月十一日。

发热，下痢。痢已瘥，热未除，舌绛当清。

葛根一钱，炒扁衣三钱，茯苓三钱，芡实三钱，淡芩一钱，炒建曲一钱，炙草六分，腹皮三钱，归身三钱。（《药盦医案全集·卷六》）

谢先生，十一月二十一日。

腹痛，泄泻清水，今日已有七次，且后重，脘部异常不适，舌苔厚白而干。深恐因此动气喘旧病，此次因是食积而胃热脾寒，纯温纯凉均不能进。

枳实一钱（姜汁炒），槟榔六分，小朴三分，竹茹一钱五分，楂炭三钱，麻仁丸一钱五分，木香一钱五分，炙草八分，馒头炭三钱。

二诊：十一月二十二日。

今日色脉较平正，泻尚未止，胃呆，形寒，口苦，大致无妨。尚须摄养，至于开胃，似不宜过急。

木香一钱，川连三分（吴萸炒），姜夏一钱，炒枳壳八分，竹茹一钱五分，春砂壳六分，淡芩八分，归身三钱，炙草六分，腹皮三钱，炒乌药六分，炙苏子一钱，炒扁衣三钱，生姜一片，红枣三个。（《药盦医案全集·卷四》）

忻右，九月五日。

病经十一日，见种种未传证候，舌无血色，齿衄，耳聋，泄泻清水，脉洪，气急，不能食，尚能寐。泄泻一日夜十余次，粪水中夹有鲜血块，并见咳，却不爽。此病危险已至峰极，以时令衡之，其初起当是秋温，齿衄、耳聋则入厥、少，法当神昏谵语动风诸恶候并见。今不尔，而泄泻是为下脱，神虽清，危险则同于动风。因清热过当，与漏底伤寒同一病理，且伤寒可温，温病不可温，尤为难治。

乌犀尖三分，归身三钱，芡实四钱，细生地三钱，炒扁衣三钱，炙草六分，象川贝各三钱，橘红一钱五分，款冬一钱，佛手一钱，茅花或鲜藕代茶。

二诊：九月六日。

色脉均较平正，泄泻差减，血亦止，希望较多。然前此病太深，今转机太捷，体工变化太速，必仍有低昂。惟脉不乱、气不急，则可以测知，纵热度再高，病亦较前为减。

归身三钱，象川贝各三钱，炙草六分，橘络一钱五分，细生地三钱，杏仁三钱，麦冬三钱，丹皮八分，乌犀尖二分，真陈阿胶一钱。

三诊：九月七日。

血已止，泄泻不止，表热已退，内热甚炽。此内热是虚热，乃血中酸素自燃，从内发不从外烁。泄泻颇为可虑，脉则较好，危险视前此已减少许多。

人参须一钱，芡实三钱，炙桑皮一钱，大生地三钱，炒扁衣三钱，川贝三钱，炒槐米一钱五分，荷蒂三个，元参八分，鲜藕汁半盅，炙草六分，归身一钱。

四诊：九月八日。

脉霍霍然大，责责然不任按，是失血过多，心房起代偿作用，有此脉象。舌面黑苔紧砌，舌边光，有苔无苔处界限分明，此是热陷之证。黑苔是血，紧砌是虚。据述前数日面上有红点，今仅脚上有之，是即陷里之故。今早数便，而最后所便仅涓滴，是欲下脱而不得遽脱，致成后重症象。如此重症，再转而成痢，何能希冀幸免。面色甚劣，加之不能食，不得寐，委实非常难治。拟勉维持正气，托之向外。若痢止，后重除，面部再见红点，方是吉证。

乌犀尖五分，当归三钱，炙草六分，白头翁（酒洗）三钱，川芎四分，人参须一钱，枣仁三钱，大生地四钱，木香一钱。

五诊：九月九日。

面色灰败且肿，所下黑粪是纯血。今日能寐，能略进食，脉亦较好。虽较好，仍无补于事，元气大伤，不能支持，为难实甚。

人参须三钱，荷蒂三个，归身三钱，炒槐米四钱，陈阿胶三钱，大生地四钱，炙草六分，炒扁衣三钱，橘络一钱五分，炒枣仁三钱。（《药盦医案全集·卷二》）

姚左，六月二十日。

洞泄，一日夜三五十次，兼见泛恶。此霍乱之初步也，温之则愈。

姜夏一钱，连翘三钱，薄荷一钱（后下），云猪苓各三钱，小

朴四分，腹皮三钱，枳实一钱，炮姜六分，辟瘟丹半粒（磨冲）。（《药盒医案全集·卷六》）

张左，一月二一十七日。

脾不实，泄泻后重常发作，惟无冻，去湿当有效。

木香一钱五分，白头翁三钱，腹皮三钱，建曲一钱（炒），赤白苓各三钱，楂炭三钱，枳术丸一钱五分。

二诊：二月六日。

湿热奇重，仍泄泻，形寒。前方未及表证，故不效。

葛根一钱五分，赤苓三钱，羌活四分，淡芩八分，茵陈一钱五分，防风八分（炒），车前三钱，秦艽一钱五分，木香一钱五分。

三诊：二月八E。

大便次数减少，惟仍溏，肛门痛。湿重故如此，恐其成痢。

枳实一钱，木香一钱五分，楂炭三钱，竹茹一钱五分，青陈皮各一钱，腹皮三钱，云苓三钱，方通八分，馒头炭三钱。（《药盒医案全集·卷四》）

章右，九月十日。

病后泄泻历久不愈，泄时须在早起，是肾泄也。有内风将来，恐有筋脉不仁等患，现尚无妨。

木香一钱，芡实三钱，炒故纸六分，扁衣三钱，天麻三钱，人参须一钱，灶心土一两。（《药盒医案全集·卷三》）

周右，九月二ヨ。

泄泻经年，每日五六次，夜二三次，日则下午为多，夜则子夜以后。舌边黑，舌苔灰腻。病在血分，湿奇重。

赤猪苓各三钱，芡实四钱，川连三分，苡仁四钱，炒扁衣三钱，茅根三钱，木香一钱，焦白术一钱五分。

二诊：九月六日。

泄泻经年，舌苔灰腻，边黑。湿重而有积瘀血，强止无益有害。

制香附三钱，炒车前三钱，芡实四钱，苍白术（炒）各四分，赤猪苓各三钱，全当归三钱，木香一钱五分，建曲一钱，杏仁三钱，潞党一钱（炒），灶心土二两，苡仁五钱。（《药盫医案全集·卷四》）

◆ **便秘**

陈左，一月七日。

内风酝酿已深，便闭，胃呆，感觉必多不仁，且必有死肌，不知痛痒之处。本可用大药攻之，惟既有痔则本元已亏，轻药复难于奏效，难治。

天麻三钱，归身三钱，柿霜一钱（后下），蒺藜三钱，麻仁三钱，百合三钱，赤芍二钱，郁李仁三钱。（《药盫医案全集·卷三》）

马先生，十二月二十九日。

病一月余，初起发热脚酸，当即是伤寒太阳证；厥阴者，骨酸楚。现在延日已久，色脉尚未大坏，病邪已传阳明。舌色黄厚，苔满布，腹胀而矢气，是有积，为阳明腑证。潮热溲多，其矢将硬，现在尚未可攻，当先导之。

枳实一钱，楂炭三钱，赤白苓各三钱，瓜蒌霜一钱五分，竹茹一钱五分，葛根一钱，归身三钱，腹皮三钱，焦谷芽三钱，川连三分，馒头炭三钱（柴火中煨，候冷，打碎入煎）。

二诊：十二月三十日。

舌苔四边甚糙，中间黄厚。药后虽得大便，不多，是有结粪未下。温证夹斑夹食，是当攻之，得畅便热当退，斑当尽达。

白薇一钱，枳实一钱，归身三钱，薄荷一钱（后下），秦艽一钱五分，竹茹一钱五分，炙煨蚕一钱五分，炙草六分，炒牛蒡一钱（研），麻仁丸五分（入煎）。

三诊：十二月三十日。

脉尚平正，热度不甚高，夜间略重，舌苔异常之厚，脐部并不拒按，大便有厚重意，恐其转痢。舌苔太松浮，非可孟浪攻也，仍当导之，并与解外。

白薇一钱，枳实一钱，怀膝一钱五分，川连三分，乳没药各三分（压去油令净），腹皮三钱，薄荷一钱，姜半夏一钱，白头翁一钱五分（酒洗），木香八分，葛根一钱（煨），枳实导滞丸四分（入煎）。

四诊：一月一日。

舌苔黄厚而黑糙，燥异常，渴而引饮，是因胃热，其内部已化燥。可以攻之；表热甚轻，有微汗，不恶寒，太阳已除，腹鸣矢气都是可攻证据。惟恐久病体虚不能任受悍药，拟师大柴胡、黄龙汤意变通用之。

生锦纹五分，人参须七分（另煎），腹皮三钱，全瓜蒌一钱，制香附二钱，焦谷芽三钱，玄明粉三分（后下），煨葛根八分，归身三钱，炙乳没各三分（去油令净），秦艽一钱七分，钗斛三钱。

五诊：一月二日。

下后舌苔不遽化，亦常有之事。现在却糙燥异常，甚不平正，当与胃病有关。关节痛本有特效药，惟与此种舌苔不甚相宜，只得另作商量。

钗斛三钱，细生地三钱，橘络一钱五分，西洋参一钱五分，元参一钱，炙乳没各四分（压去油令净），丝瓜络一钱五分，赤白苓各三钱，秦艽一钱五分，生白芍一钱。

另：秦艽一钱五分，细辛三分，羌活一钱，防风一钱，炙川乌六分，乳没药各一钱。

上药研筛后入乳没药，绍酒调敷痛处，外用布缚。

六诊：一月三日。

色脉都平正，热亦退，舌苔不化。昨所进药为补剂，近日舌色胃气较佳，饮水亦少，即此可知不能再攻。肠胃受创，攻泻即嫌克伐；肠胃有权，自能驱积下行。现在病已无险，不宜好事喜功，再用重药。

西洋参一钱五分（另煎），炙虎骨三钱，竹茹一钱五分，独活七分，钓斛三钱，茯苓神各三钱，川贝三钱，桑枝五钱，秦艽一钱五分，枳实一钱，焦谷芽三钱，腹皮三钱。

七诊：一月四日。

脉甚好，神气亦较昨日为佳，苔厚不化，多矢气，仍有结粪未下，但非重要之点，当再导之。左臂不能动，左腿亦痛。此虽无大紧要，恐其成痹，须亟治之勿延。

枳实一钱，炙草五分，秦艽一钱五分，楂炭三钱，人参须七分（另煎），炙虎骨三钱，生军三分，姜半夏一钱五分。

另：羌独活各三钱，细辛五分，川乌一钱五分，艾叶一钱五分，公丁香三十个，没药一钱五分，荆防各三钱，桂枝一钱五分。

上药研粗末，用布两块将药末铺在布上，上加棉花，缝成手巾状，置痛处。须棉花一面向外，外用热水袋熨之。

八诊：一月五日。

色脉神气都好，惟舌苔不化，自觉腹中仍有结粪。仍当带补带攻。左手不能动，此运动神经与肠神经有关系，积净自愈。

西洋参一钱五分（另煎），腹皮三钱，归身三钱，人参须一钱五分（另煎），钗斛三钱，炙草六分，枳实一钱，楂炭三钱，枳实导滞丸八分（入煎）。

九诊：一月六日。

脉甚好，苔厚不化，知饥不思食。新陈代谢机能失职，亦属不妥。自当设法斡旋，必有效而不蹈险乃得。

西洋参一钱五分（另煎），枳实一钱，炙虎骨三钱，全瓜蒌三钱，竹茹一钱五分，石斛三钱，元明粉四分（后下），秦艽一钱五分，姜半夏一钱，生石膏一钱五分，小活络丹（化服）半粒。

十诊：一月七日。

大便又通四五次，脉象已虚，苔仍未化。此因旧有胃病之故。既别无所苦，热亦清楚，不可再攻，反当补，补之，其苔当化。

人参须一钱（另煎），枳实一钱，知母一钱，西洋参二钱（另煎），竹茹一钱五分，赤白苓各三钱，钗石斛三钱，姜半夏一钱五分，制香附三钱。

十一诊：一月九日。

热退脉静，四肢酸痛亦除，惟舌苔干糙依然，且不知饥。大便虽有，新陈代谢之令不行，胃中无液，脘上脐上有时觉胀。症结就在此部分，其处为十二指肠，为第二道消化冲要之区。

西洋参三钱（另煎），枳实一钱，瓜蒌三钱，麻仁三钱，花粉一钱，钗斛三钱，楂炭三钱，归身三钱，制香附三钱，馒头炭一钱五分（湿纸包，柴火煨，令表里皆焦，候冷入煎）。

十二诊：一月十一日。

苔仍不化，糙燥异常，腹鸣，矢不得下。旧有肝气病，若理气则稍嫌燥，攻则嫌于脉虚。煎药拟双并顾，另用霍山石斛代茶。

归身三钱，麦冬三钱，钗斛二钱，沉香化气丸一钱五分（入煎），西洋参一钱五分（另煎），知母一钱，细生地三钱，枳实导滞丸四分（入煎）。

另用霍山石斛代茶，约每天五分，用炭墼炖服。

十三诊：一月十二日。

舌苔仍不化，胸腹皆不拒按，脉略虚尚调。此苔不化当非食积，是必司消化之神经纤维钝麻所致，乃胃病之一种。

人参须一钱（另煎），炙关虎肚二钱，枳实八分，钗斛三钱，姜半夏一钱，归身三钱，西洋参一钱（另煎），竹茹一钱五分，细生地三钱，焦谷芽三钱。

十四诊：一月十四日。

舌苔仍未化，不过已有胃气，虽虚亦较前日为佳。大份已妥当，此后最重要之问题是要少吃。

人参须一钱五分，橘红一钱五分，炙关虎肚二钱，钗斛三钱，归身三钱，竹茹一钱五分，川贝三钱，知母一钱，人参再造丸一粒四分之一（化服）。

十五诊：一月十八日。

有多量宿粪下行，是肠已有权，能行其新陈代谢之令。惟胃之内分泌不灵，消化不能充分，食后觉痞塞，舌苔不化亦因此。

人参一钱，知母一钱，枳实一钱，生石膏一钱，钗斛三钱，炙关虎肚二钱，竹叶七片，川贝三钱，蒺藜二钱，钩尖三钱（后下），回天丸一粒四分之一。

十六诊：一月二十二日。

色脉神气都好，舌苔亦化。伤寒除，旧有之胃病亦除。右手不能举，肉削。当有小小问题，此亦关系用脑。年事富，倘能静养，容易恢复。

片姜黄八分（切），归身三钱，枸杞三钱，炙虎胫骨三钱，炒绵仲三钱，川贝三钱，钗斛三钱，菟丝子三钱，橘红一钱五分，仙露半夏一钱，炙关虎肚三钱，茯苓三钱。

十七诊：一月二十四日。

今日下午又见热度，虽不甚，总是顿挫。推究原因，食复、劳复两俱有之，当无大害。其手脚不能运动自如，关节炎未能净除之故，此与胃神经亦有关系。

炒枳实一钱，姜半夏一钱五分，茯苓三钱，腹皮三钱，焦谷麦芽各三钱，秦艽一钱五分，楂炭三钱，白薇一钱，归身三钱，小活络丹半粒（化服）。(《药盦医案全集·卷一》)

◆ 痢疾

陈奶奶，三月四日。

腹痛，下痢红白，里急后重，舌苔抽心，无热象，并见泛恶，须防成噤口。

油当归三钱，川连四分，制小朴三分，煨木香一钱五分，白头翁三钱，楂炭五钱，姜夏一钱五分，赤白芍各一钱五分。(《药盦医案全集·卷六》)

费先生，三月二十四日。

舌有湿象，面有风象，脉不鼓指。患痢四十日，日十余次，微带鲜血。痢最忌见血，虽行动如常，却有危险。

油当归三钱，秦艽一钱五分，川连三分，云猪苓各三钱，白头翁三钱，赤芍一钱五分，木香一钱，苡仁四钱。(《药盦医案全集·卷六》)

傅奶奶，九月六日。

痢从五月起，愈后再发，现痢虽除，仍后重，舌苔灰色，中心干，是病未除也。痢无止法，强止则腹胀而成休息痢，有喜尤不宜。

木香一钱五分，炒建曲一钱，人参须一钱，炒川连三分，炒扁衣三钱，川芎四分，白头翁三钱，青陈皮各一钱。

二诊：九月八日。

舌黄，脉和，痢旋止旋作，总不全愈，又患失眠。痢已久，就病型言之，是休息痢，幸未见虚象。艰于成寐、心跳，乃神经敏，当另治。

归身三钱，炙草六分，绵仲三钱，川芎五分，桑寄生三钱，白芍一钱五分，大生地三钱，菟丝子三钱，焦白术一钱，白头翁三钱，青陈皮各一钱，人参须一钱五分。

三诊：九月十二日。

久痢，见肛坠、腹痛且胀，胀便不能补，抑色脉亦无虚象，还当理气。粪黄有化热意，舌色仍寒。

青陈皮各一钱，白头翁三钱，木香一钱，焦白术一钱，槟榔三分，制香附三钱，川芎四分，炒荜茇五分，绵仲三钱。

四诊：九月十三日。

得理气微温药，而泻大作，且有血，腹胀，后重。按舌苔，既有寒象，温不当水泻，或节候与其他原因。

焦白术一钱，木香一钱，白芍一钱，川芎六分，归身三钱，茯苓三钱，炒绵仲三钱，炙芪一钱，炒荆芥三分，生苎麻根五钱。

（《药盦医案全集·卷六》）

黄先生，九月三日。

舌润有黑斑，脉软。患痢不但湿重，且有疲。凡患痢，皆忌见血，有烟瘾更甚，况属深秋，病有大险。若能三数日内即愈，即是大幸，否则可怖。

炒小朴四分，油当归三钱，制香附三钱，木香一钱五分，白头翁三钱，青陈皮各一钱，赤猪苓各三钱，扁豆花二钱。（《药盦

医案全集·卷六》)

刘先生，八月二十日。

热兼痢，表里并病，色脉甚不平正，恐尚须时日，宜慎食。

葛根一钱，枳实八分，白头翁三钱，木香一钱五分，小朴三分，竹茹一钱五分，油当归三钱，青陈皮各一钱。

二诊：八月二十二日。

热增痢，痢止，是为里病外达，不为劣。舌苔灰腻，湿热甚重。

葛根一钱五分，淡芩八分，赤猪苓各三钱，梗通八分，苡仁四钱，赤芍一钱五分，象贝三钱，杏仁三钱，车前一钱五分（炒），干首乌三钱。

三诊：八月二十四日。

面色颇晦滞，每午辄先热后寒，咳，腹痛，多汗，不安寐，泻已止。

桂枝三分，淡芩一钱，象贝三钱，苡仁三钱，鲜首乌三钱，赤猪苓各三钱，葛根一钱，杏仁三钱，方通八分，炙草六分。

(《药盦医案全集·卷六》)

陆奶奶，八月二十六日。

色脉均虚甚，更下痢。为日虽浅，亦有危险。

钗斛三钱，白头翁三钱，细生地三钱，青陈皮各一钱五分，木香一钱五分，油当归三钱，制香附三钱，扁豆花一钱五分，川连三分。

二诊：八月二十八日。

痢瘥，又值经行，腰酸，腹胀，头晕，口淡，脉虽较瘥，舌剥甚。

人参须一钱五分，制香附三钱，归身三钱，木香一钱五分，

炒扁衣三钱，秦艽一钱五分，延胡六分，丹参八分，赤芍一钱五分。(《药盦医案全集·卷六》)

毛奶奶，二月十四日。

时邪感冒，太阳病则发热，太阴病则下痢，当从痢治。

木香一钱，枳实一钱五分，白头翁三钱，制香附三钱，油当归三钱，竹茹一钱五分，炙草六分，青陈皮各一钱。(《药盦医案全集·卷六》)

钱奶奶，九月五日。

下痢无度，里急后重，病从食柿起，而舌色甚干，亟须以通为止。

木香一钱五分，炒建曲一钱，油当归三钱，川连三分，扁豆花三钱，白头翁三钱，赤芍一钱五分，姜炒枳实一钱五分。(《药盦医案全集·卷六》)

钱先生，十月六日。

下痢，舌有厚苔，里急后重不甚剧，次数亦不多。据舌色，宜先攻之。

枳实一钱五分，楂炭三钱，青陈皮各一钱，炒建曲一钱，腹皮三钱，木香一钱五分，白头翁三钱。(《药盦医案全集·卷六》)

宋奶奶，八月二十五日。

下痢红冻，一日三四十次，兼发厥晕。旧病手温无汗，舌露底。红冻中有鲜血，是即所谓穿孔性痢疾，大有危险。脉尚缓软，有胃气，可以竭力挽救。

归身三钱．细生地四钱，木香一钱，钗斛三钱，炙草六分，白头翁三钱，川连三分，制香附三钱，炒槐米三钱，鲜藕汁半杯，扁豆花三钱，佛手一钱。(《药盦医案全集·卷六》)

汪老，八月二十日。

下痢日五七次，秋气已深，年事复高，虽不重亦有险，手冷，舌无热象。咳，有汗，是亦肺传肠者。

油当归三钱，小朴三分，青陈皮各一钱，木香一钱五分，白头翁三钱，莱菔子一钱五分，杏仁三钱，制香附三钱。

二诊：八月二十二日。

痢已瘥，未净除，仍后重，舌色脉象较为正路，大份可以无妨。

青陈皮各一钱，莱菔子三钱（炒），白头翁三钱，木香一钱，油当归三钱，杏仁三钱，扁豆花三钱，制香附三钱，瓜蒌皮一钱五分，小朴三分。

三诊：八月二十四日。

痢已除，精气未复，脉气不宽，然甚正路。谨慎调护，可复健康。

茯苓五钱，腹皮三钱，橘红一钱五分，菟丝子三钱，归身三钱，杏仁三钱，绵仲三钱，苡仁五钱，泽泻六分。

四诊：八月二十七日。

痢除，虚甚，咳，多痰。当补不能遽补。

归身三钱，杏仁三钱，炙草六分，菟丝子三钱，象贝三钱，橘红一钱五分，绵仲三钱，枸杞三钱，枳术丸一钱五分。（《药盦医案全集·卷六》）

奚奶奶，二月二十日。

脉时有时无，痢疾愈而复发，阅时两年。此不过肠胃薄，湿重容易患痢，与休息痢有间。

木香一钱五分，白头翁三钱，川连三分，赤芍三钱，淡芩八分，油当归三钱，枳实一钱，煨葛根一钱五分。（《药盦医案全集·卷六》）

尤奶奶，十二月七日。

里急后重，是将转痢，正值戒烟，则肠胃不实，比较难愈。

木香一钱五分，炒白芍三钱，姜炒川连三分，归身四钱，姜炒厚朴二分，云苓三钱，炒扁衣三钱，白头翁四钱，姜炒枳实一钱。

二诊：十二月二十日。

胃热脾寒，故舌苔厚黄而大便不实、腹痛。

姜炒制香附三分，竹茹一钱五分，木香一钱五分，炒白芍一钱五分，青陈皮各一钱，淡芩八分，白头翁三钱，川连三分（姜炒），归身三钱。

另用阳和膏一张、元寸五厘、猺桂心一分，贴当脐。(《药盦医案全集·卷六》)

◆ 霍乱

蒋右，六月十八日。

霍乱，血气本乱，刺不如法则愈乱。危乃不赀，而一般非医家刺，鲜有能如法者。

川连三分，姜夏一钱五分，木瓜一钱，辟瘟丹一粒（磨冲），小朴三分，枳实八分，鲜藿香一钱五分。(《药盦医案全集·卷六》)

许左，六月十五日。

霍乱之后，经清化大致已清楚，黑苔已渐退，脉静，须养营善后。

银花二钱，芦根一两，归身三钱，天水散三钱，赤猪苓各三钱，茅根四钱（去心），竹叶十五片，梗通八分，炒车前三钱，鲜藿香叶一钱五分。(《药盦医案全集·卷六》)

张左，六月二十四日。

呕泻交作，腹痛，汗出如雨，面色甚劣，是霍乱之候。

小朴四分，炮姜炭六分，姜夏一钱五分，藿香一钱五分，川连三分，枳实一钱（炒），辟瘟丹一粒（冲）。

二诊：六月二十五日。

药后呕泻均止，面色较好，症势已定，宜清暑善后。

小朴三分，姜夏一钱五分，白芍三钱，赤猪苓各三钱，藿香一钱五分，归身三钱，炙草六分。（《药盦医案全集·卷六》）

沈左，六月一日。

色黄且晦乱，肢寒，胸闷，脉沉细，唇黑。病属干霍，尚未发作，然潜伏于中者极可怕，恐有生命之险。

藿香一钱五分，干姜三分，杏仁四钱，辟瘟丹半粒（冲），姜夏一钱五分，小朴三分，陈皮三钱。（《药盦医案全集·卷六》）

董右，六月二十三日。

上为呕吐，下为泄泻，胸闷，泛恶，汗多，脉沉，面色枯白，目眶下陷。此霍乱重症，大危险。

制附块二钱，吴萸六分，姜夏一钱五分，川朴四分，干姜六分，辟瘟丹一粒（磨冲），鲜藿香叶一钱五分。

二诊：六月二十四日。

得温剂，霍乱遂定，胸闷未除，脉尚未起，宗前方小其制。

小朴三钱，姜夏一钱五分，炮姜三分，炙草六分，辟瘟丹半粒（磨冲），鲜藿香叶一钱五分。（《药盦医案全集·卷六》）

◆ **胁痛**

刘先生，三月六日。

舌苔厚腻，胁下有气窜痛，肝胃为病。

枳实一钱，淡芩一钱，木香一钱五分，竹茹一钱五分，制香附三钱，瓜蒌皮一钱五分，川连四分，吴萸一分（炒）。

二诊：三月八日。

舌苔黄糙，胁下气窜痛，饮食均呕。是肝胃病，本可攻，惟病已六年，无急治之理。

川连四分，竹茹一钱五分，小朴二分（炒），鲜生地三钱，淡芩一钱，枳实一钱，瓜蒌霜一钱，砂仁六分。（《药盦医案全集·卷三》）

◆ **黄疸**

鲍先生，十月二十六日。

脉平，舌色、面色均见贫血症象，瘅已成，属慢性，不能愈，暂时亦无害，难得健全耳。

茵陈三钱，赤白苓各一钱五分，细生地四钱，生芪三钱，枸杞三钱，天麻三钱，法夏一钱五分。（《药盦医案全集·卷四》）

陈先生，一月十日。

感寒失治致发黄，是将作瘅。为日尚浅，当可愈。

茵陈三钱，泽泻一钱，炒车前三钱，川连二分，赤猪苓各三钱，淡芩八分，秦艽一钱五分，防风六分，归身三钱，木通八分。（《药盦医案全集·卷四》）

陈右，三月十八日。

寒热时有时无，手冷，爪下无血色，面色黝然而黄，此阴黄贫血症也。春夏之交，附子可商。有寒热则不能补，拟先用轻剂，候可乃已。

制附块五分，焦白术一钱，茵陈三钱，柴胡六分，归身三钱，炙草六分，制香附三钱。（《药盦医案全集·卷四》）

何先生，二月十一日。

面色颇黄，脉则洪数。此脉与面色不符，乃起代偿作用之反应。脉病有疑义，难治。

大生地三钱，茵陈三钱，归身三钱，川楝肉六分，橘核一钱五分，车前三钱，赤猪苓各三钱。（《药盦医案全集·卷四》）

黄先生，九月二日。

脉软稍数，全无血色，迩复发疟。照此色脉，恐难治。

茵陈三钱，连翘三钱，赤豆一握（泡汤煎药），归身三钱，桂枝三分（泡），干首乌三钱。

二诊：九月三日。

全无血色，汗多。汗于黄为宜，于血少绝不宜。耳鸣夜咳均属虚，毕竟难治，呈瘥，未可乐观。

归身三钱，大熟地三钱，天冬三钱，砂仁七分，炒白芍一钱五分，佐金丸四分，姜夏一钱五分，牡蛎三钱，炙僵蚕一钱五分，橘皮一钱五分，茵陈三钱。

三诊：九月五日。

血色略转，脉亦较佳，较前为有希望。

归身三钱，细生地三钱，牡蛎三钱，天冬三钱，大熟地三钱，炙僵蚕一钱五分，佐金丸四分，砂仁八分（研），茵陈三钱，佛手一钱。（《药盦医案全集·卷四》）

黄先生，九月七日。

唇略红，脉略起，舌仍黄，无血色，是亦难治。

茵陈三钱，归身三钱，枸杞三钱，熟地三钱，怀药三钱（炒），砂仁八分（研），赤苓三钱，方通八分。（《药盦医案全集·卷四》）

李左，十一月三十日。

茵陈三钱，赤苓三钱，梗通八分，连翘三钱，青蒿一钱五分，车前三钱，归身三钱，赤豆（泡汤）三钱。

二诊：十二月三日。

脉已不虚，面黄略退，目睭动，有风意。贫血能转机，大是幸事。

茵陈三钱，青蒿一钱五分，苃肉六分（炒），连翘三钱，归身三钱，泽泻一钱，车前三钱，大生地三钱，莲须一钱五分（泡汤），赤豆一大把。

三诊：十二月七日。

面黄，心跳，耳鸣，证属贫血。心房有病，虑其发肿。

茵陈三钱，蒺藜三钱，归身三钱，独活四分，茯神三钱（辰砂拌），防风八分（炒），胆草二分，大生地四钱。(《药盦医案全集·卷四》)

沈奶奶，十一月一十六日。

脉气不宽，面色黄暗，舌有黑苔，是贫血症。遍身不适，因血少体虚之故，肺亦有病。

归身四钱，生熟地各四钱，砂仁八分（研），秦艽一钱五分，天麻三钱，丝瓜络一钱五分，白芍一钱五分，羌活四分，绵仲三钱，菟丝子三钱，制香附三钱，佛手一钱五分，佐金丸四分（吞）。

二诊：十一月十九日。

脉较宽，面色黄，恐不得退，因血瘅已成，例无退理。

归身三钱，白芍一钱五分，炙草六分，熟地三钱，砂仁五分，制香附三钱，川芎三分，绵仲三钱，枸杞三钱，怀膝三钱。

三诊：十一月二十三日。

从前经多即是崩，崩故成血瘅。据说自小有吐血病，宜其黄。最可怕是肿，肢寒还当补脾。

木香一钱，熟地三钱，归身三钱，绵仲三钱，潞党一钱五分，佛手一钱五分，枸杞三钱，茵陈三钱，砂仁四分（研）。(《药盦医案全集·卷四》)

孙左，十一月十八日。

湿奇重，面黄目黄睛亦黄，口淡，脉迟，形寒发热，恐将作瘅。

茵陈三钱，淡芩八分，木通八分，炙草六分，桂枝三分，赤苓三钱，归身三钱。

二诊：十一月二十日。

目珠深黄，头眩属热，脉不当迟，是因湿重，故血行缓，缓斯脉迟。

茵陈三钱，赤猪苓各三钱，泽泻一钱，细生地三钱，青蒿一钱，车前三钱，归身三钱，赤豆（泡汤）三钱。(《药盦医案全集·卷四》)

邬先生，二月二十一日。

面黄如兹，脉迟，痰中带血，是已成血瘅。病起于童稚毁齿之时，基本早坏，无能为力。

归身三钱，赤芍一钱五分，绵仲三钱，菟丝子三钱，苁蓉三钱，侧柏炭一钱，童便一杯（冲）。(《药盦医案全集·卷四》)

张先生，九月四日。

舌无血色，肌肉渐瘦。病属瘅，慢性，无大害，却不得愈。

茵陈三钱，归身三钱，蒺藜三钱，天麻三钱，赤苓三钱，方通八分，连翘根一钱五分。(《药盦医案全集·卷四》)

◆ 癥瘕

陈奶奶，九月三日。

虚甚当补。小腹有瘕，是冲任有瘀，其病源是肝气，经不行即因血少。伤风咳嗽，宜先解外。

前胡一钱，象贝三钱，炒荆防各八分，杏仁三钱，制香附三钱，归身三钱，大生地三钱，青陈皮各一钱。(《药盦医案全集·卷七》)

顾奶奶，十二月二十一日。

面色微，形不足，有瘕，是肝气虚。舌苔略剥，正路，拟理气。

制香附三钱，归身三钱，赤芍二钱，茯神三钱，天麻三钱，绵仲三钱，大生地三钱，川芎四分，砂仁八分（研），青陈皮各一钱五分。(《药盦医案全集·卷七》)

顾奶奶，十二月十五日。

色脉均佳，肝气为患，有黄带，有瘕。带是湿，可另服丸。瘕可渐消，惟不能速效。

制香附三钱，炙鳖甲三钱，赤芍一钱五分，左金丸四分，郁金一钱，归身三钱，大生地四钱。(《药盦医案全集·卷七》)

刘奶奶，一月六日。

经阻四月，面黄，脉虚，腹中有块，大非轻证。

逍遥丸二钱，炙鳖甲三钱，菟丝子三钱，归身三钱，人参须五分，制香附三钱，炒荆芥七分，绵仲三钱（炒）。(《药盦医案全集·卷七》)

沈奶奶，三月二十二日。

脉全无胃气，舌苔厚，有热象。腹瘕已十余年，无生命之险而不得健，春天尤不适，肝病也。

制香附三钱，归身三钱，元参一钱五分，赤白芍各一钱，郁金一钱，左金丸四分，金铃肉六分（炒），秦艽一钱五分，绵仲三

钱（炒）。(《药盦医案全集·卷七》)

王奶奶，十月十四日。

脉微，舌干，面色不华，患肝气窜痛，有痞块，时大时小。是为肥气，然病不止肝经，难治。

杭菊一钱五分，蒺藜三钱，郁金一钱，防风六分，天麻三钱，炒金铃肉六分，独活六分，赤芍一钱五分，制香附三钱，左金丸四分，青陈皮各一钱，归身三钱。

二诊：十月十八日。

面色甚劣，黄而瘠，经阻不行，脉少胃气，舌根无苔。虚甚，不可通经，小通不行，大通则崩也，当补。

潞党一钱五分，赤芍一钱五分，川芎六分，绵仲三钱，天麻三钱，归身三钱，细生地三钱，枸杞三钱，杏仁二钱，瓜蒌皮一钱五分。(《药盦医案全集·卷七》)

王奶奶，一月十五日。

面色枯萎，脉无胃气，呼吸促而鼻扇，是气管变硬，乃肺病之慢性者，原有不咳嗽之肺病，不当以咳为准，其腰间之癥块当是冲任病，衡其色脉，病甚深，无把握。

天麦冬三钱，赤芍一钱，炙桑皮三钱，炙鳖甲三钱，地骨皮三钱，丹参一钱。(《药盦医案全集·卷五》)

赵奶奶，二月九日。

经行腹痛，有块，两腿腰背均酸，色脉无恙，病在冲任。

制香附三钱，赤芍一钱五分，归身三钱，郁金一钱，天麻一钱五分，绵仲三钱（炒），车前三钱，丙种宝月丹二小粒。

二诊：二月十一日。

经行腹痛，腰酸，乳亦痛，腹中有块，兼见头眩眼花。病在肝肾，肝不能调血，肾不能作强，故有癥瘕，不任劳剧。

制香附三钱，桑枝三钱，炙芪三钱，菟丝子三钱，滁菊一钱五分，知母八分，绵仲三钱，归身三钱，炙鳖甲一钱五分，左金丸四分，丙种宝月丹二小粒。

三诊：三月二日。

原方加钗斛三钱，细生地三钱，胆草一分。（《药盦医案全集·卷七》）

朱奶奶，十二月十八日。

腹痛，瘕块隐现不常，当疏肝调气。

制香附三钱，赤芍一钱五分，青陈皮各一钱，茯神三钱，归身三钱，木香一钱，郁金一钱，桃仁一钱五分。

二诊：十二月二十一日。

脉气不宽，舌质绛，血热而虚。腹瘕痛剧，此病恐不止六个月，一时不能遽消。

潞党一钱五分，制香附三钱，青陈皮各一钱，木香一钱，生乳香三分，细生地三钱，归身三钱，楂炭三钱，腹皮三钱。

三诊：十二月二十三日。

腹痛有瘕，瘕散则略可忍，聚则剧痛连尻，气下坠，溲不自禁，面色略黄，舌苔自可，稍有热象，脉软不鼓指。前曾攻血，血下瘕除，不久又发，痛处在小腹正中。

川芎一钱，归身三钱，白芍三钱，大生地四钱，木香一钱，制香附三钱，炙芪三钱，炙乳没各三分，桃仁一钱五分，红花一钱，佛手一钱五分。

四诊：十二月二十六日。

瘕散痛止。惟热甚，舌苔深黄，胃呆、多饮、便闭即因胃热之故。

大生地三钱，沙参一钱五分，炒白芍一钱五分，竹茹一钱五

分，炙芪一钱五分，生乳香三分（去油），知母一钱，制香附三钱，川连三分，归身三钱，佛手一钱。(《药盦医案全集·卷七》)

◆ **鼓胀**

陈小姐，一月二十三日。

面萎黄，气促，舌剥，脉微。较之初诊时略有胃气，病减百分之一二，是减不足言，为程尚甚远。

乌梅丸四分（入煎），木香一钱，云苓五钱，川椒九粒，江西子一钱（土炒），姜夏一钱，公丁香四个，霞天胶一钱（蛤粉炒），金匮肾气丸一钱五分。

二诊：一月二十四日。

单腹胀，兼有筋脉弛缓症，舌绛且衄则不能温。

木香一钱，焦於术一钱，霞天胶五钱，蝎尾一分半（炙，冲），大生地三钱，云苓五钱，炒车前三钱，茅花一钱五分，金匮肾气丸一钱半（入煎）。

三诊：一月二十一七日。

脉仍无胃气，面色亦仍无生气。惟药后大便行，腹胀减，却是佳朕。

大生地三钱，木香一钱，潞党一钱，云苓三钱，生乳香二分，焦於术一钱，归身二钱，金匮肾气丸一钱五分（入煎）。

四诊：二月一日。

痛与胀迭为进退，与其胀毋宁痛。色脉均甚劣，能否收功，尚在不可知之数。

归身二钱，木香二钱，枸杞三钱，丹皮一钱五分，萸肉六分（炙），泽泻八分，云苓三钱，车前一钱五分（炒），上猺桂一分（研丸，吞），炒川椒五粒，炒怀药二钱，胡广子一钱。

五诊：二月三日。

气急面黄，舌绛糙，脉无胃气，腹胀且痛，食则胸脘作胀。药物偏凉则病增，偏温则热，证悉见脏气已坏，恐不可治。

西洋参钱半（另煎，冲），丹皮一钱五分，萸肉七分（炙），泽泻一钱，炙鳖甲二钱，炒乌药一钱，炒怀药二钱，猺桂一分（研丸，吞），归身三钱，云苓五钱。

六诊：二月五日。

面色奇劣，脉数而躁急，腹胀颇甚，此种色脉委属不治之证。舌疳腹痛，必有虫。

潞党一钱，炙鳖甲三钱，归身三钱，大生地三钱，雷丸一钱，炒百部五分，茯苓神各三钱。

七诊：二月七日。

舌疳、脉数均较前差减，面色亦略有起色。惟各恙均仍在，除十之一二耳。

木香一钱，炙鳖甲一钱五分，归身三钱，雷丸一钱五分，茯神三钱，炒百部六分，金匮肾气丸二钱（入煎）。

八诊：二月九日。

气急面肿，腹胀，经阻，无胃气。肺、胃、肝、肾并病，脏腑悉坏，不能治。

炙紫菀一钱，北沙参一钱五分，桑皮一钱五分（炙），杏仁三钱，赤芍一钱五分，云苓三钱，佐金丸四分（入煎），归身三钱，瓜蒌皮一钱五分，炒乌药一钱。

九诊：二月十五日。

病略瘥，但为程尚远。

炙紫菀一钱，瓜蒌皮一钱五分，川连三分，杏仁三钱，北沙参一钱五分，归身三钱，川象贝各三钱，炙苏子三钱，蒺藜三钱，金匮肾气丸一钱五分（入煎）。

十诊：二月二十四日。

面无血色，脉少胃气，痞甚。腹胀虽略减，病则未见退。

炙款冬一钱，炙紫菀一钱，潞党一钱，杏仁三钱，炙苏子三钱，川贝三钱，焦谷芽三钱，金匮肾气丸一钱五分（入煎）。

十一诊：二月二十九日。

今日脉较有胃气，面色亦略转，是佳朕。

川贝三钱，杏仁三钱，天冬三钱，象贝三钱，炙苏子一钱五分，焦谷芽三钱，潞党一钱五分，炙紫菀一钱五分，浮小麦五钱，金匮肾气丸三钱（入煎）。

十二诊：三月二日。

今日脉弦无胃气，病情不甚顺手，恐拙技不足任此。

炙紫菀一钱，北沙参一钱五分，川贝三钱，杏仁三钱，霞天胶一钱，蝎尾一分（研冲），焦谷芽三钱，金匮肾气丸三钱。

十三诊：三月四日。

今日脉数较有胃气，然病总难，如此旋进旋退，决无佳果，还是另寻高明之家，或别觅单方。

霞天胶一钱（蛤粉炒），蝎尾一分（炙），杏仁三钱，炙紫菀一钱，焦谷芽三钱，金匮肾气丸一钱。

另：西瓜皮三钱，陈葫芦一钱，砂仁七分，研末冲服，每服五分。

十四诊：三月十九日。

单腹胀近又转剧，脉浮无根，臂肉尽削，而手指肌色将转，属水肿病，属不救。无法挽救，勉方尽人事。

大生地二钱，炙黄肉二钱，炒怀药一钱五分，猺桂心二分（研丸，吞），茯苓三钱，泽泻六分，丹皮八分，制附块四分。

（《药盦医案全集·卷四》）

张先生，十二月十六日。

臌胀脚肿，腹臌，颈脉跳动。皮水已成，乃至危极险之大症也。手尚未肿，气尚未大喘，脉任按，据此三点，尚有些微希望。

槟榔八分，吴萸五分，大戟一钱五分，防己三钱，芫花一钱五分（炒），红枣五枚（去核），木瓜三钱，姜夏一钱五分，甘遂二分（米泔水浸一宿）。

二诊：十二月十七日。

脉略有起色，大便行，溲亦较多，无不足之症，自是佳象。前方尚中肯，惟药力太峻，当小其剂。

大戟一钱，红枣三枚（去核），吴萸四分，姜夏一钱五分，防己三钱，茵陈一钱五分，芫花一钱（炒），枳实八分，梗通八分，甘遂一分（米泔浸去黑水）。

三诊：十二月十八日。

脉沉，左手尤甚，大便虽有不多，舌苔未化，腹肿未退。药虽中病，仅仅转机，未足言瘥。面色稍晦，当暂缓攻剂。此病宜一日攻之，二日补之，不得径行无忌也。

归身三钱，杏仁三钱，云苓三钱，防己三钱，吴萸四分，槟榔八分，熟附块八分，木瓜三钱。（《药盦医案全集·卷四》）

◆ 头痛

曹先生，三月一日。

后颈骨酸，头胀痛。确是流行性脑炎初步，此病治之得法，一药可愈，并不为害。

胆草四分，归身三钱，秦艽一钱五分，川连三分，大生地三钱，防风八分，茅根三钱。（《药盦医案全集·卷六》）

曹左，十二月十七日。

本有湿，不为之谋出路，仅从腺体及细菌方面用力，湿不得出则上燔，故有此病象，然则西医学大有商量余地。

萆薢三钱，梗通八分，赤豆二两（泡汤），防己三钱，赤猪苓各三钱，车前三钱，细生地三钱，归身三钱，赤芍一钱五分，胆草三分。

二诊：十二月十九日。

湿火上燔，益以药针，遂致头痛，乳痒是肝气。

人参须五分，车前三钱，草梢一钱，胆草三分，梗通八分，秦艽一钱五分，萆薢一钱五分，泽泻八分，蒺藜三钱，制香附三钱。

三诊：十二月二十二日。

湿热尚未上行，大便不爽，当泻其乳。痒是肝气，其湿病旧有者未除，新者又加，将来有甚大危险。

制香附三钱，防己三钱，泽泻一钱，赤芍一钱五分，萆薢三钱，猪苓三钱，左金丸四分，车前三钱，九龙丸一粒（吞）。

四诊：十二月二十六日。

脉舌无恙，遍身红瘰并有斑，头部有小疖。血分不清，湿热在上，宜使下行。

萆薢三钱，车前三钱，草梢一钱，赤芍二钱，天麻三钱，大生地四钱，赤苓三钱，归身三钱，徙薪丹六分，橘皮一钱五分。

（《药盦医案全集·卷四》）

陈奶奶，八月二十六日。

头痛因经行不畅之故，此因冲任不通。冲脉上通巅顶，故其痛在头，年深月久，则头部因积瘀生虫，名天白蚁。所以然之故，流水不腐，渊停则为大患也。

全当归三钱，延胡六分，丹参一钱，蒺藜三钱，赤芍三钱，金铃肉六分，怀膝三钱，天麻三钱。（《药盦医案全集·卷七》）

丁右，一月十九日。

头痛，痛在巅顶，皮肤感觉敏，手不能触，二太阳亦痛，色脉平正。惟不甚华，口苦不能酣寐。是气候燥，肝阳不潜，湿邪上行，兼略有外感，故形寒发热。

炒荆防各八分，秦艽一钱五分，钩尖（后下）三钱，茯神三钱，薄荷一钱，蔓荆子（炒）一钱，归身三钱，炒车前一钱五分，羌活四分，生石决三钱，赤芍一钱五分，佛手一钱五分。（《药盦医案全集·卷一》）

董奶奶，三月二日。

头胀痛，后颈酸，骨楚，脘闷。确是流行脑症之初步，为程尚浅，可以即除。

胆草五分，川连三分，秦艽一钱，淡芩八分，鲜生地三钱，滁菊一钱五分，归身三钱，赤芍一钱五分，赤猪苓各三钱，方通八分，炙苏子三钱。（《药盦医案全集·卷六》）

方先生，三月二十三日。

头痛在颜额，痛自上午九时迄下午四时，肝阳为患。假使是外感，不当有定时。

制香附三钱，瓜蒌皮二钱，钩尖三钱，生石决三钱，茯神三钱，滁菊二钱，赤芍一钱五分，细生地三钱，竹茹一钱五分，炒苡仁四钱。（《药盦医案全集·卷六》）

郭右，十月二十四日。

暵热无汗，头痛骨楚，均极剧，肌肤指甲亦痛甚，口苦而腻，喉痰窒如锁。病属伤寒，其痛为神经痛。可从肝治，治肝为佐治，太阳为主。

羌活四分，秦艽一钱五分，乳没药（去油）各五分，桂枝二分，防风六分，制香附一钱五分，干首乌三钱，归身三钱，蒺藜三钱，淡芩八分，柴胡五分，胆草二分，法夏一钱。（《药盦医案全集·卷一》）

李太太，二月二十三日。

有内热，有风湿，肝胆上逆则为头痛，当苦以降之。

川连三分（用猪胆汁五滴拌，炙），胆草三分，独活六分，赤芍一钱五分，天麻三钱，蒺藜三钱，秦艽一钱五分，人参须一钱。（《药盦医案全集·卷三》）

李右，九月初六日。

头痛发热，形寒，口苦，脉滑。清之。

葛根一钱，川连三分，杏仁三钱，竹茹一钱五分，淡芩八分，象贝三钱，枳实八分，茅根三钱。（《药盦医案全集·卷一》）

林奶奶，十一月六日。

围炉则头痛，行路则气急，心跳，面部微浮，面色太黄。肝阳夹湿夹虚，所以耳鸣。

西洋参一钱五分，竹茹一钱五分，钩尖二钱，杏仁三钱，枳实一钱，滁菊一钱五分，桑枝三钱，绵仲三钱，楂炭三钱，腹皮三钱，云苓神各三钱。

二诊：十一月十二日。

面色较前略佳，经行淋沥不净，头胀痛，耳鸣，面肿，皆虚象。

西洋参三钱，全当归三钱，桑枝三钱，炒绵仲三钱，赤芍一钱五分，大生地三钱，菟丝子三钱，桃仁三钱，制香附三钱。

三诊：十一月十二日。

脉略虚，舌苔则佳。经已净，面色较前为佳，带仍多，颇虚，当略补。

钗斛三钱，桑芽三钱，丹皮一钱五分，大生地四钱，钩尖三钱，车前三钱（炒），滁菊三钱，赤白苓各一钱五分，归身三钱。

四诊：十一月十九日。

头眩，饱闷，因乏力所致，失眠有关系。

制香附三钱，赤芍三钱，钩尖三钱，砂仁八分，滁菊二钱，归身三钱，绵仲三钱，蒺藜三钱，天麻三钱，虎骨三钱（炙），琥珀四分，怀膝三钱。

五诊：十一月二十四日。

自觉口唇裂，舌面却润，脉亦平正，面色较前为佳。血分太热，清之。

鲜生地四钱，元参一钱，滁菊二钱，丹皮一钱，炙草六分，钩尖三钱，钗斛三钱，归身三钱，桑枝三钱，佐金丸三分。（《药盦医案全集·卷六》）

凌奶奶，二月七日。

头痛抽搐，是脑症，颇多变化。若受热或盛怒，皆能增剧，寒则无妨。

滁菊二钱，赤芍一钱五分，常山一钱，川连三分，钩尖三钱，白薇一钱，炙草六分，淡芩八分。（《药盦医案全集·卷六》）

陆奶奶，三月十八日。

右脉弦，左脉沉涩。沉为在里，涩为荣气少，弦为急痛，为肝病；得兴奋药针而头痛，为胃气上逆；呕吐为肝乘脾。其痛绕脐，虽左右不定，意当偏左时多，苦痛，块有边际，当作蛔治。今按之而响，如漫肿无畔岸，痛作则坟起，痛止则消失，是奔豚气也。气与蛔皆当从脓阴治，一者止呕，二者定痛疏达为主，效难预料。

归身三钱，制香附四钱，姜夏一钱五分，茯神四钱，乌梅丸八分（入煎），川连四分，乳没药各一钱五分（生用，大通草同研）。

二诊：三月二十日。

小腹块痛止之不应，胃气上逆因而作呕，乃胃不能降，所以呕也。拒按而有水声，此是奔豚之证。舌干带虚象，温之必不受，殊难治。

鲜生地五钱，金铃肉八分，赤猪苓各三钱，茯神三钱，制香附三钱，佐金丸三分（吞），延胡索二钱，乳没药各二钱，紫雪丹半分（冲）。

三诊：三月二十一日。

面有火色，脉细数无阳和之气，多冷汗。据证情，桂枝加桂可用。虽渴，舌润，不引饮，是肾阳不能上承，非真渴可知。

桂枝四分，吴萸三分，猺桂心三分（研吞），牡蛎三钱，赤白芍各一钱五分，炙草六分，川连三分，龙骨二钱。

四诊：三月二十六日。

细数之脉是虚，便闭而呕则脏气皆逆。假令是肾寒，则面色当黑，今反亮，是浮火在上也。气从下出，未尝非佳象，强镇不得还，是导之下行。

云苓三钱，独活八分，猺桂三分（研吞），参须一钱五分，赤芍三钱，泽泻一钱，怀膝三钱，制香附三钱，川连三分（炒），归身三钱，小朴三分，延胡五分，巴豆霜一分，九节菖蒲四分。

（《药盒医案全集·卷七》）

缪先生，一月二十四日。

舌尖绛，后脑痛，左腿阳面微肿觉痛。痛恐是寒不是湿，湿即有，觉痒便不为害。惟局部感寒，肝阳在上，则有此症。

钩尖三钱，赤芍一钱五分，炒防风八分，桑枝三钱，橘叶三

钱，海南子六分，秦艽一钱五分。(《药盦医案全集·卷六》)

彭右，十月二十六日。

眉心重，两太阳、头项均痛，溲多，艰于成寐，胃纳强。恐其成消，亦有湿火在上。

藁本六分，赤芍三钱，淡芩八分，覆盆子三钱，蔓荆子一钱，防风八分，细生地三钱，归身三钱。(《药盦医案全集·卷四》)

浦先生，三月十九日。

头痛，项强，自是感冒，无端晕厥，确是胆逆，降之即愈。

炒荆防各七分，胆草二分，赤芍三钱，归身三钱，炙草六分，桑皮三钱，秦艽一钱五分，回天丸半粒。(《药盦医案全集·卷六》)

秦奶奶，二月二十一日。

头痛两候，痛在后脑，形寒发热，咳嗽。又值经行，流行感冒，有成脑症倾向。

荆防各七分，淡芩一钱，橘红一钱五分，茅根三钱，赤芍一钱五分，象贝三钱，归身三钱，炙草六分，川连三分，杏仁三钱，葛根一钱五分，胆草二分。(《药盦医案全集·卷六》)

任右，十一月二十七日。

先患头痛，现在左目肿。虽属湿火为病，却亦是内病外达，不过在头面，总非佳朕，当苦以降之。

赤芍三钱，大生地三钱，防风六分，胆草三分，蒺藜三钱，天麻三钱，归身三钱，橘皮一钱五分。(《药盦医案全集·卷四》)

任右，十月十三日。

面部微觉麻木，头痛甚，舌中心有黑苔。风湿胆火为患，当苦降。

秦艽一钱五分，防风八分，蒺藜三钱，胆草二分，天麻三钱，独活六分，归身三钱，西洋参一钱，枳实一钱，竹茹一钱五分。

二诊：十月二十二日。

头痛如劈，颜额及手均冷，舌中心苔黑四围润而中间焦干，呕逆不已，动作即吐，神色甚劣。本是风湿胆火为患，今更迫而上行，体虚恐其不任。

赤芍一钱五分，川连二分，钩尖三钱，橘皮一钱五分，怀膝一钱五分，滁菊一钱五分，鲜生地三钱，桑芽三钱，枳实八分，竹茹一钱五分，佛手一钱。（《药盦医案全集·卷三》）

王左，十月十六日。

湿热上行致头痛、泛恶，骨楚。其毒在将溃未溃之时，须从速使之向下，否则后患无穷。

秦艽一钱五分，萹蓄三钱，海金沙三钱（煅、研），草梢一钱，赤猪苓各三钱，萆薢三钱，炒车前三钱，竹茹一钱五分，枳实八分。（《药盦医案全集·卷四》）

魏奶奶，十月十日。

体气颇健全，头痛、咳是感风，经阻、脉圆湛，须防是喜。

象贝三钱，橘红一钱五分，淡芩八分，荆防炭各七分，杏仁三钱，归身三钱，竹茹一钱五分，桑叶三钱，炙草六分，蔓荆子一钱（炒）。（《药盦医案全集·卷七》）

吴奶奶，三月三日。

头眩痛，后颈酸甚。确是流行脑症，脚麻肢凉，是此病之较重者。未经注射，可以治疗，较有希望。

滁菊三钱，胆草五分，归身三钱，川连三分，鲜生地四钱，制香附三钱，秦艽一钱五分，桑枝五钱。

二诊：三月四日。

舌质绛，脉略涩，头痛差减，尚未净除。

鲜生地四钱，桑芽三钱，炒防风一钱，滁菊三钱，川连三分，归身三钱，钩尖三钱，胆草二分，蒺藜三钱。

三诊：三月五日。

头眩、后脑酸均见瘥，未净除，已不妨。现所苦者脘闷欲呕，乃里热之故。

川连三分，胆草一分，楂炭三分，炒小朴二分，归身三钱，大生地三钱，淡芩一钱，腹皮三钱，春砂壳六分。（《药盦医案全集·卷六》）

须右，一月六日。

面有风色，脉有歇止，舌糙而不匀，在上见偏头痛，在下见腰膝酸痛，食物无味，夜不酣寐。内风已深，脏气均乱，难治。

天麻三钱，秦艽一钱五分，钗斛三钱，炒车前三钱，蒺藜三钱，独活六分，大生地四钱，炙苏子三钱，炒防风一钱，归身三钱，杏仁三钱，回天丸半粒。

改方，一月八日。

原方去：天麻、蒺藜、秦艽、独活、回天丸。

另开方：绵仲三钱，菟丝子三钱，枸杞三钱，草薢一钱，潞党一钱，天冬三钱，归身三钱，橘皮一钱五分。

另用桂枝、艾叶各五钱，乳香一钱半研末，布包缚酸处。（《药盦医案全集·卷三》）

许先生，八月二十五日。

风热为患，牙痛、头痛均肝阳，均细事，左尺脉弦硬，却是问题。

滁菊一钱五分，桑芽三钱，炒荆防各五分，钩尖三钱，细生地三钱，赤芍一钱五分，瓜蒌三钱。

二诊：八月二十七日。

左尺已不弦，却头痛更甚，面色发黑，据证象将作痫。

炒荆防各七分，木香一钱，炒建曲一钱，白芷七分，炒扁衣三钱，茯苓三钱。

三诊：九月十一日。

偏头痛，当发热，然是少阳为病，然清镇必不效，当静摄。

赤芍一钱五分，牡蛎三钱，稽豆衣三钱，生石决三钱，怀膝一钱五分，滁菊一钱五分，逍遥丸一钱五分。（《药盦医案全集·卷六》）

姚左，三月十七日。

湿奇重，面部及头顶如针刺，然晨起有痰不能吐，时而升火。肾亏肺虚湿重而有内风，颇不易治。

防己三钱，丹皮一钱，鲜生地三钱，飞滑石三钱，茵陈三钱，蒺藜三钱，炒车前三钱，金银花二钱，杏仁三钱，独活一钱，胆草末一分。

二诊：三月十九日。

湿已下行，头顶仍刺痛，面部亦略有之。药后胁下痛，大便仍干，此因苦降后肝受压抑所致，尚不为害。

西洋参三钱，归身三钱，茵陈三钱，赤芍一钱五分，胆草二分（研末），防己三钱，炒车前三钱，秦艽一钱五分，制香附三钱。

三诊：三月二十三日。

脉较缓和，头痛不除，痛在眉间，舌绛，甚润，并见喉痛。虚阳不潜，潜之。

牡蛎三钱，赤苓三钱，归身三钱，防己三钱，赤芍一钱五分，滁菊一钱五分，茵陈三钱，苡仁四钱，炒车前三钱，秦艽一钱五分，象贝三钱，瓜蒌皮一钱五分。（《药盦医案全集·卷三》）

袁太太，二月二十七日。

色脉无变动，初起头痛，旋即呕吐清水，神昏谵语，卧不安席。此即流行性之脑炎症，其病从肝阳胆火郁而上逆所致，有险。

川连三分，归身四钱，姜夏一钱，葛根一钱五分，胆草五分，大生地五钱，秦艽一钱五分，炒防风八分，安脑丸一粒，瓜蒌仁一钱五分（去油）。（《药盦医案全集·卷六》）

周左，三月十三日。

头痛，骨楚，但恶热不恶寒，形神躁烦，脉亦躁疾，脚痛蜷不能伸，是温证之重者。

羌活六分，秦艽一钱五分，蔓荆子（炒）一钱，香葱白一个，炒荆防各八分，川连三分，杏仁三钱，淡芩一钱，炙草六分，枳实一钱。

二诊：三月十四日。

药后脚痛差减，已稍能步，目赤，喉痛，舌有裂纹，苔黄。皆属厥阴前兆证象，便闭、欲呕是肝胆上逆属热者。

川连三分，淡芩八分，竹茹一钱五分，秦艽一钱五分，楂炭三钱，赤芍一钱五分，枳实八分，细地三钱，腹皮三钱，蒌仁（去油）一钱五分，梨汁一酒盅。

三诊：三月十五日。

热结于里，故得清药而战汗。现苔黄已化，特稍糙，阴不足也。

归身三钱，白芍一钱五分，炙草六分，杭菊一钱五分，天冬三钱，秦艽一钱五分，细生地三钱，钩尖三钱，桑芽三钱，羌独活各四分。（《药盦医案全集·卷二》）

周左，十一月十九日。

有汗，形寒，口苦，头痛。是风热为患，脉颇清澈，只须谨慎将护饮食，不致为病。

桂尖二分，炙草六分，川连三分，枯芩八分，秦艽一钱五分，炒防风八分，枳实八分，竹茹一钱五分，茅根三钱。（《药盦医案全集·卷二》）

朱奶奶，三月八日。

颈酸头痛，项强而气急。脑脊髓炎兼见肺症，是流行病之重者。

鲜生地五钱，滁菊三钱，淡芩一钱，胆草七分，川连三分，花粉一钱，芦根一两，桑芽三钱，秦艽一钱五分，安脑丸一粒。（《药盦医案全集·卷六》）

◆ 头胀

宋先生，十月十三日。

体气丰腴，面无血气感，心荡，头胀。心肌神经有病，不能调节血行，因而有此证象。此病颇不易治，不能求速效。

蒺藜三钱，天麻三钱，胆草二分，人参须八分，狗脊二钱，赤芍一钱五分，归身三钱。

二诊：十月十五日。

脉舌均佳亦是，面色不正当，药后稍觉舒适。是从药效言之，脑症已确。

胆草二分，归身三钱，枸杞三钱，炙草六分，滁菊一钱五分，回天丸半粒。（《药盦医案全集·卷三》）

刘先生，三月三日。

形寒，头胀，喉痛，颈酸。是流行脑病，但喉痛兼见，恐其发猩红热。

川连三分，胆草四分，归身三钱，竹茹一钱五分，滁菊二钱，鲜生地三钱，枳实一钱，赤猪苓各三钱，方通八分，芦根五寸，炒牛蒡二钱，炙僵蚕一钱。

二诊：三月四日。

病差减，未净除，苔厚，是有积。

枳实一钱，川连三分，鲜生地四钱，楂炭三钱，淡芩一钱，归身三钱，腹皮三钱，胆草四分，花粉一钱，滁菊三钱。

三诊：三月五日。

苔黄，稍已可攻，但病不重且不发热，还只宜消导。

楂炭三钱，瓜蒌三钱，川连三分，腹皮三钱，胆草三分，淡芩一钱，枳实一钱，归身三钱，秦艽一钱五分，葛根一钱。

四诊：三月六日。

唇舌都绛，舌黄厚，大便不行。是有积，颈酸头痛均减，是脑症见减，脉近乎迟，仍是脊髓炎症之脉。

胆草五分，竹茹一钱五分，川连三分，鲜生地五钱，滁菊三钱，楂炭三钱，淡芩一钱，炙僵蚕一钱五分，枳实一钱，腹皮三钱，归身三钱。（《药盦医案全集·卷六》）

◆头昏

方先生，二月五日。

头昏，泛恶，口味淡，欲吐不得，兼见泄泻。此是感春寒，而乃流行时症，恒由此变脑病，不可不慎。

川连三分，木香一钱五分，炒建曲一钱，枳实八分，小朴三分，炒扁衣三钱，赤苓三钱，淡芩一钱，炒防风八分，葛根一钱，炒车前三钱，桂枝三分（泡）。

二诊：二月七日。

泛恶、泄泻均见差减，亦不恶寒，惟心中不适，脉舌均尚平正，有虚汗。

钩尖三钱，白芍一钱五分，归身三钱，茯神三钱，牡蛎三钱，炙草六分，橘红一钱五分，炒秫米三钱，黑沉香一分（冲）。

三诊：二月八日。

心略安，便闭，头胀，脉舌自可，宜清镇兼补。

珍珠母三钱，炙草六分，大生地三钱，赤白芍各一钱，知母一钱，归身三钱，炙芪一钱五分，茯神三钱（辰砂拌）。（《药盦医案全集·卷六》）

刘左，十月二十六日。

吐血年余，近两年来已止。头昏，阙庭间筋脉瞤动，从湿火治。

滁菊二钱，蒺藜三钱，赤芍一钱五分，泽泻八分，钩尖三钱，天麻三钱，丹皮一钱，绵仲三钱，归身三钱。

二诊：十月二十八日。

面色甚劣，阙庭间筋脉瞤动。湿毒直入神经系，方有此现象，较之寻常风湿尤险恶。

钩尖三钱，蒺藜三钱，橘皮二钱，大生地四钱，天麻三钱，赤芍三钱，归身三钱，姜夏一钱，天冬三钱。

三诊：十一月二日。

脉甚缓和，面部亦较有血色，是大佳象，阙庭间仍跳动，当更降之。

赤芍三钱，独活六分，细生地三钱，天冬三钱，天麻三钱，归身三钱，蒺藜三钱，赤猪苓各三钱，钩尖三钱，竹茹一钱五分，防风六分，炒绵仲三钱。

四诊：十一月八日。

风胜而在神经系，因之血不足，复不能养，息确是难事。

天麻三钱，蒺藜三钱，归身三钱，炙乳香三分，大生地三钱，独活六分，炒防风六分。

五诊：十一月十一日。

脚痛，痛时经络抽掣，面色较前为佳，仍劣甚。

天麻三钱，枸杞三钱，秦艽一钱五分，独活六分，炒绵仲三钱，炙乳香六分，蒺藜三钱，钗斛三钱，人参再造丸半粒。（《药盦医案全集·卷三》）

邵左，十二月十四日。

有湿却无风，外寒则里热，热则上升，故多梦，头昏。此无妨，略为分利即得。

防己一钱，车前三钱，枳术丸一钱五分，绵仲三钱，赤苓三钱，赤芍一钱五分，归身三钱，炒栀仁六分，炒枣仁三钱。（《药盦医案全集·卷四》）

陶左，十月九日。

湿体值燥令致郁而上行，头昏乃少阳为病，腕痛却关肾经。

大生地三钱，钩尖三钱，赤芍一钱五分，归身三钱，生石决三钱，赤苓三钱，竹茹一钱五分，滁菊一钱五分。（《药盦医案全集·卷四》）

王先生，二月十七日。

头昏，鼻衄，自是里热，大份内热愈甚，则恶寒亦愈甚，热向内攻故也。须以渐减衣，若骤减又必伤风。

茅花一钱五分，川连三分，秦艽一钱五分，滁菊二钱，淡芩八分，赤芍一钱五分，钩尖三钱。（《药盦医案全集·卷六》）

◆ **眩晕**

陈先生，十二月十一日。

头眩，耳鸣，小溲不畅，无力使出，不能任劳。又咳多沫痰，舌有黄黑结苔。种种皆虚象，其胃却热。

钗斛三钱，杏仁三钱，川象贝各三钱，炒乌药一钱，天冬三钱，炙紫菀一钱，橘红络各一钱五分，滁菊一钱五分，金匮肾气丸一钱五分。

二诊：十二月十五日。

内热甚重，其热在胃。脉软，见头眩耳鸣，行动气促，是肺肾皆虚。

竹叶十片，杏仁三钱，绵仲三钱，苁蓉三钱，天冬三钱，鲜生地四钱，枸杞三钱，菟丝子三钱，炙芪三钱，蒺藜三钱，川贝三钱，炙龟板一钱。

三诊：十二月二十日。

神虚、肾亏、肺弱种种见证及脉象皆显然可见，却非药物所能斡旋，进补不过略瘥而已。

绵仲三钱，细生地二钱，蛤蚧尾四分（炙，研冲），菟丝子三钱，炙苏子三钱，归身三钱，桑椹子三钱，炒乌药一钱，杏仁三钱。（《药盦医案全集·卷五》）

李奶奶，十一月二日。

肝胆气上逆，故头眩、经阻、腹胀。脉弦，无胃气，当疏肝。

炙鳖甲三钱，桃仁三钱，金铃肉六分（炒），西洋参一钱五分，青陈皮各一钱，赤芍三钱，制香附三钱，杏仁三钱，延胡六分，茯神三钱，绵仲三钱（炒）。

二诊：十一月四日。

头眩，经行，略有肝阳，舌苔、脉象平正，胃纳自可。虚尚不为甚，服药经当来。

归身三钱，绵仲三钱，穿山甲一片（炙），制香附三钱，赤芍三钱，菟丝子三钱，炙鳖甲一钱五分，滁菊一钱五分。

三诊：十一月七日。

色脉较前为佳，头尚昏，经未行，脉寸大，苦以降之。

川连三分，西洋参一钱五分，赤芍一钱五分，归身三钱，胆草二分，绵仲三钱。（《药盦医案全集·卷七》）

刘先生，二月十四日。

头眩、耳聋均从胆腑来，幸而今年未服茸，否则早已不救。面有火色，胆气上逆，恰恰鹿茸相反，其补甚于砒霜，寐中被压是魇。

生石决三钱，钩尖三钱，淡芩八分，鲜生地四钱，滁菊三钱，桑芽三钱，赤芍一钱五分，木香一钱五分，川连三分。（《药盦医案全集·卷六》）

陆先生，一月二十日。

头眩，呕酸，多梦。是肝胆为病，从火化，故引饮。

滁菊一钱五分，栀皮一钱五分（姜炒），橘红络各一钱，钩尖三钱，赤芍一钱五分，独活八分，桑枝三钱，左金丸四分，秦艽一钱五分，蒺藜三钱，归身三钱。（《药盦医案全集·卷六》）

吕先生，三月二十二日。

舌有垢苔，脉有歇止，头眩，心跳，脘闷泛恶，气促。病起于外感误补，迄今年余竟不得愈。按脉象是心肌神经病，所以气喘，以内部痉挛阅时已久成痼疾，无多把握。

乌犀尖一分半，郁李仁三钱，柏子仁二钱，人参须八分，蝎尾一分，胆草一分半。（《药盦医案全集·卷三》）

毛奶奶，三月二日。

湿重气虚，又有肝阳上下交征，故头眩而气坠。

滁菊二钱，川芎四分，车前三钱，钩尖三钱，归身三钱，草

萆一钱五分，胆草三分，赤猪苓各三钱，制香附三钱，逍遥丸一钱。(《药盦医案全集·卷七》)

孙奶奶，十月十九日。

舌苔隐青黑色，便难，患头眩，心悸，胸闷，气急，病在肝肾。

制香附三钱，地骨皮一钱五分，川连三分，绵仲三钱，金铃肉五分（炒），吴萸三分，茯神三钱，菟丝子三钱，杭菊一钱五分，炒荆芥四分，枸杞三钱。

二诊：十月二十一日。

色脉均佳，病是肾热，亦虚。

天冬三钱，绵仲三钱（炒），金铃肉六分，麦冬三钱，归身三钱，地骨皮三钱，菟丝子三钱，制香附三钱，川芎四分，橘络一钱五分。(《药盦医案全集·卷七》)

王奶奶，三月十九日。

完全肝胆为病，眩是肝阳。经阻是否有喜，尚未能断言，不过确非干血症。或者肝胆气逆，因而停止。果尔，稍迟当自行。

滁菊三钱，桑枝三钱，归身四钱，胆草一分，钩尖三钱，赤芍二钱，鲜生地五钱，制香附三钱，元参一钱。(《药盦医案全集·卷六》)

张世兄，十二月十六日。

先龈肿喉痛，现痛虽止，喉头仍肿胀，并见头眩，舌绛。照例已化热，却仍形寒口淡，是表证未罢也。证属伤寒之较轻者，然多变化。

炙麻黄三分，板蓝根一钱五分，生草五分，淡芩八分，竹茹一钱五分，葛根一钱，赤芍一钱五分，枳实八分，茅根三钱，炒牛蒡一钱五分，炙僵蚕一钱。(《药盦医案全集·卷一》)

郑右，六月十二日。

头眩，发热，泛恶要吐，觉凛寒，舌色脉象都好。病属温病似疟，最易缠绵，须严谨忌口。

薄荷（后下）一钱，焦谷芽三钱，冬瓜子三钱，白薇一钱，枳实一钱，生熟苡仁各三钱，竹茹一钱五分，防风（炒）一钱，秦艽一钱五分。

二诊：六月十五日。

热弛张不已，舌质红，热甚，腹痛，泛恶。暑温似疟，前方不应改，从疟治。

白薇一钱，川连二分，生熟苡仁各三钱，青蒿一钱，竹茹一钱五分，冬瓜子三钱，常山四分，枳实一钱，归身三钱，甘露消毒丹一钱五分。(《药盒医案全集·卷二》)

◆ 中风

顾右，十一月二十四日。

舌咽神经受病，是亦中风，其来源是痰火肝气。

胆草八分，胆星二钱，归身四钱，天麻三钱，竹沥二两，姜汁五滴，青陈皮各一钱，赤芍三钱，独活一钱，秦艽一钱五分，炒防风八分，蒺藜二钱，大生地四钱，回天丸一粒。

二诊：十一月二十六日。

舌咽神经受病，尚能言语，饮食、痰涎亦勉强能自制。病来甚剧，腺体已坏，却难治。

胆星一钱五分，天麻三钱，独活六分，青陈皮各一钱，竹沥一两（冲），蒺藜三钱，木香一钱五分，秦艽一钱五分，蝎尾二分（炙），人参须一钱五分，焦白术一钱，回天丸一粒。

三诊：十一月二十八日。

舌咽神经坏，其目珠转动不灵活，是滑车神经亦坏。肤冷，血不能运，为祸不远矣。此病难治，因药不见效。

胆草三分，天麻三钱，炒防风一钱，蝎尾二分（炙），独活一钱，蒺藜三钱，秦艽一钱五分，归身四钱，回天丸一粒。（《药盦医案全集·卷三》）

胡右，一月十八日。

产后十三日中风，今为第二十一日，右半身不遂，时见痉厥痰窒，目上视，人王部隐青色，厥时并见左手抽搐不止。病初起时先见头痛，是最重脑症。危险自不待言，发热则尤难治。

归身三钱，乌犀尖四分（先煎），秦艽二钱，安脑丸一粒，赤芍三钱，蒺藜三钱，胆草五分，独活一钱，蝎尾二分，姜夏二钱，回天丸一粒。

二诊：一月十九日。

神色较好，目光亦较正路，继续服药，厥可望其不再发，其不遂之半身能否复元尚未能断言。总之，须急起直追，迁延不得。

西洋参一钱五分，天麻三钱，蝎尾一分半（炙，研冲），制香附三钱，归身三钱，蒺藜三钱，胆草五分，茯神三钱，独活八分，大生地四钱，安脑丸一粒，回天丸一粒（药化服），乌犀尖三分（研细，冲）。

三诊：一月二十二日。

诸恙均见轻减，均未见净除，亦尚不能发言，牙关尚紧，脉则平正，舌色亦尚勉强，大便已行，能再行，其牙关紧当除。

大生地五钱，天麻三钱，滁菊二钱，蝎尾二分（炙，研冲），归身三钱，天冬三钱，独活一钱，胆草六分，炒防风八分，蒺藜三钱，秦艽一钱五分，梗通八分，西洋参二钱（另煎），乌犀尖一分（研，冲），回天丸一粒（药化服）。

四诊：一月二十三日。

脉舌尚平正，面色太呆，亦尚未能言语。而知识乍复，即与拂逆相值，大非所宜。

胆草一钱五分，犀角一钱，天麻三钱，蝎尾一钱（炙），秦艽一钱五分，元参三钱。

上药研末，先分研筛过，再合研至极细。每用莲子羹匙，一匙西洋参汤调服。每日夜约五次，每次隔三点钟。

另服回天丸一次，连上药五次，共六次，十八点钟。（《药盦医案全集·卷三》）

江老，十月二十四日。

半身不遂已三年，左手拘挛太甚，当不能复元，脚尚杖而能行。虽高年，服药得法，可冀恢复。忌温补及升性之药，故鹿茸不可吃。参虽能服，是副药，非主药。

天麻三钱，大生地三钱，秦艽一钱五分，回天丸一粒，蒺藜三钱，蝎尾二分（炙），胆草八分，独活八分，归身三钱，虎胫骨三钱（炙）。（《药盦医案全集·卷三》）

李左，十一月十二日。

类中，舌塞不能言，右手不仁，有火色，唇焦液干。此少阳胆腑为从火化者，衡量症情，尚在可愈之列，忌放血。

鲜生地，天麻三钱，竹沥二两（冲），独活一钱，归身三钱，秦艽一钱五分，滁菊一钱五分，回天丸一粒（化服），蝎尾二分（研末，冲，炙去毒）。

二诊：十一月十三日。

脉洪大有力，血压太高，但不能言，溲少，大便不行，口臭，舌厚且白，神志尚清，然病情较昨为劣，得大便当有佳象。

滁菊六钱，郁李仁三钱，天麻三钱，竹沥二两（冲），枳实一钱，虎骨三钱（炙），麻仁三钱，川连三分，鲜生地六钱，柏子仁三钱，钗斛三钱，梨汁（冲）半杯。

此药分六次，每次服隔一钟。

三诊：十一月十四日。

今日脉较缓，亦较安适，尚不能言，亦尚无大便。下午若能维持现状，明后日可冀能发言，当以弛缓神经为先务。

乌犀尖二分（研冲），蝎尾一分（炙去毒），独活一钱，归身三钱，知母一钱，天麻三钱，虎骨三钱，钗斛三钱，鲜生地六钱。

药分四次服，每次约隔两小时，仍用回天丸两粒。

四诊：十一月十五日。

脉已缓软，热度亦净，神气颇好，右手能动，均佳。惟大便不行，其积不在肠。并非无积，舌腻口臭皆胃中有积证据。前方尚中肯，不必更动，连服三剂，当能发言。

鲜生地五钱，川贝三钱，天麻三钱，虎骨（炙）三钱，知母一钱，梨汁一酒盅（冲），乌犀尖一分（磨冲），秦艽三钱，钗斛三钱，羌活四分，蝎尾一分（炙，研冲），枳实八分，回天丸一粒，当归龙荟丸二分（入煎）。

五诊：十一月十七日。

色脉神气都好，惟舌苔甚厚，眠食无恙而不能发言。拟用调胃承气微荡之，其余理由详口说。

细生地三钱，天麻三钱，回天丸一粒（化服），钗斛三钱，乌犀尖一分（磨冲），独活一钱，虎骨三钱，枳实八分，竹茹三钱，腹皮三钱，归身三钱，生锦纹四分（开水泡，勿入煎）。

六诊：十一月十七日。

神色较好，语言清楚，脉亦不硬，惟胸闷痰多，吐不甚爽，舌色微黄，胃中已热，温药可减。

瓜蒌霜一钱半，胆星一钱，独活一钱，竹沥二两（冲），归身三钱，姜半夏一钱半，天麻三钱，桑枝五钱，制附片五分，回天再造丸一粒。

七诊：十一月十八日。

舌苔未化，口仍臭，脉平正。昨日灌肠得粟粪不多，不为不适。当据舌色，宿积尚多，发热当是胜复，虽热并无危险。仍当用药攻下，不过不能过当，过分小心亦不是事。

秦艽一钱半，逍遥丸一钱（入煎），鲜生地四钱，麻仁丸一钱（入煎），独活一钱，钗石斛三钱，人参须（另煎，冲）一钱半。

八诊：十一月十九日。

神气较好，脉按之却硬，此是大便不通之故。凡神经病腑气不通，风药往往不能取效；体气本虚，又恐不任攻下，以故药力不能过骤。论病情，危险时期已过，兹拟方备明日大便后之用，并兼治糖尿症。

滁菊二钱，知母一钱，生蛤壳一两（打），川贝三钱，钩尖三钱（后下），西洋参三钱（另煎），炒怀药三钱，秦艽一钱半，鲜生地五钱，独活一钱，钗斛三钱，回天丸一粒（化服）。

九诊：十一月二十一日。

脉象神气都好，惟舌苔不甚平正。昨日灌肠之后，但头汗出，致竟夜不得安寐。检查十九号方，不致如此，或者灌肠不如前次适当。头汗为脏气虚，拟略补之。发言不能多，亦是虚。

珍珠母三钱，鲜生地四钱，钩尖三钱（后下），茯苓神三钱，川贝三钱，秦艽三钱，蝎尾一分（炙，研冲），西洋参三钱（另煎），橘白络各一钱，归身三钱，回天丸一粒（化服），川椒五粒（去目炒，令汗）。

另服老山石斛，每日五分用炭墼煨六个钟点。

改方，二十三日。

二十一日方加：虎胫骨三钱（炙），钗斛三钱，去川椒。

十诊：十一月二十四日。

脉洪而数，口臭异常。其阳明经气与血本皆热化，又值天气恶热，是因热闷泛恶，无疑得辟瘟丹当佳，再与煎剂清热，或不致变动。

薄荷一钱（后下），知母一钱，姜半夏一钱五分，川连三分，竹叶一钱五分，鲜生地四钱，淡芩一钱，秦艽一钱半，防风八分（炒），辟瘟丹半分（研碎化服）。

十一诊：十一月二十八日。

色脉神气都好，舌苔黄厚，胃肠仍有宿积，肺部却无疾，不气急，不汗出，均为出险症象。

川贝三钱，楂炭三钱，西洋参二钱（另煎，冲），丝瓜络五钱，羌独活各八分，枳实一钱，木瓜三钱，归身三钱，腹皮三钱，风斛三钱，天麻三钱，回天丸一粒，虎骨胶二钱（炖烊，后下），全蝎二分（去毒炙，研冲）。

十二诊：十一月二十九日。

下午忽然形寒发抖，脉数而热度增高，胸脘异常不适。顷候色脉并无坏象，现在自觉头中不适，其不适处在巅顶，是因胃气上逆之故。何以忽然发抖，殊费推敲，就色脉论，知其无妨而已。

珍珠母三钱，瓜蒌霜一钱五分，蒺藜一钱五分，钩尖三钱（后下），白薇一钱，天麻一钱五分，细生地三钱，辟瘟丹（磨冲）半粒，桑枝三钱，川贝三钱。

十三诊：十一月三十日。

今日神气脉象都好，舌苔未全化，较前为佳，寒热当不是疟。药力太骤，故见振栗，其实是瞑眩。右手较有力，未始非虎骨胶之功。为今之计，宁取稳着取效以渐，庶不生枝节。

鲜生地三钱，独活八分，天麻三钱，回天丸半粒（化服），茯苓三钱，竹沥一两（冲），钩斛二钱，瓜蒌三钱，归身三钱，川贝三钱。

十四诊：十二月四日。

色脉平正，口臭，舌苔厚腻，胃中热甚致。口干而头昏，此与气候太热有关。病已无险，胃热必须清化。

生石膏三钱，秦艽一钱五分，淡竹叶三钱，知母一钱，川贝三钱，钩斛三钱，归身一钱，郁李仁三钱，薄荷一钱（后下），梨汁一酒盅，回天丸一粒，西洋参一钱五分。

十五诊：十二月七日。

脉甚平正，神气亦较好，惟言语仍不甚清楚，胃热则已减少，大便非涤肠不下，可见内部热势仍盛。寒则洞泄，热则便闭。

西洋参二钱（另煎），郁李仁二钱，秦艽一钱五分，鲜生地四钱，钩斛三钱，麻仁三钱，枳实二钱，柏子仁三钱，天麻三钱，回天丸一粒（化服）。

十六诊：十二月十五日。

脉甚平正，手与腿酸痛，不但是病，亦有气候关系。现在即无风病之人，亦多患手脚痛者。面有风色，此最关紧要，非使渐除不可。

鲜生地五钱，川贝三钱，丝瓜络五钱，木瓜三钱，梨汁一酒盅（冲），知母一钱，天麻三钱，茯神三钱，虎骨三钱（炙），怀膝一钱五分，炙乳香二分（去油），生石膏二钱，加料回天丸半粒（化服），蝎尾（炙，研冲）二分。

十七诊：十二月二十日。

色脉都好，面上风色亦除，仅手脚尚痛。大分妥当，更二候可冀复元。

钗斛四钱，绵仲三钱（炒），川贝母四钱，天麻三钱，虎胫骨三钱（炙），西洋参一钱五分，知母一钱，丝瓜络一钱五分，加料回天丸半粒（化服），当归龙荟丸三钱（吞），吉林参（另煎）一钱五分。

得大便后去龙荟丸，人参减至八分。

十八诊：

左手脉大，右脉缓软，尚不算坏。偏右作痛，当是冬至节候关系。面色舌色均甚正当，可以长方调理。

西洋参二钱（另煎），焦谷芽三钱，虎骨四钱（炙），人参五分（另煎），赖橘红五分，钩尖三钱，天麻三钱，桑枝一钱五分，钗斛三钱，回天丸一粒（化服）。

十九诊：

神气脉象甚好，眠食均佳，惟右手不能举，多动则痛。臂上肌肉不削，可以复元。中风已告一段落，面上风色亦除，继此可以日臻健全。

西洋参二钱（另煎），天冬三钱，天麻三钱，绵仲三钱，回天丸一粒（化服），归身三钱，玉烛一钱，独活一钱，菟丝子三钱，虎骨三钱，细生地三钱，怀药三钱（炒），枸杞三钱，滁菊二钱，钩尖三钱（后下），桑枝三钱，小活络丹一粒四分之一（化服）。（《药盦医案全集·卷三》）

梁先生，一月十九日。

右手五指不能随意动作，外无病，色脉均平正，夜寐右手及臂均不温暖。此其病源在脑，乃上肢神经之一侧受病，将来必逐渐加甚，至于两手皆不自然，则因运动神经有连带关系故也。神经本调节血行，右手之血不利，故冷。

天麻二钱，防风八分，虎掌骨三钱，归身三钱，独活六分，蒺藜二钱，回天丸半粒，胆草一分，片姜黄八分。

另，外治方：羌独活各三钱，桂枝三钱，秦艽三钱，炙全蝎五个，防风二钱，公丁香一钱，艾叶三钱，炙僵蚕二钱。

将上药研末，用布做手套将药末铺入，缚臂膊，用热水袋熨。（《药盦医案全集·卷三》）

姚右，一月十六日。

肝虚血不足，舌强，骨楚，手不能举，艰于成寐，肌肤间如有针刺，当补血以熄风。

大生地三钱，归身三钱，天麻三钱，熟地三钱，炒白芍一钱五分，砂仁八分，天麦冬各三钱，钩尖三钱，佛手一钱五分，佐金丸四分（入煎），回天丸半粒。（《药盦医案全集·卷三》）

俞左，十月二十六日。

手脚不便，酸痛，舌本强，微不仁，乃内风。高年有此，并不足为患。其酸痛因血行缓，老废成分沉淀溪谷所致。

天麻三钱，秦艽一钱五分，归身三钱，独活一钱，防风八分，蒺藜三钱，钩尖三钱，赤白苓各一钱五分，细生地三钱，人参再造丸一粒药（化服）。（《药盦医案全集·卷三》）

周左，十一月三日（膏方）。

体盛脉滑，前此患舌强语塞，现略瘥。当祛风化痰，培养元气。

天麻二两，归身二两，菟丝子二两，蒺藜二两，白芍二两，苁蓉二两，赤芍一两，生地四两，怀药三两，秦艽二两，熟地四两，姜夏一两，独活一两，绵仲二两，龙眼肉八两，防风八钱，枸杞二两。

上药煎为膏。（《药盦医案全集·卷三》）

邹先生，二月十九日。

脑症本属危险，舌苔劫津，阴液已涸，尤属难治，委实无多，希望拟方，冀幸万一。

鲜生地五钱，全蝎一个，西洋参三钱，元参一钱五分，独活八分，羚羊角四分，安脑丸二粒。(《药盦医案全集·卷六》)

◆ 郁证

吴先生，十月十八日。

本是湿体，因气候太燥，反见郁蒸，当清之，使下行，然后可补。

滁菊一钱五分，桑芽三钱，枳实八分，川贝三钱，钩尖三钱，赤芍一钱五分，竹茹一钱五分，防己三钱，法半夏一钱五分，秦芄一钱五分。(《药盦医案全集·卷六》)

◆ 颤证

陈左，二月二日。

手脚震颤先从一肢起，嗣延及四肢，今且全身振动，脉气不宽。细循症状，与寻常风病不同。

人参须一钱五分，独活一钱，大生地五钱，胆草四分，蒺藜三钱，蚤休四分，归身四钱。

改方，二月三日。

二日原方加：

天麻三钱，天冬二钱，菟丝子二钱，白芍一钱五分，绵仲三钱，五味子四分，真陈阿胶二钱。(《药盦医案全集·卷三》)

徐老，九月十二日。

唇吻指头均眴动，内风甚炽。高年精枯血少，乃病渐深之原因，难治。最好美味将养，摒除各种难消化物。

炒荆防各七分，蒺藜三钱，归身一钱五分，大生地五钱，天麻三钱，独活七分，杏仁三钱，竹沥一两，桑枝三钱，炙草六分。（《药盦医案全集·卷三》）

◆ 水肿

高先生，十二月九日。

尿血溲浊，腰酸，内肾不能分泌，甚则肿，眼皮肿其见端也。肾之作用不但司分泌，倘能节欲，尚有办法。

天冬三钱，方通八分，丹皮一钱五分，赤猪苓各三钱，炒车前三钱，泽泻六分，归身三钱，龟龄集二分（冲）。

二诊：十二月十二日。

溲略多，腰仍酸，面肿未退，脉不甚和，舌色平正。再予分利，停止龟龄集。

赤猪苓各三钱，苡仁四钱，泽泻一钱，木通八分，车前三钱，杏仁三钱，草梢一钱，萆薢二钱。（《药盦医案全集·卷四》）

李奶奶，三月二十二日。

遍身骨楚，筋节酸痛，溲频不爽。初起气急，现在手足皆肿，脉滑，舌有热象，此因肾脏不能分利所致。脉象属阳证，在理可愈。

炒车前三分，淡芩八分，赤芍三钱，猪苓三钱，川连三分，防己三钱，虎骨三钱（炙），泽泻一钱，梗通八分，归身三钱，萆薢三钱，杏仁三钱，赤小豆一握（泡汤煎药）。（《药盦医案全集·卷四》）

史小姐，十月二十六日。

病已经月，据说初起温病，经两次反复，现在面无血色，浮肿，气急，面肿，脚亦肿，腹胀，奇寒，壮热，发作无定时，脉滑数，舌苔略干。除面肿腹胀外，权衡规矩尚未全离。虽有可愈之希望，然为途甚远，现在先治寒热。

归身三钱，腹皮三钱，砂仁五分（研，后下），细生地三钱，鲜首乌三钱，制香附一钱五分，栀皮一钱（炒），川连三分，郁李仁三钱，瓜蒌仁一钱五分（去油）。（《药盦医案全集·卷四》）

孙左，十二月四日。

面无血色而见浮肿病，由屡次剧发痔而起，遍身细胞均起变化，委是痼疾，难治。

归身三钱，防风六分（炒），蝎尾一分，姜夏一钱，蒺藜三钱，赤芍一钱五分，细地三钱，竹茹一钱五分，茵陈一钱五分，元参一钱，车前（炒）三钱。

二诊：十二月十日。

疗痔而得贫血症．可谓得不偿失。据色脉，脏器已坏，恐难恢复。

茵陈三钱，归身三钱，熟地三钱，枸杞三钱，云苓三钱，砂仁六分（研），蒺藜三钱，天麻三钱，橘络一钱五分。（《药盦医案全集·卷四》）

王先生，九月二日。

湿从下受，由脚气变为水肿，脉动而涩，有大危险，难治。

赤猪苓各三钱，木瓜三钱，苡仁四钱，防己三钱，归身三钱，茅根三钱，橘叶三钱，黑白牵牛头末各三分（炒）。（《药盦医案全集·卷四》）

王左，二月十七日。

遍身皆肿，肤色黄暗，脉无虚象，溲却多，病属水肿。口中烂，里热，可攻。

生石膏三钱，赤猪苓各三钱，茵陈一钱五分，西瓜霜八分（后下），泽泻八分，枳实一钱，黑白牵牛头末各四分（炒）。(《药盦医案全集·卷四》)

翁奶奶，三月二十二日。

脉不虚而涩，唇绛见血干。燥热之证，其肿是心房病传变而来。脏气为病，本极难治，复得椒、辛、葶苈、桂枝，肿不退而血愈干，益难治。

细生地三钱，知母一钱，杏仁三钱，归身三钱，天冬三钱，白芍一钱，茯神四钱，黑白丑头末各四分（炒）。(《药盦医案全集·卷四》)

项奶奶，二月八日。

先脚肿，次及腹部，旋至胸部，旋遍身漫肿。此病前一步是脚气，现在是水肿。脚气攻心，心不受邪，转属水肿。生命危险，能否挽救，在不可知之数，勉方冀幸万一。舌有热象，不可温。

槟榔六分，泽泻一钱，炒车前三钱，赤苓三钱，归身三钱，灶心土一两（代水），黑白牵牛头末各四分。

二诊：二月十日。

溲较多，肿较退，脉亦自可，自是佳象。惟四肢均冷，肿退未及半而面色带枯。热象，却不能一味利水。

归身三钱，腹皮三钱，云苓三钱，杏仁三钱，泽泻八分，炙苏子一钱五分，灶心土一两（煎汤代水），黑白牵牛头末各四分（炒）。

另，丸药方：

红芽大戟一钱，芫花一钱（炒黄），槟榔五分（炒），木瓜二钱，橘叶一钱五分，苏梗一钱，甘遂一分（米泔浸去黑水）。

各药如法制过，研末筛过，用大红枣二十个去皮、核，同药末捣数百杵，即用枣汤和丸如菜籽大。每早晚服七粒，开水下。

三诊：二月十四日。

肿未退，面部及手较退，腹部及脚加甚，脉无虚象，二便日行数次，此药力未及彀之故。

槟榔六分，木瓜三钱，松节四分，车前三钱（炒），苏梗一钱，归身三钱，茅根三钱，赤苓三钱，木通八分，大生地四钱，黑白牵牛头末各四分。（《药盦医案全集·卷四》）

杨先生，十二月九日。

肿而黄且暗，脉不清楚，少胃气。脘闷，音哑，咳剧，痰中有血，舌糙。脏气无权故肿，湿犯肺故气急，音哑是有生命之险。

茵陈三钱，炒荆防各七分，赤芍一钱五分，赤猪苓各三钱，归身三钱，秦艽一钱五分，川连三分，胆草二分，车前三钱。

二诊：十二月十日。

脉舌较好，面色依然黄肿，音哑均未见差减。

茵陈三钱，赤芍一钱五分，泽泻八分，炒车前三钱，木通八分，猪苓三钱，胆草二分，归身三钱。（《药盦医案全集·卷四》）

翟先生，八月二十四日。

先脚肿，嗣遍身肿、麻木，胸脘闷而吐血，舌疳。是脚气已经攻心，毒溃之候，亡羊补牢，为时已晚，奈何。

海南子八分，吴萸三分，木瓜三钱，橘叶三钱，老苏梗一钱，赤芍一钱，秦艽一钱五分，杏仁三钱，茅根三钱，泽泻八分，黑丑头末四分（炒），归身三钱。（《药盦医案全集·卷四》）

张左，十月十五日。

遍身肿乃肾脏关系，所谓自身中尿毒者近之。先予分利，继当清里，清里宜丸。

萆薢一钱五分，车前三钱，细生地三钱，赤猪苓各三钱，木通八分。

二诊：十月二十二日。

溲仍不清，肿已除，有时滑精，然暂时不能兼顾。

萆薢一钱五分，车前三钱，赤豆一握（泡汤），天冬三钱，赤猪苓各三钱，细生地三钱，杏仁三钱，归身三钱，泽泻八分。

三诊：十月二十六日。

浊已旧，现尚溺道作痛。

萆薢一钱五分，萹蓄一钱五分，草梢一钱，车前三钱，猪苓三钱，木通八分，归身三钱。

另：徙薪丹，每早晚服一分。（《药盦医案全集·卷四》）

朱奶奶，二月十九日。

遍身浮肿，脉甚细，不气喘，血色不变。予利水不应，病则自下而上，先脚肿，继及全身。衡量病情，改从气治。

虾蟆一只，去肠杂，入砂仁七粒，用线扎好，外用泥厚封，炭火上烧，令泥红，候冷去泥，其蟆已成灰。将全个研细，开水服。每次三厘，日三服。（《药盦医案全集·卷四》）

朱太太，一月十九日。

脉硬，气促鼻扇。肺不行水，水肿见证毕具。法当下，若虚象见，则当补益，但此病难治，例无十全，勉拟重剂，如十枣、大陷胸法。

大戟一钱五分，陈皮一钱五分，归身三钱，甘遂二分（研，入煎），芫花一钱五分（炒黄），姜夏一钱五分，赤猪苓各三钱，地肤子一钱（炒），甜葶苈七分（隔纸炒黄）。

二诊：一月二十四日。

皮下聚水，病势已入危境。前药能受，法当继进。脉象、舌色均见热象，不适即因此，勉拟再攻。

红芽大戟一钱半，苦杏仁四钱，甘遂二分（研打，后下），木通八分，炒芫花一钱五分，地肤子一钱（炒），赤猪苓各三钱，大红枣十枚，甜葶苈八分（隔纸炒黄）。

此药用黄土二三斤，先煎汤澄清，去滓入药，煎极浓去渣，入大红枣十枚，煎数十百沸，入甘遂末，连枣肉频服。

三诊：一月二十六日。

脉已软，略见虚象。前药碍，难继进。舌色甚绛，真武制水亦在可商之例，拟养血为主。

归身四钱，炙草六分，云猪苓各三钱，木通八分，杏仁三钱，炙苏子三钱，白芍三钱，姜夏一钱五分，土炒白术一钱五分。

四诊：二月五日。

腹已软，肿亦渐消，尚余十之一二，舌剥，溲多。病有转机，最好者气已不急。惟脉尚嫌硬，此层未可乐观。拟大剂真武以善其后。

制附块二钱，淡吴萸一钱，云苓六钱，姜夏二钱，杏仁四钱，苡仁四钱，焦白术二钱，灶心土二两（先煎）。

五诊：二月九日。

肿退未净除，尚余十之一二，虚甚。再攻已不能胜，而病根尚在。丸尚须继服、一面补益，肿退净尽，丸乃可除。

制附块一钱，吴萸六分，归身三钱，云猪苓各三钱，潞党一钱（土炒），大生地三钱（土炒），焦白术一钱（土炒），海南子七分（切），杏仁四钱，炒枣仁三钱，姜夏一钱五分。

六诊：二月二十日。

虚甚亦热甚，肿退净，脉微软。丸须继服，转是辛温，不能继进，为难。

焦白术二钱（土炒），归身三钱，陈皮一钱五分，海南子八分

（切），杏仁三钱，远志七分（炙，去骨），姜夏一钱五分。

七诊：二月二十五日。

病已退，虚甚。非补不可，拟生料归脾丸。

潞党一钱五分，焦白术一钱五分，炙草八分，木香六分，龙眼肉十粒，云苓三钱，姜半夏一钱五分，陈皮一钱五分，炙芪二钱，远志四分（炙，去骨）。

八诊：三月四日。

水肿已除而虚甚，腹部常气胀，脉不甚调，较病时软多。此病惧其再作，拟交感丸主之。

九制香附三钱，抱茯神三钱，焦白术一钱，陈皮一钱，姜夏一钱五分，防己三钱，炒车前三钱。

九诊：三月十五日。

左手脉甚洪大，右手已软，舌结苔不化，且不松，是虚证。所以多动则气促心跳，脚暮肿早退，其吃紧处在宿积不除，饮食不能营养，又且高年，此虚瘁不易复。

炙绵芪五钱，姜半夏二钱，炙草五分，制附片六分，蒸於术二钱，云苓五钱，炒生地四钱，吴萸四分，龙眼肉十粒，陈皮一钱五分。

十诊：三月二十六日。

脉乍按之似较好，细循之仍硬。肿胀虽退，行且再发，再发即不救。唇边牵动，是内风，乃因虚而生。又有胃病，高年得此，其何以堪。

归身三钱，橘叶三钱，天麻三钱，姜夏一钱五分，土炒白术一钱五分，茅根五钱（去心），秦艽一钱五分，参须一钱（另煎冲）。

十一诊：四月一日。

脉任按，咳甚，腹胀复发，舌根苔黄厚，胃病肝病肺亦病。肿胀本大症，复发则较虚而较重，益以高年，正虚邪实，脏气皆坏，此无能为役也。

象贝三钱，橘红一钱五分，归身三钱，天麻三钱，苏子三钱（炙），杏仁三钱，桑叶三钱（炙），槟榔一钱（切），秦艽一钱五分，制香附三钱。

十二诊：四月二十三日。

脉缓和，舌苔亦化，病至此可谓完全告痊。妙在内风完全不动，诚幸事也。

归身三钱，法夏一钱五分，杏仁三钱，天麻三钱（煨），生地三钱（炒），佛手一钱五分，枸杞三钱，秦艽一钱五分，制香附三钱，龟龄集二分（冲）。（《药盦医案全集·卷四》）

◆ 白浊

庄左，十月十四日。

淋浊药后已差减，脉微滑，舌有腻苔。前药尚不误，须忌腥辣及慎房室。

萆薢一钱五分，猪苓三钱，车前三钱，炙草六分，泽泻八分，梗通八分，归身三钱，琥珀四分（研丸吞），枳实八分，楂炭三钱，腹皮三钱。

二诊：十月十九日。

溲浊不清，面有风色，溺时不痛，仍当通之。

萆薢一钱五分，蒺藜三钱，琥珀五分（研丸吞），炒车前三钱，天麻三钱，泽泻八分，梗通八分，石韦一钱五分，生草五分，炒白芍一钱五分。（《药盦医案全集·卷三》）

童左，二月十五日。

两脉皆少胃气，浊虽减少，湿热仍重，非再通不可。

草薢一钱五分，车前三钱（炒），苡仁六钱，猪苓三钱，二妙丸（入煎）一钱，草梢一钱，茵陈三钱，梗通八分，归身三钱。（《药盦医案全集·卷四》）

◆ 阳痿

张左，三月十三日。

脉凝结，舌苔厚。湿奇重，肝亦太旺，心肾不交，因而阳道不举，是可根治。

防己三钱，猺桂三分（丸吞），青陈皮各一钱五分，赤芍三钱，川连三分，佛手一钱，茵陈三钱，制香附三钱，归身三钱。（《药盦医案全集·卷四》）

◆ 遗精

蔡先生，三月十八日。

肝阳胆火悉数浮而不潜，复有遗精，病是上盛下虚。

滁菊三钱，钩尖三钱，胆草二分，赤芍一钱五分，炙萸肉七分，泽泻七分，天冬三钱，枸杞三钱，归身三钱。

另用：蝼蝈虫一个，辣椒子五粒，元寸少许，研末粥丸如痧药大。每服二粒，耳当复聪。（《药盦医案全集·卷五》）

陈先生，十一月十一日。

色脉尚可，梦遗。凭药力止，其效有限，宜养心，最好扩大眼光，自命为豪杰，则病除。

天冬三钱，炙萸肉六分，莲须一钱五分，秫米三钱，泽泻八分，细生地三钱，法夏一钱五分，胡桃夹膜一钱。（《药盦医案全集·卷五》）

黄先生，三月六日。

能讲究摄生，无论何病皆易愈，遗精较肺病毕竟易除。

绵仲三钱，枳实一钱，炙黄肉六分，天冬三钱，竹茹一钱五分，泽泻八分，法夏一钱，莲须一钱五分，胡桃夹膜一钱五分。（《药盦医案全集·卷五》）

黄先生，十二月十七日。

见症是肺肾病，左脉略弦。此为别无何种坏象，是为病尚浅之故，遗精、目眵是虚。

天冬三钱，细生地三钱，炒绵仲三钱，橘络一钱五分，莲须二钱，菟丝子三钱，茜根炭三钱。（《药盦医案全集·卷五》）

林先生，二月二日。

精关不固，无梦而遗，其病根恐是用心太过之故。

制香附三钱，白芍一钱五分，煅龙骨三钱，茯神三钱，牡蛎三钱，天冬三钱，泽泻一钱，炙黄肉七分，炒绵仲三钱，菟丝子三钱，莲须一钱五分，胡桃夹膜一钱五分。

二诊：二月十日。

无梦而遗，药后瘥，须设法使运行，徒塞无益。

泽泻一钱，牡蛎三钱，姜夏一钱五分，天冬三钱，炙黄肉八分，莲须一钱五分，龙骨三钱，楂炭三钱，炒绵仲三钱，逍遥丸一钱（入煎），胡桃夹膜一钱五分。（《药盦医案全集·卷五》）

钱先生，二月十九日。

左尺脉弦，矢燥，遗精。胃不和所致，不寐亦因胃，镇降必不效，当虚其肠，肠虚则胃和也。

郁李仁二钱，枳实八分，柏子仁三钱，炒秫米三钱，秦艽一钱五分，麻仁三钱，竹茹一钱五分，法夏一钱五分，炒防风八分。（《药盦医案全集·卷五》）

钱先生，十一月一日。

九月间曾吐血，现虽止却患遗，或有梦或无梦，面色较前略佳，仍嫌黄。左脉弦而无胃气，血与内分泌均不足，心房起代偿作用，故脉如此。殊非细故，当及今治之，迟则无及。

天麦冬各三钱，人参须一钱五分，茯苓三钱，大生地三钱，滁菊一钱五分，炒绵仲三钱，怀膝一钱五分，川贝三钱，丹皮一钱，杏仁三钱，泽泻八分，莲须一钱五分，炙萸肉四分，胡桃夹膜一钱。(《药盦医案全集·卷五》)

王先生，十月二十七日。

脉近乎乱，遍身振摇并遗精，心肝肾三经俱病。病已五年，照例是慢性，然脉象却目前有危险，勉方试可乃已。

钩尖三钱，鲜生地五钱，天麻三钱，朱茯神三钱，归身三钱，虎胫骨五钱（炙去髓），秦艽一钱五分，独活一钱，缕金丹二分（入煎）。(《药盦医案全集·卷五》)

吴先生，二月二十三日。

遗精甚频，相火、食积、肾虚均有之，因戒烟则益不能固摄，殊非细故。

天冬三钱，金樱子三钱，枳实八分，楂炭三钱，炒绵仲三钱，炒栀皮一钱，炙萸肉六分，腹皮三钱，归身三钱，胡桃夹膜一钱五分。

每晚用地骨皮一两煎汤，熏洗下部。(《药盦医案全集·卷五》)

姚官官，十一月三日。

脉涩，心跳，舌有虚象。患遗精，多汗，头晕，腰酸，骨楚。以上种种，尚不为害，惟规矩权衡不合。合之病证，当是腺病，难复元。

滁菊一钱五分，天麻三钱，绵仲三钱（炒），白芍一钱五分，枸杞三钱，独活五分，莲须一钱五分，菟丝子三钱，牡蛎三钱。

另：伤科地鳖紫金丹三厘，开水下，早起服，服后须暖衣避风。（《药盦医案全集·卷五》）

周先生，十一月二十一日。

神枯，脉弦，无胃气。患遗精，咳嗽，心跳。病已入险途，不但难治，有险。

知母一钱，归身三钱，泽泻八分，炒绵仲三钱，天冬三钱，白芍一钱五分，炙萸肉五分，菟丝子三钱，川贝三钱，杏仁三钱，炙桑皮一钱五分，炙紫菀一钱，朱茯神三钱。（《药盦医案全集·卷五》）

朱先生，三月五日。

指头冷，舌苔不匀，患遗，脉有歇止，手微颤。行动虽如常，病则甚深。若见咳，便入窘途。

天麻三钱，归身三钱，炙草六分，天冬三钱，炙萸肉六分，莲须一钱五分，木瓜三钱，姜夏一钱，秫米三钱，人参须八分，胡桃夹膜一钱五分。（《药盦医案全集·卷五》）

◆ 湿邪

郭左，十月十七日。

左尺脉硬，是虚脉，起落责责然有凝结意，舌色润而红，皆湿象。

人参须一钱五分，淡芩八分，胆星一钱五分，杏仁三钱，川贝三钱，制小朴三分，归身三钱，竹沥一两（冲），橘红一钱五分，砂仁五分。（《药盦医案全集·卷四》）

江左，九月十日。

湿重已成风，其源因当是酒，其将来恐成类中。

人参再造丸半粒，每日食前服，勿间断。（《药盦医案全集·卷三》）

冷左，十月十日。

蕴湿从皮肤外达最佳，疮多里面便清楚。现在脉甚好，即是其证，不可用药外治。

全当归三钱，赤芍一钱五分，蒺藜三钱，赤猪苓各三钱，防己一钱，茵陈一钱五分，防风七分，炒车前一钱五分，三妙丸一钱。（《药盦医案全集·卷四》）

史左，一月五日。

湿重，胃不甚健，有积，当导。痱以发出为佳，故愈痒愈妙。

枳实一钱，云苓三钱，车前一钱五分，竹茹一钱五分，腹皮三钱，归身三钱，防己一钱，楂炭三钱。（《药盦医案全集·卷四》）

◆ **血证**

徐先生，十一月四日。

舌色略见虚象，脉则平正，咳嗽，痰中带血，膈旁痛，是肺伤也。

归身三钱，炙紫菀一钱，茜根炭一钱五分，知母一钱，炙草六分，杏仁三钱，赤芍一钱五分，川贝三钱，橘皮一钱，云苓三钱。

二诊：十一月九日。

色脉尚不为劣，症不妥当。每晨先紫血后鲜血，是有成薄厥之倾向，非速止不可，意中不适是虚。

茜根炭三钱，归身三钱，老三七一分半（研），小蓟炭一钱五分，大生地四钱，竹茹一钱五分，炙紫菀一钱，杏仁三钱，桑皮一钱（炙），藕汁一酒盅。

三诊：十一月十二日。

血不止极可虑，因此种症状是薄厥前一层，其倾盆盈碗而来，则猝难措手。

花蕊石三钱（煅、研），棕皮炭三钱，杏仁三钱，小蓟炭一钱五分，荷叶一角（烧），川象贝各三钱，茜根炭一钱五分，童便一杯，炙紫菀一钱，赤芍一钱五分，三七一分（研）。

四诊：十一月十四日。

血止之不止，色脉实是慢性肺病，本有回旋余地，若薄厥则祸在眉睫，或者气候转变。血可以止，然必须以药力杜之。

丹皮一钱，桑皮一钱五分（炙），川贝三钱，藕汁一酒盅（冲），三七三分（研），杏仁三钱，橘红络各一钱五分，神品京墨半杯（冲）。

五诊：十一月十六日。

血只不止，脉虚，自觉升火，似此情形，极可虑。

童便半杯，胆草一分半，三七二分（研），墨汁半酒盅（冲），真陈阿胶二钱（蒲黄炒）。(《药盫医案全集·卷五》)

江官官，十一月二日。

脉静，舌色亦正当，热尚未清。昨日尚痰中夹血，今则神气清楚，肌肤暵燥亦除，是病已无险。未能霍然者，譬之煮物已熟未烂，须俟火候到耳，大约不过三五日。

归身三钱，杏仁三钱，赤芍一钱五分，知母一钱，橘络一钱五分，炙草六分，川贝三钱，细生地三钱，炙苏子三钱。

二诊：十一月七日。

热虽未清，舌色、脉象均平正，旋当自清。但血不应有，是喉间有破损处，此层恐关系本元。口苦且干，纯属胆热。若喉间之血亦属鼻血则无妨，以色脉衡之，或者是鼻血。

茅花一钱五分，茜根炭一钱五分，元参一钱，麻仁三钱，郁李仁三钱，枳实一钱，归身三钱，知母一钱，细生地三钱，川贝三钱，鲜藕汁一杯。

三诊：十一月九日。

今天脉不如前次，略数是热较高之故。热所以高，当是蓖麻油去积之故。但此亦不妨，虽数并不算大坏。喉头胀痛，尚干净，非白喉，是喉蛾。是因虚而有，并非两件事，可不必另治喉。肌肤较前此为润，是阴虚已减。既非肺病，无有不愈者，有须至二十余口然后退热者，还当徐候，定不可慌张。

细生地三钱，知母一钱五分，天冬三钱，橘红一钱五分，归身三钱，川贝三钱，杏仁三钱，炙草六分，藕汁一酒盅。(《药盦医案全集·卷五》)

张先生，十一月十四日。

肢凉，咯血满口，面黄，气急。证属薄厥，亟止之。

花蕊石三钱（煅），炒茜根三钱，侧柏炭一钱五分，归身三钱，丹皮一钱五分，小蓟炭一钱五分，法夏一钱，七厘散一分（冲），童便一杯。

二诊：十一月十五日。

血止，脉洪数，面色尚可，当清。

归身三钱，老三七二分，丹皮一钱五分，细生地三钱，制香附三钱，知母一钱，茯神三钱。

三诊：十一月二十日。

痰中仍有血，气喘，肺甚热。此病现在不见凶象，然已有败证，将来不了。

丹皮一钱，象川贝各三钱，炒乌药一钱，天麦冬各三钱，炙桑皮一钱，炙苏子三钱，杏仁三钱，秋石一分，老三七一分。

四诊：十一月二十二日。

血已止，脉有歇止而略气急，是心肺均有病。病在神经，养心为主。

象贝三钱，丹皮一钱，桑叶三钱，炙苏子三钱，杏仁三钱，赤芍一钱五分，橘络一钱五分，炙草六分，藕汁半杯（冲）。（《药盒医案全集·卷五》）

蔡先生，十月十七日。

吐血与气急、膈痛并见，照例是肺血。舌苔湿颇重，或因气候太燥所致，病在燥湿不能互化。

鲜生地二钱，滁菊一钱五分，钩尖三钱，赤芍一钱五分，炙苏子三钱，丹皮一钱，地榆炭一钱五分，防己三钱，天麻三钱，蒺藜三钱，淮膝一钱五分，桑枝三钱，藕汁一盅（冲）。

二诊：十月十九日。

血已止，色脉均尚无他，喉燥、矢燥，皆气候关系。

天麦冬各三钱，丹皮一钱五分，杏仁三钱，蒺藜三钱，黑荆芥五分，枇杷叶三钱，桑枝三钱，炙苏子一钱五分，三七四分（研），细生地三钱，藕汁一盅（冲）。

三诊：十月二十二日。

今日仍见血，舌质绛，咳较频，脉平正。当是天久不雨，太燥所致。

天麦冬各三钱，沙参一钱，蒺藜三钱，杏仁三钱，兜铃一钱，丹皮一钱，桑皮一钱，黑荆芥五分，枇杷叶三钱，地榆炭一钱，藕汁一盅，茜根炭一钱五分。

四诊：十月二十五日。

色脉均佳，血止，稍觉腰酸。气候骤寒，当暖衣，药则宜疏解不宜补。

象川贝各三钱，杏仁三钱，橘皮一钱五分，桑叶三钱，防风六分，归身三钱，细生地三钱，炙草六分。（《药盦医案全集·卷五》）

曹先生，八月二十二日。

吐血前已两次发作，面有火色，舌亦糙，血颇热。近感脘下痞满，恐其再发，是当凉肝。

生白芍一钱五分，桑枝三钱，归身三钱，瓜蒌仁一钱五分，丹皮一钱，川连三分，细生地三钱，法夏一钱。

二诊：八月二十五日。

血未吐，胸脘不适，脉不宽，舌有虚象，更略有外感。

炒荆防各七分，棕皮炭三钱，炙草六分，茜根炭二钱，归身一钱五分，三七一分（研），制香附三钱，细生地三钱，佛手一钱。

三诊：九月三日。

面有火色，吐血止，然常泛恶，舌有湿象。此为兼证，与本来血病是两件事。然若湿郁引动肝阳，则于血病不利。

滁菊一钱，赤猪苓各三钱，天冬三钱，钩尖三钱，大生地三钱，炙草六分，归身三钱，杏仁三钱，童便半杯。（《药盦医案全集·卷五》）

陈左，十二月十一日。

吐血，虽色紫却多，前曾患衄，面疱，嗜饮，脉稍衡硬。量情形血可止，然恐有大病在后。

茜根炭三钱，地榆炭一钱，桑枝三钱，蒺藜三钱，小蓟炭一钱五分，丹皮一钱五分，赤芍一钱五分，炒荆芥四分，童便一杯

（冲）。

二诊：十二月十三日。

肾亏湿盛，湿火犯肺则咳，入少阳则衄。

大生地四钱，茜根炭三钱，秦艽一钱五分，滁菊二钱，胆草二分，小蓟炭一钱五分，钩尖四钱，蒺藜三钱，炒防风八分。

三诊：十二月十六日。

痰多而咳，衄则已止。内风奇重，当另用丹药疗治。

杏仁三钱，蒺藜三钱，赤芍一钱五分，车前三钱，橘红一钱五分，防风六分，赤苓三钱，桑枝三钱，丹皮一钱五分，大生地三钱，佛手一钱。

莲薪丹，早晚各一分。（《药盦医案全集·卷三》）

傅奶奶，三月十四日。

吐血屡发且多，色脉平正，吐血虽倾盆盈碗，亦不觉苦。此肝逆也，从倒经治。

赤芍三钱，杭菊一钱五分，桑枝三钱，苁蓉三钱，猺桂二分，淮牛膝三钱，钩尖三钱，牡蛎三钱，鲜生地三钱。（《药盦医案全集·卷五》）

胡奶奶，十二月三日。

先曾常发吐血病，近来加甚。气急，鼻扇，发热，肌肤暵燥，并且发白㾦。此发热是阴虚而热，绝非外感，断断不可用透表苦寒诸药，须甘凉养阴培元，期以半个月或见些微小效，病属至危极险之候，万不可乱用各种方药尝试。

天麦冬各三钱，杏仁三钱，川贝三钱，大生地三钱，炙苏子三钱，知母一钱，归身三钱，炙草六分。

二诊：十二月三日。

气急、鼻扇较前加甚，脉象舌色不变，面色亦不变，而病实

已至甚危绝望之境，此颇与桃花疰为近。不知从前亲属中有患肺
痨者否，如其有之，则为疰甚确。

瓜蒌仁一钱五分，知母一钱，川贝三钱，归身三钱，细生地
三钱，天麦冬各三钱，炙草六分，炙苏子三钱，炒白芍一钱五分，
紫金锭半粒（磨冲）。

另：真獭肝一钱，虎头骨一钱，研细，每服五厘，与紫金锭
同服，每日一次。

外用止汗：牡蛎一两，龙骨一两，糯米粉二两，共研粉扑周
身。(《药盦医案全集·卷五》)

江先生，九月七日。

爪下郁血，脉不和，面色晦滞。吐血衄血已六年，近剧咳失
音。肺虚甚，难治。

象川贝各三钱，炙苏子三钱，炒绵仲三钱，杏仁三钱，归身
一钱五分，茜根炭三钱，天麦冬各三钱，赤芍一钱五分，炙桑皮
一钱，蚕豆花露一杯（冲），陈年芥菜露一杯（冲）。(《药盦医案
全集·卷五》)

庞奶奶，十一月二十日。

吐血常发，膈旁痛即发作，已二十年。每痛发时必外感为之
诱因，是肺有老伤，无除根之理。

炙苏子三钱，杏仁三钱，知母一钱，橘皮一钱五分，麦冬
三钱，炙桑皮一钱五分，川贝三钱，三七二分，炒黑荆芥六分。
(《药盦医案全集·卷五》)

施先生，十二月十一日。

吐血，咳不畅，瘠甚。湿热不重，脉无胃气，溲频数，延久
当成瘵。

象川贝各三钱，杏仁三钱，炙桑皮一钱五分，丹皮一钱，黑

荆芥四分，炙紫菀一钱，炙款冬一钱，炙萸肉四分，泽泻八分，茜根炭三钱。

二诊：十二月十三日。

脉弦，无胃气。血虽止，必再发。夜咳无痰，肺弱且燥。

天麦冬各三钱，川贝三钱，炙桑皮一钱，沙参一钱五分，玉竹一钱，杏仁三钱，炙紫菀一钱，阿胶一钱五分（蒲黄炒）。

三诊：十二月十八日。

脉略起，舌润有湿。沙参、玉竹未中肯，故咳仍剧。

生熟苡仁各三钱，橘络一钱五分，炙紫菀一钱，川象贝各三钱，炙草六分，杏仁三钱，炒防风六分，阿胶一钱五分（蒲黄炒）。

四诊：十二月二十五日。

咳不见减，舌润，脉少阳和之气。剧咳则呕，口味淡。宣肺不效，改予平胃。

枳实八分，川连三分，竹茹一钱五分，杏仁三钱，炙草六分，厚朴三分，橘红一钱五分。

五诊：十二月二十八日。

咳两月余不愈，宣肺平胃都不效，舌有湿象，晚、黎明时较剧。久咳肺无不弱，可患。

江西子一钱，杏仁三钱，橘红一钱五分，薏仁三钱，象贝三钱，炙草六分，姜夏一钱，云苓四钱。(《药盦医案全集·卷五》)

宋先生，八月二十日。

吐血得之忧郁，寒热为之诱因，色脉尚无他。可以渐愈，特愈后宜慎。

炒荆芥六分，丹皮一钱，茜根炭三钱，象川贝各三钱，归身三钱，侧柏炭一钱，鲜藕汁（半盅），炮姜炭三分，五胆墨汁半杯。

二诊：八月二十三日。

血已止，却见寒热，口味淡是有外感，吐血见寒热犯忌，须速退，非吃素不可。

炒栀皮一钱，连翘三钱，橘络一钱，干首乌三钱，淡芩八分，白薇一钱，茅根三钱，甘露消毒丹一钱五分。(《药盦医案全集·卷五》)

陶先生，九月五日。

舌绛苔黑，左脉全无胃气。患咳嗽夹痰吐血，腰酸，胁痛。表面是因伤吐血，然色脉不合，亦非纯肺病，乃由肾病肺，兼有肝病者，绝深，不但难治。

天麦冬各三钱，茜根炭三钱，杏仁三钱，菟丝子三钱，云苓三钱，大生地三钱，炒绵仲三钱，归身三钱，童便半酒盅(冲)。

二诊：九月十二日。

肺病之外更见甚深之肝病，不戒酒，只有渐深，更无可愈希望。

茜根炭一钱五分，天麦冬各三钱，枳椇子一钱五分，制香附三钱，知母一钱，桑枝二钱，川连三分，杏仁三钱，藕汁半盅(冲)。(《药盦医案全集·卷五》)

田先生，九月十三日。

失血过多，口鼻、二便均有鲜血与瘀血并下，面无血色，发热，汗黏。脏气悉乱，只有止之之一法，恐无补于病。

犀角屑四分，高丽参一钱，大生地五钱，丹皮一钱五分，橘络一钱五分。(《药盦医案全集·卷五》)

王奶奶，十一月十六日。

吐血十年，愈吐愈剧，脉尚可，脘痛，背痛，腰痛，肝肺肾症并见。禀赋本尚可，何以有此病，不自知。若不除，当然有险。

川连三分，炒荆芥四分，茜根炭三钱，荷叶一角（烧），赤芍一钱五分，四制香附二钱，棕皮炭三钱，杏仁三钱，炙桑皮一钱五分，藕汁半杯。

二诊：十一月十九日。

脉尚可，血止咳减，然目光少神且有热象。肝阳不潜，仍虑血上行。

滁菊二钱，钩尖三钱，桑芽三钱，赤芍一钱五分，大生地三钱，炙鳖甲一钱五分，炙龟板三钱，制香附三钱，知母一钱，川贝三钱，橘红一钱五分。

三诊：十一月二十三日。

目光较有神，脉和，血止，肝阳潜，甚佳。腰酸，当补肾。

绵仲三钱，杏仁三钱，赤白芍各一钱五分，枸杞三钱，菟丝子三钱，炙桑皮一钱五分，生熟地各三钱，滁菊一钱五分，佛手一钱五分。

四诊：十一月二十八日。

脉平正，舌绛糙。内热甚重，头痛即因内热，清之。

淡芩八分，鲜生地三钱，绵仲三钱，枸杞三钱，川连三分，赤芍一钱五分，滁菊二钱。（《药盦医案全集·卷五》）

徐先生，十月二十七日。

右尺脉弦，吐血已第二次发，而与第一次相距近五六月。此病现在可愈，明年必再发，在春分再发便不可收拾，从速练功。

赤芍一钱五分，茜根炭三钱，侧柏炭一钱，地榆炭一钱，荷叶一钱（烧），小蓟炭一钱五分，荆芥炭五分，三七五分（研），童便一杯（冲）。（《药盦医案全集·卷五》）

余世兄，十月二十六日。

气候燥，肝阳上行，引动吐血旧病。症情重险，非速止不可，否则倾盆盈碗而来，即刻可以脱绝。

花蕊石三钱，地榆炭一钱五分，炒荆芥三分，茜根炭三钱，赤芍一钱，棕皮炭四钱，荷叶炭一钱，童便半杯，京墨半杯。

二诊：十月二十七日。

薄厥已止，血尚未止，暂时可无危险。右脉有胃气，左脉弦。病根完全未动，慎防再发。

茜根炭三钱，炙草六分，小蓟炭一钱，棕皮炭三钱，赤芍一钱五分，炒荆芥六分，地榆炭一钱，归身三钱，京墨半杯，老三七一分，蚕豆花露二两。（《药盦医案全集·卷五》）

余先生，十二月五日。

吐血才止又发，面色脉象均平正。发作太频，是肺病最忌者，恐春分有问题。

老三七二分（研），炙款冬一钱，菟丝子三钱，桑枝三钱，杏仁三钱，丹皮一钱五分，制香附三钱，炙紫菀一钱，泽泻六分，藕节三个，左金丸三分。

二诊：十二月十五日。

脉涩尚平正，惟吐血屡发，总不是事。肺络损坏，固然亦有肝经关系，当弛缓交感神经。

花蕊石三钱（醋煅，研），赤芍一钱五分，朱茯神三钱，独活五分，童便一杯，炙僵蚕一钱，茜根炭一钱五分，炒乌药一钱，钩尖三钱，蒺藜三钱，小蓟炭一钱五分，地榆炭一钱，醋炒制香附三钱。

三诊：十二月十八日。

今日又吐血，色鲜。自觉热甚，毫不怕凉，胸膈有筋抽掣即吐血，是肺络中有一部分痉挛而然。何以如此，殊不明瞭。恐绵力不能任此病，勉方，如无效，谢不敏。

木瓜三钱，麦冬三钱，茜根炭三钱，钩尖三钱，丹皮一钱五分，荷叶一角（烧），蒺藜三钱，小蓟炭三钱，雅连三分，猺桂二分，童便一杯（冲）。

四诊：十二月二十二日。

今日色脉好，神气安详，血亦较少，尚微闷，是虚甚所致。

茜根炭三钱，玉竹一钱，老三七二分（研），小蓟炭一钱五分，沙参一钱五分，蒺藜三钱，钩尖三钱，炒乌药一钱，炙紫菀一钱，川贝三钱，炙芪七分。

五诊：十二月二十四日。

吐血本未止，因受惊致脘闷、心悸。幸面色、脉象尚平正，宜予安神。

大生地三钱，朱茯神三钱，老三七一分（研），归身三钱，牡丹皮一钱五分，橘白络各一钱五分，沙参一钱五分，小蓟炭一钱五分，茜根炭三钱，炙芪一钱五分，童便半杯（冲），京墨汁半杯（冲）。（《药盦医案全集·卷五》）

张先生，八月二十四日。

薄厥决不无因而起，脉细，失血之后，肝已虚也。

茜根炭三钱，棕皮炭三钱，炒白芍一钱，制香附三钱，归身三钱，老三七一分半，鲜藕汁半杯（冲）。

二诊：八月二十八日。

血止，色脉亦好。只须善后，药物不能除根，惟练功能除根。

大生地四钱，归身三钱，制香附三钱，藕节三个，茜根炭三钱，炙草六分，生白芍一钱五分。（《药盦医案全集·卷五》）

张先生，十二月二日。

吐血满口，剧咳，气喘，右膈痛。肺络已伤，病不廉，稍延即有生命之险，现在尚有一线生机。

茜根炭三钱，杏仁三钱，象贝三钱，炙苏子三钱，小蓟炭一钱五分，桑叶三钱，橘络一钱五分，炒乌药一钱，炙紫菀一钱，童便一杯，炒黑荆芥四分。

二诊：十二月四日。

脉软，血已止，唇间疮痏愈多。所谓一线生机者即此，以血中热毒能自达。面色甚劣，尚有危险。

丹皮一钱，赤芍一钱五分，桑枝三钱，荷叶一角（烧），茜根炭三钱，小蓟炭三钱，归身三钱，炒荆芥五分，炙紫菀一钱，杏仁三钱，炒乌药一钱。（《药盦医案全集·卷五》）

张先生，十月九日。

夹痰吐血已第三次，舌有湿象。头晕是因湿火上犯所致，故旧有脚湿气，今不作痒。

滁菊二钱，苡仁三钱，茜根炭三钱，桑枝三钱，防己八分，杏仁三钱，钩尖三钱，蒺藜三钱，赤芍一钱五分，炒荆芥四分，侧柏炭一钱，归身二钱，藕汁一酒盅（冲）。

二诊：十月十一日。

肝胆肺胃皆不降，故血不止，咳不止。肺甚虚，脉涩，病稍复杂。

茜根炭三钱，地榆炭一钱，桑枝三钱，归身三钱，赤芍一钱五分，丹皮一钱，荆芥炭六分，炙草六分，杏仁三钱，童便半杯（冲）。

三诊：十月十四日。

血不止，脉洪，少胃气。是脏气不藏，气候太燥，恐其奔薄而上，当予潜阳。

滁菊一钱五分，炙鳖甲一钱五分，杏仁三钱，丹皮一钱，钩

尖三钱，桑皮三钱，炙龟板一钱五分，三七三分（研），橘红络各
一钱，童便半杯。（《药盦医案全集·卷五》）

蔡先生，十月六日。

血必全止，然后可补，前方尚中肯，再从原方加重。

老三七三分，归身三钱，川象贝各三钱，茜根炭三钱，杏仁
二钱，知母一钱，炙苏子三钱，人参须五分，五味子三分，蛤蚧
尾四分。

二诊：十月七日。

血未净，本不可补，今则欲速不达，仍当疏肝，引血归经。

炒荆芥五分，棕皮炭二钱，炙苏子三钱，茜根炭三钱，象贝
三钱，茯苓三钱，侧柏炭一钱，杏仁三钱，藕节三个（烧），回龙
汤半杯（冲）。

三诊：十月十日。

血不止，膈痛，气急。是肺络受伤，非止不可。然不能过事
凉血，因脉舌无热象。

炒荆芥七分，炮姜炭二分，象贝三钱，橘白络各一钱五分，
茜根炭三钱，地榆炭一钱五分，杏仁三钱，藕节三个，炙苏子三
钱，回龙汤半杯（冲）。

四诊：十月十三日。

前两日无热象，今日则脉数、溲赤、唇干，此三者均属热象。
血未全止，当另有其故。鄙意面部有风色，不当专就温凉两方
考虑。

荆芥炭五分，象川贝各三钱，茜根炭三钱，蒺藜三钱，地榆
炭一钱，炙草六分，京墨汁半酒（盅），回龙汤一杯。

五诊：十月十六日。

凡咳卧时较甚者，皆胃气上逆使然。略带饥，当差减。

象川贝各三钱，竹茹一钱五分，炙苏子三钱，橘红一钱五分，枳实八分，炒秫米三钱，杏仁三钱，炙草六分。（《药盒医案全集·卷五》）

李奶奶，十月二十五日。

产后二十余日，血从大便出，有结块，有寒热，舌色平正，无寒象，脉濡软，是当止之。

归身三钱，炒槐米三钱，大生地三钱，白芍一钱五分，炙草六分，川芎四分，棕皮炭三钱，制香附三钱，炒黑荆芥七分。（《药盒医案全集·卷七》）

钱世兄，十月十八日。

前数日下痢，痢止便血，现在脉平，舌苔厚，尖剥。胃不能化，是为主病，便血反是副病，当节食。

枳实一钱，腹皮三钱，炒槐米三钱，楂炭三钱，竹茹一钱五分，细生地三钱，法夏一钱五分，馒头炭三钱，焦谷芽三钱，川芎五分。（《药盒医案全集·卷六》）

胡先生，一月四日。

面与舌无血色，已成血瘅，唇与爪下血色未变。是肝脾之血未动，故尚能勉强维持行动。脉洪有力，心房已起代偿作用，险甚。

归身三钱，枸杞三钱，秦艽一钱五分，大生地五钱，炒槐米四钱，天麻三钱，蒺藜三钱。（《药盒医案全集·卷五》）

朱先生，一月二十四日。

脉虚软全不应指，舌无血色，胁痛，气急，头眩，手足冷而有盗汗，呕清水，食入即吐。病虽由温补过当而来，现因失血过多，全无阳和之气，且肝阳盛于上，阴涸于下，而中焦胃间独寒，脏气悉乱，不循常轨。温因碍于肝阳，凉则胃益不任。高年有此，泃属难治之候。现脉虽虚甚无火，然多量失血乃大血管破裂，其发作是间歇性。脉虽无阳，亦不免再吐，再吐即脱矣，当以止血为先务。

花蕊石三钱（煅），川连三分，小蓟炭三钱，茜根炭三钱，吴萸二分，侧柏炭三钱，赤芍一钱五分，猺桂心二分（研冲），荷叶炭一角，童便一杯。（《药盦医案全集·卷五》）

邵先生，十月二十四日。

脉稍嫌弦，无冲和之气，是血少胃病，当然猝不得除。神气却好，因向来湿胜，值现在气候暵燥，亦是近日较健之一原因，脉弦当补血为主。

归身三钱，人参须一钱五分，钩尖三钱，砂仁八分，法夏一钱五分，炙草六分，制香附三钱，滁菊一钱五分，枳实八分，茯神三钱。（《药盦医案全集·卷三》）

◆ **痰饮**

陈小姐，十月二十六日。

喉间痰窒，早起觉舌强，腹胀。病属肝，姑事清胆。

钩尖三钱，炒防风六分，竹沥一两，制香附三钱，杭菊一钱五分，赤芍一钱五分，胆星一钱，佐金丸四分，姜夏一钱，川贝三钱。（《药盦医案全集·卷六》）

高左，九月十三日。

湿痰其盛，兼有内风，故寻常药不效。须防中风。

竹沥一两，胆星一钱，炒车前三钱，天麻三钱，赤猪苓各三钱，回天丸半粒，秦艽一钱五分，独活六分。（《药盦医案全集·卷三》）

杭左，九月十日。

舌有湿象，咳痰如珠。肺中有湿痰却燥，是一脏之中燥湿不能互化。

沙参一钱，杏仁三钱，苡仁三钱，防风六分，象贝三钱，桑皮一钱（炙），炙草六分，兜铃一钱，前胡一钱五分。（《药盒医案全集·卷四》）

徐左，七月十日。

规矩权衡不离，惟左脉略硬，此是虚象，其外感乃病之浅者，舌色颇干绛，痰多白沫。当疏解兼清肺。

瓜蒌仁一钱五分（去油），陈香薷四分，川连三分，橘红一钱五分，鸡苏散三钱（包），姜半夏一钱五分，枳实八分，竹叶十片，荆防炭各八分，鲜藿香叶十片。（《药盒医案全集·卷二》）

姚左，十月十二日。

前曾患中风，现在颇见湿痰凝结症象。气候太燥，宜清肝胆。

滁菊二钱，天麻三钱，独活八分，炒防风八分，钩尖三钱，蒺藜三钱，赤芍一钱五分，归身三钱，大生地四钱，回天丸一粒。（《药盒医案全集·卷三》）

应世兄，二月十三日。

喉间有痰，味咸，气急，虽不吐血，种种不适皆血证。此必肝之生气，不能与春之生气相应之故。

天冬三钱，炒绵仲三钱，蛤蚧五分（炙，研冲），菟丝饼三钱，蒺藜三钱，胆草二分，滁菊二钱，炙苏子一钱五分，金匮肾气丸一钱半（入煎）。（《药盒医案全集·卷六》）

◆ 消渴

吴左，九月九日。

唇绛口燥，消渴，脉数，别无他病，当是消证。

鲜生地三钱，淡芩八分，竹叶十五片，元参一钱，海蛤壳一两。

二诊：九月十一日。

脉洪，唇绛，口燥引饮无度，溲多。据色脉，不甚妥当。如其溲量多于饮量，则属不救，试注意考察。

海蛤壳一两，天冬三钱，鲜生地三钱，淡芩八分，竹叶十片，地骨皮三钱，钗斛三钱。

三诊：九月十三日。

见证属消渴，脉与舌色无恙，规矩权衡不合，虽饮量与溲量等，亦属肾消，难治。

人参须一钱，竹叶十五片，生草六分，生石膏三钱，知母一钱，秫米一撮。（《药盦医案全集·卷四》）

袁左，十二月二十三日。

舌苔干黑糙，饮多溲多，是消；肢体常感不仁，是风。先治消。

海蛤壳六钱，竹叶十片，覆盆子三钱，生石膏一钱五分，鲜生地三钱，怀山药六钱。（《药盦医案全集·卷四》）

张左，十一月十八日。

色脉较前为佳，舌苔结，饥不能食，有积，然上有风。此所谓风，乃脏气不相顺接。

归身三钱，蒺藜三钱，虎骨三钱（炙），枳实一钱，天麻三钱，蝎尾一分（炙），乌梅一钱，腹皮三钱，秦艽一钱五分，炙芪一钱五分。

二诊：十一月二十日。

脉较和，面色较正当。诸恙均见瘥，惟小溲太多，脉均无热象。拟从肾气不摄治，得风药病瘥。脏气不相顺接，甚确。

归身三钱，秦艽一钱五分，蝎尾一分，乌梅一钱（炒），天麻三钱，蒺藜三钱，虎骨三钱（炙），炙芪三钱，缩泉丸一钱。

三诊：十一月二十三日。

饥甚，溲多。病属消证；不引饮，健饭，是中消。

知母一钱，炙草六分，海蛤壳六钱，生石膏二钱，天麻二钱，覆盆子二钱，蒺藜二钱。

四诊：十一月二十五日。

得温即剧，得凉即瘥。中消之证本属难治，尤难在气分太虚，而不能进补气之品。

知母一钱五分，覆盆子三钱，蒺藜三钱，天冬三钱，海蛤壳八钱（打），桑芽三钱，大生地四钱，竹叶二十片，绵仲三钱（炒）。

五诊：十二月三日。

善饥，溲多，脚麻，色脉较前为佳。病是消，不过既较前差减，即亦不足。病不进即退，退虽不多，然退故知其不为患也。

海蛤壳八钱，竹叶十片，覆盆子三钱，生石膏一钱五分，细地三钱，生白芍、清炙草六分。

六诊：十二月十四日。

消已差减，脉象舌色亦较前为佳，稍瘥是当有之症象，其胫腿麻木，当俟消证全愈后另治。

海蛤壳八钱，细生地三钱，生白芍一钱五分，竹叶十片，玉竹一钱，覆盆子三钱，怀山药五钱。

七诊：十二月二十一日。

消证差减，色脉均佳，发出之红瘰乃血中热毒外达，愈发愈佳。惟消未净除，恐风药与病不相得，脚麻尚须缓治。

炒怀药五钱，大生地三钱，玉竹一钱，丹皮一钱五分，竹叶

十片，覆盆子三钱，生石决三钱。(《药盒医案全集·卷四》)

◆ 口渴

钱左，一月十日。

舌绛如血，苔黄，甚渴引饮。感寒化火故如此。

鲜生地三钱，竹叶十片，葛根六分，淡芩八分，枳实八分，生石膏一钱五分，川连二分，猪苓三钱，方通八分。(《药盒医案全集·卷一》)

◆ 虚劳

丁先生，十月九日。

在上见肺燥，在下见脾寒肾亏，脉无胃气，瘠甚，已渐入损途，难治。

天麦冬各三钱，炙桑皮三钱，芡实三钱，炙草六分，象贝三钱，木香一钱，云苓三钱，杏仁三钱，金匮肾气丸一钱五分。(《药盒医案全集·卷五》)

李先生，三月十八日。

脉细数，舌光，面无血色，溲不清，掌热。肺肾均坏，脾脏亦坏，因脏气无忍耐力，此损证已成之候也。

炙款冬一钱，桔梗六分，杏仁三钱，天冬三钱，云苓三钱，川贝四钱，生草六分，绵仲三钱，知母一钱，泽泻一钱。

二诊：三月十九日。

脉数而不细，唇不光，是今日所见之进步，其余诸恙依然。虚损大证，原无速效之理。

桔梗六分，川贝三钱，知母一钱，天冬三钱，郁李仁三钱，生草六分，杏仁三钱，泽泻八分，炙款冬一钱。

三诊：三月二十二日。

今日脉仍见细数，此为病进，此外无出入。据云已稍好，当是心理作用。虚损大证，无如此容易也。

桔梗六分，杏仁三钱，天冬三钱，细生地四钱，炙桑皮一钱五分，炙生草各六分，白芍三钱，知母一钱，归身三钱，蒺藜四钱，天麻三钱，川象贝各三钱，橘红一钱。(《药盦医案全集·卷五》)

彭左，十月二十五日。

脉虚，肾热湿重风胜，肺肾并病，血分不清，神气不甚爽慧，因血少神经亦受影响。当煎丸并进，标本兼治。

归身三钱，麦冬三钱，天麻三钱，绵仲三钱，天冬三钱，蒺藜三钱，炙草六分，草薢一钱五分，枸杞三钱，制香附三钱，回天再造丸一粒四分之一（化服）。

二诊：十月二十六日。

面浮，脚肿，是脏气大虚所致，脉亦虚。虚而肿，本非细事，惟舌色则湿象已化，此亦差强人意之一节。

高丽参一钱，蒺藜三钱，菟丝子三钱，天冬三钱，姜半夏一钱五分，炒绵仲三钱，钩尖三钱，滁菊一钱五分。

三诊：十二月一日。

脉虚甚而数，面浮，脚肿，神气甚劣，病殊危险。其内风因虚甚已不及治疗，勉强维持，能过春分方有希望。

天麦冬各三钱，川贝三钱，五味子三分，人参须一钱（另煎），橘络一钱五分，龟龄集二分。

四诊：十二月六日。

病有转机，照例肺肾并亏，更有内风而见面浮脚肿，是不治之候，有此现状，大是幸事。

天麦冬各三钱，人参须一钱（另煎），川贝三钱，五味子三分，杏仁二钱，橘络一钱五分，归身三钱，萆薢一钱五分，龟龄集二分。

五诊：十二月九日。

脉气不宽，有歇止，舌略萎，肿未全除，形神不足，虚甚。

天麦冬各三钱，杏仁三钱，炙草六分，人参须一钱（另煎），炙桑皮一钱五分，蒺藜三钱，归身三钱，川象贝各三钱，橘皮一钱五分，龟龄集二分，陈阿胶一钱五分（蛤粉炒）。

六诊：十二月十五日。

脉气不宽，微而无胃气，照此脉象，肿退尚须时。

高丽参六分，炒乌药一钱，杏仁三钱，川象贝各三钱，菟丝子三钱，蒺藜一钱五分，炒绵仲三钱，天冬三钱，龟龄集二分。（《药盦医案全集・卷三》）

◆ 汗证

张先生，三月十八日。

旧有肺病，此次发热不过面色暗而浮，舌干有裂纹，有盗汗。肺虚已甚，潮热，不当从外感治。病有大危险，难冀收功。

天麦冬各三钱，赤白苓各三钱，知母一钱，牡蛎三钱，归身三钱，川贝三钱，炒白芍一钱五分，炙草六分，浮小麦五钱。（《药盦医案全集・卷五》）

◆ 腰痛

曹先生，一月十五日。

脉数而虚，呼吸稍促，腰背胁下均痛，舌裂纹甚深。肝肺肾三脏皆病，肝肺为重，已间接影响及心。此病大半关系环境，当设法休养，药物为效有限。

绵仲三钱，制香附三钱，天冬三钱，菟丝子三钱，枸杞三钱，杏仁三钱，潞党一钱五分。(《药盦医案全集·卷五》)

◆ **腰酸**

顾右，十月十九日。

面有风色，舌有湿象，腰酸，带下色黄。此属风湿已入络，故遍身酸楚，时愈时发，非丸药不能除。

秦艽一钱五分，天麻三钱，归身三钱，砂仁八分，蒺藜三钱，赤芍二钱，桑枝三钱，炙草六分，制香附三钱。

二诊：十月二十二日。

小腹胀，遍身酸楚。湿已溃，故如此，病属慢性。

秦艽一钱五分，防风八分，赤芍一钱五分，丝瓜络一钱五分，制香附三钱，蒺藜三钱，归尾三钱，桑枝三钱，炙草六分，青陈皮各一钱。(《药盦医案全集·卷四》)

顾右，一月十九日。

脉虚，宜乎腰酸眼花，喉间若梗，骨楚。皆徙薪丹症，腹痛是肝气。

制香附三钱，绵仲三钱，秦艽一钱五分，茯神三钱，炒车前三钱，木香一钱，归身三钱，萆薢一钱五分，枸杞三钱。

徙薪丹，每早晚各一分。(《药盦医案全集·卷三》)

彭左，十月十八日。

舌有湿象，血分不清，肾亏肾热，间接而病肺胃，其腰酸胫硬是肾亏证据，爪疥乃血不清证据，且神气亦不爽慧。病属内风，用药得法，尚须三五月调理，绝非轻证。

大麻三钱，归身三钱，枳实八分，人参须一钱，蒺藜三钱，炙草六分，竹茹一钱五分，回天再造丸一粒四分之一（化服）。

（《药盦医案全集·卷三》）

殷左，十月十六日。

腰酸，病在内肾，其原因是湿，误用辛温药不中病，但不效尚是幸事。

草薢一钱五分，龟板二钱（炙），赤芍一钱五分，车前三钱，朱砂五分，赤苓三钱，秦艽一钱五分。

二诊：十月十八日。

腰酸，近患咳嗽，喉不痒，有痰，舌有湿象，从肺治燥。

麦冬三钱，紫菀一钱（炙），草薢一钱五分，秦艽一钱五分，桑皮一钱（炙），杏仁三钱，绵仲三钱，车前三钱，款冬一钱（炙），炙草六分，防风八分（炒）。

另：阳和膏一张，加元寸七厘，猺桂心一分，贴腰。（《药盦医案全集·卷四》）

◆ 疼痛

董左，九月二日。

浑身痛，不能食，脘部、腹部及肌肉皆痛，节骱不痛，肌肤甲错，爪下无血色，手颤。是中风，非内伤。

蒺藜三钱，天麻三钱，归身三钱，姜夏一钱，钩尖三钱，人参须一钱五分（另煎），回天再造丸半粒。

二诊：九月四日。

皮肤干枯，血色都变，是风病之重者。口燥乃燥药为之，贫血，风则愈炽。

归身三钱，白芍一钱五分，炙草六分，潞党一钱五分，大生地四钱，蒺藜三钱，橘皮一钱五分，炙苏子三钱，回天丸半粒。

（《药盦医案全集·卷三》）

顾先生，三月一日。

肝气为患，交感神经痉挛，故痛作，时觉气急。

天麻三钱，赤芍三钱，归身三钱，蒺藜三钱，制香附三钱，生乳香四分，天冬三钱，佐金丸四分，大生地四钱，茯神三钱。

二诊：三月六日。

脉总少胃气，痛略瘥，却有气向上逆。

天麻三钱，归身四钱，滁菊三钱，蒺藜三钱，大生地五钱，炙鳖甲一钱五分，独活四分，逍遥丸一钱，生乳香三分，茯神三钱，制香附三钱，赤芍二钱。（《药盦医案全集·卷三》）

郭先生，二月十二日。

舌苔抽心，其抽心处绛且干，脉则滑实，体格肥盛异乎寻常。病情虚实互见，痛是气窒，不属肺而属肝。痰虽多，阴分甚亏，劫夺之剂不适用，当理气。

制香附三钱，赤芍二钱，杏仁三钱，茯神三钱，元参一钱五分，橘白络各一钱五分，乳香三分，归身三钱，炙苏子三钱，麦冬三钱，指迷茯苓丸一钱五分。（《药盦医案全集·卷三》）

陶先生，十一月二十二日。

是肺肾病，其窜痛皆肺之领域，病之小部分侵及感觉神经，故理气疏肝不效。

天麻三钱，赤芍三钱，天麦冬各三钱，莲须一钱五分，炙萸肉六分，蒺藜三钱，杏仁三钱，细生地三钱，泽泻八分，炙桑皮一钱五分，胡桃夹膜一钱。（《药盦医案全集·卷五》）

徐右，三月十七日。

面色殷红，肩背痛则气急，值拂逆则痛剧。肺肝并病，其痛处是肺俞，其气急是内部痉挛。

制香附三钱，人参须八分，归身三钱，天麻三钱，蝎尾二分，杏仁三钱，蛤蚧尾四分，回天丸半粒。(《药盦医案全集·卷四》)

姚奶奶，三月三日。

神经过敏，有时知觉全失。此是痛之较轻者，极难治。

胆草二分，赤芍钱半，归身三钱，大生地三钱，秦艽钱半，独活五分，蒺藜三钱，天麻三钱。

另用：犀角粉三分，朱砂五分（飞研），蚤休二分，全蝎一分，分别研末，用猪心一个洗净、剖开，挖空入药末，蒸烂，捣数千杵泛丸。每服七粒。(《药盦医案全集·卷三》)

张左，三月十六日。

病源在胃，痛处皆肝之部位，西药不能除根，多服则疲，不但不效，且有流弊。

川连三分，桂枝三分，制香附三钱，青陈皮各一钱，干姜三分，乳香四钱，法夏一钱五分。(《药盦医案全集·卷三》)

◆ 麻木

傅右，一月二十四日。

始而酸楚在脚，继而发麻，旋手麻且抖，病来以渐，历久益甚，委实可怕。此是神经性痿证，其源在肝。

天麻三钱，独活八分，蒺藜三钱，归身五钱，炒防风八分，白芍一钱五分，虎骨四斤丸一钱五分。

二诊：一月二十九日。

神经痛药后不甚效，色脉尚无他，病本不易治。

天麻三钱，独活六分，归身三钱，赤苓三钱，蒺藜三钱，防风六分，车前三钱，方通八分，白芍一钱五分，大生地四钱，茯神四钱，回天丸半粒药（化服）。(《药盦医案全集·卷三》)

杭佣，一月十日。

脉尚可，面色太黄，右手三指发麻，是风信。

归身三钱，独活八分，木瓜三钱，丝瓜络一钱五分，橘络一钱五分，防己一钱，回天丸半粒。（《药盦医案全集·卷三》）

李左，十月十三日。

遍身麻，腿酸，左脉硬。肾亏精不足，血亦虚，因而有风意，当虚实兼顾。

归身三钱，秦艽一钱五分，炒绵仲三钱，菟丝子三钱，枸杞三钱，大生地三钱，天麻三钱，蒺藜三钱，回天丸半粒药（化服）。

二诊：十月十六日。

腰腿酸痛，脉嫌不藏。风虽除，血未复，肾亏亦依然，此当渐瘥。

天冬三钱，菟丝子三钱，杭菊一钱五分，天麻三钱，绵仲三钱，归身三钱，赤芍一钱五分，大生地三钱，苁蓉三钱，蒺藜三钱。（《药盦医案全集·卷三》）

张右，一月九日。

血不清，肢麻，是已延及感觉神经，此即是风病大证也。此病伏根于平时，发作于春日。

天麻三钱，独活六分，赤芍三钱，蒺藜三钱，归身三钱，秦艽一钱五分，炒防风八分，大生地五钱，炒车前三钱，泽泻八分，萆薢一钱五分，回天丸半粒药（化服）。

徙薪丹，每早晚各一分。

二诊：一月十二日。

血不清，治须以渐，仓猝不能见大效。泄泻当是感寒，但此病略泻亦不妨，舌色稍嫌糙，须兼顾阴分。

归身三钱，草薢三钱，芡实三钱，绵仲三钱，车前三钱，滁菊一钱五分，泽泻一钱，川连三分，蒺藜三钱，天麻三钱。

三诊：一月十五日。

舌色好，脉不甚宽，面麻。仍是内风为患，不过怒则肝胆上逆，湿邪缘之而上，不宜。

炒防风八分，赤芍一钱五分，泽泻一钱，蒺藜三钱，归身三钱，滁菊一钱五分，天麻三钱，丹皮一钱，制香附三钱。（《药盦医案全集·卷三》）

周左，十一月四日。

病属湿热上行，本是可以渐愈之证，但规矩权衡不合，是已及纤维神经，中风之险即在目前。

天麻三钱，蒺藜三钱，炒防风八分，独活六分，生地四钱，胆草二分，回天丸一粒，归身三钱。

另服蓰薪丹，每日二次，每次一分。

二诊：十一月十九日。

风胜不受补，大是难事，感觉神经钝麻，离中风不远，奈何。

虎骨三钱（炙），天麻三钱，独活八分，防风八分，回天丸一粒，归身三钱，大生地四钱。（《药盦医案全集·卷三》）

朱左，二月十八日。

面色亦是血枯风胜之候，舌色是湿。此湿已久，不清，脚麻筋燥，皆血少也。

归身三钱，木瓜三钱，赤芍一钱五分，绵仲三钱，天麻三钱，苡仁五钱，苁蓉三钱，独活五分，阿胶三钱（蛤粉炒）。（《药盦医案全集·卷三》）

◆ 脚气

董先生，二月十二日。

气急脚肿，脉硬。内风重，湿亦重，血分不清，痼疾难治。肿是脚气，气急为猝病，当急治之。

槟榔八分，防己三钱，枳实八分，吴萸六分，苏梗一钱，木瓜三钱，姜夏一钱五分，橘叶三钱，归身三钱。（《药盦医案全集·卷三》）

◆ 疟病

徐先生，十月二十七日。

寒热互见，月余不退。初起恶寒，现在但热不寒，骨楚，脘闷，头空痛，舌有虚象，脉尚可。前此下午三时退热，现在下午三时始发热。病属疟疾，所以延长，当是不忌口之故。现已稍见虚证，忌口，期速愈。

白薇一钱，淡芩八分，制香附三钱，归身一钱，青蒿一钱，赤芍一钱五分，茯神三钱，炙草六分，常山六分。（《药盦医案全集·卷六》）

笪小姐，六月八日。

发热，汗多，其热起伏有定时，是温疟。

牡蛎三钱，川贝三钱，焦谷芽三钱，薄荷（后下）一钱，枳实一钱，归身三钱，常山七分，竹茹一钱五分，秦艽一钱五分，浮小麦五钱，佐金丸（吞）二分。

二诊：六月十日。

薄荷一钱，青蒿一钱，川连三分，白薇一钱，枳实一钱，焦谷芽三钱，常山八分，竹茹一钱五分，牡蛎三钱，浮小麦五钱，秦艽一钱五分，归身二钱，炒防风一钱。

三诊：六月十二日。

热退，舌黑色亦除。现在浑身酸痛，因剧烈运动而然，未免受风。

秦艽一钱五分，枳实一钱，归身三钱，薄荷一钱，竹茹一钱五分，炙草六分，防风一钱，杏仁三钱，焦谷芽三钱，甘露消毒丹八分。（《药盦医案全集·卷二》）

徐左，十二月十日。

寒热如疟已四五日，脉尚平正，舌色有胃病，尚不为重。此为痃疟，最是延长。

青蒿一钱，赤白芍各一钱，淡芩一钱，归身三钱，煨青果五分，白薇一钱，红枣四个，常山一钱（煎）。

二诊：十二月十二日。

热未清，恶寒罢，疟隐温显，当从温治。

炒栀皮一钱五分，竹茹一钱五分，川连三分，炙草六分，炒车前一钱五分，香豉三钱，小朴三分，淡芩六分，秦艽一钱五分，猪苓三钱。

三诊：十二月十四日。

舌中心有厚苔，脉平正，胃消化不良。其疟与温则瘥，慎食，不可再发。

枳实八分，炙草六分，细生地三钱，竹茹一钱五分，白薇一钱，杏仁三钱，归身三钱，苡仁三钱，橘络一钱五分。（《药盦医案全集·卷二》）

杜小姐，十月六日。

面黄微肿，口苦，逐日寒热，此必不忌口所致。病是疟，并见气急，伤风咳嗽。须谨慎，恐成大病。

白薇一钱，淡芩八分，竹茹一钱五分，赤猪苓各三钱，青蒿一钱五分，枳实八分，楂炭三钱，方通八分，常山八分，炙草六分。

二诊：十月八日。

面色萎黄，舌无血色，已经由疟转瘅，此极难治。因是慢性，愈期太远，调护小有不慎，足以致命。

归身五钱，炙草六分，连翘三钱，炒栀皮一钱，茵陈三钱，大生地五钱，赤豆一两（泡）。（《药盒医案全集·卷六》）

高先生，十一月十四日。

三日疟已月余，面黄，脉无胃气，舌苔黑，口苦渴，脘闷。病延已久，因不忌口，须吃净素，否则成瘅。

归身三钱，淡芩八分，象贝三钱，知母一钱，炙草六分，杏仁三钱，瓜蒌三钱，枳实八分，竹茹一钱五分，人参须一钱五分，常山一钱五分，青蒿一钱，苍耳子六分（酒浸一宿用）。

二诊：十一月二十日。

疟止，面色未转，舌苔仍黑。须再服前药，以清余孽。

人参须一钱五分，青蒿一钱，茵陈三钱，炙鳖甲三钱，常山八分，象贝三钱，杏仁三钱，归身三钱，苍耳子六分（酒浸）。（《药盒医案全集·卷六》）

杭奶奶，八月二十七日。

先寒后热且战，是疟。掌热甚是虚，虚则外邪容易深入，口甜更有湿。病方趋剧，勿轻视，须加意慎摄。

荆防炭各五分，炙草六分，桑皮一钱五分，细生地三钱，白薇一钱，归身三钱，左金丸四分，防己一钱。（《药盒医案全集·卷六》）

何奶奶，十月十九日。

舌色作镜面苔，此为胃虚。肝胃病极深，食物不能化，不能吸收滋养则成积弱。其形寒发热是温疟，痒乃风痧未能出透之故。

鲜生地三钱，竹叶十片，白薇一钱，川芎五分，法夏一钱，川连三分，瓜蒌仁三钱，薄荷一钱，连翘壳三钱，鲜首乌三钱，茅根三钱（去心）。（《药盦医案全集·卷六》）

贺先生，十月十四日。

寒热一日二三度发，且每年必发，舌如赭，脉弦，恶寒甚，胸膈发出疹子甚多，此物以能发出为佳。

白薇一钱，归身三钱，炒荆防各七分，法夏一钱，葛根一钱，炙草六分，川芎五分，薄荷一钱。

二诊：十月十六日。

舌色甚不平正，脉尚无他，发热未退，仍形寒，头空痛，从疟治。

淡芩八分，枳实八分，葛根一钱，白薇一钱，竹茹一钱五分，归身三钱，干首乌三钱，炙草五分。

三诊：十月十八日。

脉颇缓和，舌色亦较平正，寒热亦退。惟小腹痛，此必寒从下受。

白薇一钱，赤芍一钱五分，葛根八分，橘核络各一钱，归身三钱，防己一钱五分，干首乌三钱。

另：阳和膏一张，加元寸五厘贴少腹。（《药盦医案全集·卷六》）

华官官，十一月七日。

疟久不愈，面黄，胃强，腹胀硬，大便日行，是邪实正气已虚也，不可再误药，否则为童痨。

青蒿三钱，常山一钱五分，红枣十枚。

三味同煎，用红枣收膏，隔二小时吃枣二枚。

二诊：十一月九日。

面尘，脉细，疟久不愈，近患剧咳，面尘是败象。

杏仁三钱，橘红一钱五分，炙草六分，象贝三钱，防风八分，木香五分，炙苏子三钱，归身三钱，药枣三个。

药枣为常山、青蒿、槟榔所煮成。

三诊：十一月十四日。

药后疟减。面色黄，是病未除；食后吐舌、有厚苔，当是积。

枳实一钱，楂炭三钱，象贝三钱，桑叶三钱，腹皮三钱，赤猪苓各三钱，杏仁三钱，橘红一钱，炙草六分，归身三钱，茵陈一钱五分，炒车前三钱，常山八分。（《药盒医案全集·卷六》）

黄先生，十一月二十六日。

病情是间疟，舌有热象，脉平。口疮甚好，此则病不延长。

淡芩八分，白薇一钱，青蒿一钱，常山一钱，枳实八分，竹茹一钱五分，赤苓三钱，方通八分。（《药盒医案全集·卷六》）

刘小姐，十月七日。

本是湿疟，热不得出。因湿热蒸则上行，用柴胡桂枝恰恰助病，是教猱升木，故呈脑症。疟是细事，脑症却极危险。

淡芩一钱，青蒿一钱五分，赤芍一钱五分，钩尖三钱，枳实一钱，竹茹一钱五分，茯苓三钱，花粉一钱，常山一钱。

二诊：十月八日。

仍祁寒壮热，神昏谵语，脉滑甚，非祛痰不可。

胆星二钱，常山一钱，枳实八分，归身三钱，姜夏一钱五分，炙草六分，竹沥一两（冲入姜汁四点）。

三诊：十月九日。

疟去太半，脑症悉除，痰尚未净。

胆星一钱五分，淡芩八分，槟榔六分，炙草六分，归身三钱，竹沥一两（冲），枳实一钱，常山一钱，瓜蒌三钱，姜夏一钱五分。

四诊：十月十日。

脉属阳脉，其恶寒喜热完全属痰，药后痰从大便出，为中肯綮，所以不适，病未除耳。

胆星二钱，常山一钱，煨草果一钱，制香附三钱，姜夏一钱五分，海南子八分，橘皮一钱五分，桂枝二分。

五诊：十月十四日。

脑症除，祁寒壮热亦除。惟仍头痛恶寒，脉滑象已大减，是痰已无多。脚甚酸，与月事有关。

归身三钱，炒车前三钱，赤芍一钱五分，炙草六分，茯苓三钱，炒荆芥八分，桂枝三分，淡芩一钱，生姜一片。

六诊：十月二十六日。

色脉较前为佳，不能寐，气上冲，仍宜安脑。

犀角二分（磨冲），薄荷一钱，猺桂心一分，归身三钱，沉香二分，珍珠母三钱，炙草六分，制香附一钱五分，大生地三钱，川连三分、吴萸一分（同炒）。（《药盦医案全集·卷六》）

罗小姐，二月十八日。

虽有冷汗，其舌色白，是热，此是疟。泻则内陷，当举之。凡手足先冷者当属脾，比较难愈。

柴胡六分，扁衣三钱（炒），芡实三钱，淡芩八分，建曲一钱（炒），云苓三钱，腹皮三钱，葛根八分，归身三钱，白芍二钱，牡蛎三钱（煅）。（《药盦医案全集·卷六》）

缪先生，九月六日。

溲少，口淡，舌苔腻。疟得常山本可以不发，因胃中不清楚，湿不得化，故再发，宜加意慎食。

赤猪苓各三钱，苡仁四钱，竹茹一钱五分，海南子七分，炒车前三钱，枳实一钱，淡芩八分，柴胡六分，生首乌三钱，炙草六分，归身三钱。(《药盦医案全集·卷六》)

潘先生，八月二十一日。

本来湿重，现患疟，进疟药反增呃逆，脉数近乎乱，口渴，苔中心黑。病在血分，当使溲利。呃为寒热不匀，得大便当止，现不可攻。

赤猪苓各三钱，公丁香三分，归身三钱，苡仁六钱，柿蒂七个，细生地四钱，橘皮一钱五分，淡芩八分，鲜首乌三钱。

二诊：八月二十二日。

脉有胃气，略嫌数，舌中心苔黑，此有凝瘀。呃已止，恐须便血，大便黑色即是瘀血。

归身三钱，炒槐米三钱，苡仁六钱，赤芍一钱五分，细生地三钱，云猪苓各三钱，橘皮一钱五分，鲜首乌三钱。

三诊：八月二十三日。

舌中黑苔已化，尚有寒热，热甚高且发作有时，甚不适，是疹疟之兼湿化者。

归身三钱，苡仁五钱，炒车前三钱，竹茹一钱五分，猪苓三钱，干首乌三钱，橘红络各一钱，花粉一钱，二妙丸一钱，川连三分、吴萸一分（同炒）。

四诊：八月二十五日。

脉甚佳，面部湿疮亦干。惟舌色未全化，寒热未全除，病有向愈之机转。

油当归三钱，郁李仁二钱，柏子仁三钱，车前三钱，枳实一钱，麻仁三钱，赤猪苓各三钱，苡仁三钱，干首乌三钱。

五诊：八月二十七日。

诸恙悉瘥，色脉亦好，舌苔前半太光，黑苔尚未全化，大约亦不致便血。

苡仁五钱，炙草六分，麻仁三钱，杏仁三钱，归身三钱，腹皮三钱，枳实八分，郁李仁三钱，枳术丸一钱五分。

六诊：九月一日。

脉甚佳，眠食都好，舌尖绛，黑苔亦化。因有肝阳心火，故不能用心。苦头眩，可以清泄。

滁菊一钱五分，桑芽三钱，川贝三钱，赤苓三钱，泽泻一钱，钩尖三钱，杏仁三钱，西洋参三钱，方通八分，归身三钱，橘白络各一钱五分。

七诊：九月五日。

诸恙悉瘥，别无所苦，只须平剂调理。

潞党一钱，赤芍一钱五分，菟丝子三钱，赤猪苓各三钱，怀膝三钱，绵仲三钱，枸杞三钱，炒车前三钱，炒怀药三钱，泽泻八分，炙萸肉五分。〔《药盦医案全集·卷六》〕

史小姐，十月二十七日。

病转间疟，先寒后热，寒可一时，热则竟日，寒时振战，脉与前日同，舌干微糙，口不知味，左膈痛，唇色较前日略红，气急略瘥，病情尚不为劣。皮肤色泽不甚好，有成肿胀之倾向。疟疾末路，转属肿与瘴，二者皆极险恶，须预先防止。膈旁痛处属肺部，故气急。忌咳，须避风。

川连三分，白薇一钱，青蒿一钱，淡芩六分，归身三钱，鲜首乌三钱，腹皮三钱，法夏一钱五分，炙草六分，瓜蒌仁一钱五分，鲜生地三钱，郁李仁三钱。

红枣五个（去核），用常山二钱同煎，去常山，用文火将汤收膏，取枣煎药。（《药盦医案全集·卷六》）

徐先生，十月五日。

常有寒热，冷热不定，时间亦不定，然毕竟是疟。

青蒿五钱，常山三钱，苍耳子一钱五分（绍酒浸一宿）。

此三味分研，筛过后再合研，用红枣泥同捣丸如芡实大。每早晚服二丸，开水下。(《药盦医案全集·卷六》)

姚先生，十月十六日。

舌色白润，口味甜，脘闷，寒热一日数次发，头汗奇多，但头汗出，脉洪弦，病已经月，常发厥病。属湿疟，湿无出路，蒸郁则上行，更从而升之，所以发厥。

焦茅术三分，常山一钱，炒白芍一钱五分，赤猪苓各三钱，煨草果六分，归身三钱，淡芩八分，花粉一钱，炒车前三钱，川连三分，法半夏一钱。(《药盦医案全集·卷六》)

叶奶奶，十月十二日。

脉滑，舌黄润，泛恶，逐日寒热，夜不安寐。病已经月，是温疟之夹食夹湿者。

枳实一钱，青蒿一钱，淡芩八分，腹皮三钱，竹茹一钱五分，槟榔六分，楂炭三钱，常山八分，秦艽一钱五分。(《药盦医案全集·卷六》)

应奶奶，二月十八日。

脉寸小尺大，自觉气向下脘，胸闷，寒热如疟，日二三次，唇红，神气委顿，此病颇有出入。

柴胡四分，归身一钱五分，淡芩八分，炙草六分，川芎四分，白芍一钱，川连三分，杏仁三钱，花粉一钱。

二诊：二月二十日。

脉软，唇红，舌光。寒热起伏未清，惟恶寒已罢。先脉寸小而尺大，今则但虚。

人参须四分，青蒿一钱，淡芩六分，鲜首乌三钱，柴胡四分，白薇一钱，竹茹一钱五分，蔓荆子一钱（炒），归身三钱。

三诊：二月二十二日。

闷甚，呼吸不畅，目光无神，脉仍见寸小尺大。热退后再作，咳嗽甚剧，风温不肯遽瘳，再清之。

川连三分，炙苏子一钱五分，桔梗六分，防风六分，羌活四分，淡芩八分，瓜蒌皮一钱五分，杏仁三钱，橘红一钱五分，炙草六分，归身三钱，茅根三钱，蔓荆子一钱（炒）。

四诊：二月二十三日。

脉软，舌润，剧咳，气急，闷甚，痰薄白，大便溏。热有起伏，如疟，拟泻心。

川连四分（姜炒），淡芩八分，炙苏子三钱，法夏一钱五分，瓜蒌仁一钱五分，杏仁三钱，川象贝各三钱，赤芍一钱五分，柴胡五分，干生首乌各三钱，归身三钱。（《药盦医案全集·卷六》）

张先生，八月二十六日。

泻止转疟，是里病外达，照例是轻减。惟舌色湿颇重，须防其陷而成痢，可以芳香化之。

厚朴花三分，木香一钱，炒车前三钱，佩兰叶三钱，赤猪苓各三钱，制香附三钱，白薇一钱，干首乌三钱，归身三钱，苡仁四钱，枳实八分，竹茹一钱五分，桂枝四分（泡）。（《药盦医案全集·卷六》）

张先生，九月七日。

疟来辄呕，是柴胡证。

柴胡八分，淡芩八分，腹皮三钱，法夏一钱，枳实八分，竹茹一钱五分，赤苓三钱，白薇一钱，干首乌三钱。

二诊：九月九日。

疟虽止，尚形寒，须防再发。面色太黄，大便不实，更须防转痢或变瘅。

茵陈三钱，赤猪苓各三钱，车前三钱，白薇一钱，梗通八分，炙草六分，赤芍一钱五分，泽泻八分，归身三钱，莲须一钱五分，炙萸肉四分，桂枝四分（泡）。

三诊：九月十三日。

热退黄亦退，眠食均佳，是病已除。

归身三钱，茯苓三钱，楂炭三钱，竹茹一钱五分，炙草六分，腹皮三钱，方通八分。（《药盒医案全集·卷六》）

黄右，十月七日。

疟除，湿甚盛，从皮肤出则为疥，从肺出则为咳。现略见气急，疟虽愈，湿不化，有问题。

竹茹一钱五分，枳实一钱，防己一钱五分，泽泻一钱，赤苓三钱，茵陈一钱五分，杏仁三钱，象川贝各三钱，橘红一钱五分，生苡仁三钱，元参三钱，瓜蒌仁（去油）一钱五分。（《药盒医案全集·卷四》）

◆ **麻疹**

戴小姐，三月三日。

麻疹遍身均有，面部亦有，喉不痛。症象颇顺，并不骨楚、胸闷，但能忌口避风，不难愈。

归身三钱，葛根一钱五分，茅根三钱，炙草六分，淡芩六分，赤芍一钱五分，象川贝各三钱，胆草一分。（《药盒医案全集·卷六》）

丁奶奶，十一月十四日。

喉痛口臭，躁烦，泄泻，舌干。得麻葛，汗齐颈甚微，胸脘非常不适。是有疹子未能发出，恐是白面痧，病有危险。

葛根一钱五分，淡芩一钱，杏仁三钱，炙草六分，象贝三钱，生石膏三钱，橘红一钱五分，川连三分，炒牛蒡三钱，茅根五钱（去心）。

二诊：十一月十五日。

仍头汗，热未清，神气较好，病颇见退，是不复出疹。然脉甚躁疾，邪未出。不发疹，恐不免延长。舌糙甚，嗣后变化颇难逆料。

炒牛蒡三钱，象川贝各三钱，炒栀皮一钱，茅根三钱（去心），炙僵蚕一钱五分，杏仁三钱，竹茹一钱五分，枳实一钱，芦根四寸（去节），连翘三钱，川连三分，炙草六分。

三诊：十一月十六日。

疹点未发透，头汗多，热不退，痰黏甚，喉痛，颈项肿，颊车不利，此是猩红热。脉躁疾较昨日为减是好处，肺证较昨日重是坏处，仍在危险中。

炒牛蒡三钱，桑叶三钱，淡芩八分，马勃八分，象川贝各三钱，瓜蒌皮一钱五分，竹叶十五片，银花一钱五分，杏仁三钱，薄荷一钱，连翘三钱，炙苏子三钱，秦艽一钱五分，芦根四寸（去节）。

四诊：十一月十七日。

痧子未出透，致项间耳下肿胀，甚痛，此等发于颐而势较重，当亟清之，溃则有大险。

炒牛蒡三钱，赤芍三钱，甘中黄一钱，杏仁三钱，炙僵蚕一钱五分，川象贝各三钱，板蓝根三钱，连翘三钱，薄荷一钱，炒黑荆防各七分。

另：金黄散、金箍散各一两，菊花露、蜜糖调敷。

五诊：十一月二十日。

项间痰核下移，入缺盆，此较好，脉滑，胃佳，气急而厥，口糜，是作痈脓之候。

炒荆芥八分，炙苏子三钱，细生地三钱，生石膏一钱五分，川象贝各三钱，归身三钱，竹沥一两（冲），炙乳香四分。

六诊：十一月二十三日。

疬毒已有溃脓之势，虚甚，亟予内托。

炙芪三钱，赤芍三钱，杏仁三钱，乳没药各三分，归身三钱，川贝三钱，炙草六分，炙僵蚕一钱五分，炙皂角针一钱五分。

（《药盦医案全集·卷六》）

李小姐，二月六日。

面色晦滞异常，当脉乱胸痞，曾见红点如疬子。此有瘀热在里，郁不得达，病延十三日，脏气均乱，故脉乱甚，险甚。险从速挽救，能否有济，实在不可知之数。

葛根一钱，鲜生地三钱，生石膏三钱，茅根三钱，归身三钱，淡芩一钱，芦根五寸，无价散一分（冲）。

二诊：二月七日。

脉仍乱，舌色甚不安详，但头汗出，肢凉，头热，气微。似乎较昨为佳，然危险仍在。此种脉象，仓猝间可以有不测，委实可虑。

天冬三钱，归身三钱，茯神三钱，知母一钱，牡蛎三钱，川贝三钱，橘络一钱五分，大生地三钱。

三诊：二月八日。

神气比较安详，脉亦已不乱，惟滑数殊甚，舌色面色有热象，可见是危险减少之证据也。

天冬三钱，归身三钱，滁菊一钱五分，桑枝三钱，知母一钱，大生地四钱，钩尖三钱，川贝三钱。

四诊：二月十日。

脉舌均较起色，病症亦见差减，或者可以无变化。

天麦冬各三钱，杏仁三钱，大生地四钱，知母一钱，瓜蒌皮一钱五分，滁菊二钱，川贝三钱，归身三钱，钩尖三钱，炒扁衣三钱。（《药盦医案全集·卷六》）

王先生，二月二十九日。

本是猩红热，症初起当表则愈期速，失表则愈期缓。现在喉头红肿，脉洪弦。里热尚未清除，却不可表，只宜养阴。但危险时期已过，静养数日即得。

鲜生地四钱，炙僵蚕一钱，花粉一钱，甘中黄八分，芦根五寸，知母一钱，川贝三钱，杏仁三钱，元参一钱，竹叶十五片，银花三钱，猪苓三钱，方通八分，滁菊三钱。

二诊：二月三十日。

麻疹，遍身均透，独面部无之，肺痛异常。此病当以面见红为顺，否则逆。仅内药恐不应，宜亟用芫荽外熨。

乌犀尖三分（磨冲），茅根三钱，知母一钱，杏仁三钱，橘络一钱五分，鲜生地五钱，芦根五寸，花粉一钱，元参一钱，滁菊三钱，川贝三钱。

三诊：三月二日。

舌绛苔干，脉颇乱，热尚未净，惟自觉胸中无不适处，呼吸促而气粗，左膈痛不能左侧卧。是肺叶有病，心房亦有病，且血分热甚，非重用犀角地黄不可。

乌犀尖三分（磨冲），钩尖三钱，知母一钱，炙苏子三钱，鲜生地五钱，桑芽三钱，元参一钱，杏仁三钱，滁菊三钱，茯神三钱，川贝三钱，麦冬三钱。

四诊：三月三日。

今日脉较好，麻已回，舌绛糙殊甚，不能寐已多日。

本可用珍珠母弛缓神经，惟该方中有猺桂、沉香，与阴虚内热不宜，去猺桂、沉香，又不能使人安眠，是当斡旋。鄙意昨日之脉决非无因而至，且既有昨日之脉，今日不应平稳，脉象是必有心肌神经病已多年，特自己不知耳。凡有此种病，多早起脉好，下午脉坏，如其所测不谬，则暂时并无妨碍，惟当从容调理。又舌色经迭进犀角地黄犹且干绛，如此是不寐，是阴亏，当急救阴分，阴复病瘥，当然能得安寐。即膈旁痛亦是无液之故，若得霍山老斛浓煎三钱许服之，三钟内可止痛。

老山石斛三钱，知母一钱，滁菊三钱，珍珠母三钱，鲜生地五钱，元参三钱，天麦冬各三钱，川贝三钱，杏仁三钱，炙苏子三钱，沉香半分，犀角二分，猺桂一分，薄荷八分。(《药盦医案全集·卷六》)

◆ 药蛊

王左，三月二十四日。

本是湿浊在下，因服药而上行。本不虚，因药而虚。药多体弱，病进遂不可为，而成药蛊。脏气乱，当徐候其定，然后按经诊治。

赤芍一钱五分，云苓三钱，秦艽一钱五分，方通八分，草薢一钱五分，炙草六分，车前一钱五分。(《药盦医案全集·卷四》)

◆ 其他

胡先生，八月二十八日。

疝无甚出入，病从出痘来，根蒂深，本难期痊愈，丸药常服则可以维持现状，且若能渐健，病渐减。

炒怀药五钱，泽泻一钱，萸肉一钱（炙），小茴香三钱，茯苓三钱，金铃肉一钱五分，橘络核各二钱，猺桂心二分，荔枝核十个（烧存性），蒺藜三钱。

十贴，米糊为丸，临睡时服二钱。（《药盦医案全集·卷四》）

胡先生，二月五日。

神气不爽慧，有时精神错乱。脉平正，病不在心房之故。大便不燥，则非燥证。脉滑亦非神经过敏症，病在大脑，却难治。

犀角四分，沉香二分，胆草五分，姜夏一钱，归身三钱，天冬三钱，麦冬三钱，蒺藜三钱，胆星二钱，大生地五钱。

上药合丸，每早晚服五分，茯神一钱煎汤下。（《药盦医案全集·卷三》）

黄左，十一月二十四日。

脉缓而涩，面色不华，有时神色似蒙，须臾即复。此为心肌神经病，体气衰则病进。现在虽无所苦，却非细事。

天麦冬各三钱，蒺藜三钱，钩尖三钱，炒白芍一钱五分，大生地三钱，天麻三钱，归身三钱。（《药盦医案全集·卷三》）

刘左，十一月二十七日。

面有风色，脉少胃气，虚在肾。然肾有病不能补，补亦不效，拟补肺，略参风药，或当是斡旋之法。

天麦冬各三钱，杏仁三钱，大生地三钱，白芍一钱五分，知母一钱，归身三钱，川贝三钱，焦於术一钱，陈阿胶（蒲黄炒）一钱五分。

菧薪丹每日服二次，每次一分。

二诊：十二月二日。

面色甚劣，服菧薪丹则脚痛，现在粪后见红。虽脚痛，仍当服丹，因病根确是内风。

归身三钱，天麻三钱，炒槐米三钱，炙草六分，蒺藜三钱，细生地三钱。

莸薪丹每日二次，每次一分。

三诊：十二月六日。

面色未转，脉则较好。内风甚确，不宜更张，头眩可略补。

细生地三钱，炒槐米三钱，赤芍一钱五分，胆草二分，归身三钱，蒺藜三钱，西洋参一钱五分（另煎）。

四诊：十二月九日。

脉尚好，夜有盗汗，多走气急，皆虚证。舌苔、面色均有内风证象。

炒防风八分，牡蛎三钱，归身三钱，蒺藜三钱，炒白芍一钱五分，炙草六分，细生地三钱。（《药盫医案全集·卷三》）

俞右，十二月五日。

面有风色，伤风细事，内风为重。

炒荆防各一钱，杏仁三钱，橘红一钱五分，云苓三钱，象贝三钱，桑叶三钱，炙草六分。

另服莸薪丹。

二诊：十二月十六日。

风甚盛，未见效者，因药未及彀，抑咳非纯粹伤风，咳瘢即是药效。

橘红一钱五分，蒺藜三钱，炒车前三钱，象贝三钱，归身三钱，炒绵仲三钱，杏仁三钱，炒防风八分，琥珀四分（研吞）。

另服莸薪丹。

三诊：一月九日。

风色退，脉亦平，尚咳，阙庭痛，间痛，病较前为佳。

炙紫菀一钱，杏仁三钱，车前三钱，防风六分，桑叶三钱，绵仲三钱（炒），象川贝各三钱，元参一钱。

四诊：一月二十日。

饮食无味，是风，其余皆细事。

元参一钱，象贝二钱，天麻三钱，佛手一钱五分，大生地三钱，杏仁三钱，独活六分，归身三钱，知母一钱，川连三分，车前三钱，制香附三钱。（《药盦医案全集·卷三》）

周左，八月二十二日。

只是要困，无他病，脾为湿困故尔。

小朴三分，赤猪苓各三钱，方通八分，青陈皮各一钱，制香附三钱，炒车前三钱，枣仁三钱（炒），木香一钱。（《药盦医案全集·卷四》）

钱先生，二月十七日。

心肾不交，因肝胆不潜，脉弦，舌绛。际此春阳发动之顷，于此病最不宜镇之，不如苦以降之。

川连三分，赤芍一钱五分，珍珠母三钱，归身三钱，胆草三分，猺桂二分，沉香二分，人参须一钱。（《药盦医案全集·卷六》）

沈右，十月十四日。

肝胆为病，兼有风意。

钩尖三钱，天麻三钱，茯神三钱，独活六分，制香附三钱，虎骨三钱，西洋参一钱五分，回天丸一粒。（《药盦医案全集·卷三》）

毛奶奶，八月二十三日。

昨发肝气，近日面色更劣，脉尚无他。经当止，肝气当疏达。

制香附三钱，吴萸三分，绵仲三钱，宿砂仁五分，木香一钱，炙乳香三分，楂炭三钱，青陈皮各一钱，归身三钱，人参须一钱五分。

二诊：八月二十五日。

诸恙均见差减，颇见虚象，面色较前为佳，仍从原方进退。

人参须一钱五分，制香附三钱，绵仲三钱，莲须一钱五分，菟丝子三钱，枸杞三钱，滁菊一钱，左金丸四分。（《药盦医案全集·卷七》）

孙右，十月十三日。

肝旺血少却无风象，亦不见虚象。惟就病症测之，则二者均有，殆是内风之最轻者。

滁菊二钱，钩尖三钱，绵仲三钱，蒺藜三钱，桑芽三钱，归身三钱，赤芍一钱五分，防风八分，炙芪一钱五分，虎骨三钱（炙）。

二诊：十月十五日。

颊车不利，确是风病，胆火不潜，不能温补。

滁菊一钱五分，桑芽三钱，蒺藜三钱，秦艽一钱五分，钩尖三钱，川连三分，防风六分，独活五分，炙草五分，归身三钱，天麻三钱，赤芍一钱五分，元参八分。（《药盦医案全集·卷三》）

俞奶奶。

肝阳盛，内热重，上盛下虚，当清肝。

滁菊二钱，钩尖三钱，桑芽三钱，炙草六分，赤芍一钱五分，归身二两，大生地三两，丹皮一两五钱，天冬二两，西洋参一两，天麦冬各二两，熟地三两，绵仲二两，元参一两，菟丝子二两，女贞子一两。

上药煎透，去渣，加真阿胶四两，文火收膏，冰糖随意服。（《药盦医案全集·卷六》）

妇科医案

◆ 月经先期

何奶奶，一月二十九日。

经一月再行，且淋沥不净，溲频，溺道酸，舌绛，五更咳。肺肾皆热，证属淋。

炒车前三钱，地骨皮三钱，绵仲三钱，炒子芩一钱，大生地三钱，归身三钱，川芎五分，沙参一钱五分，杏仁三钱，草薢一钱。(《药盦医案全集·卷七》)

毛奶奶，一月十七日。

经一月两次行，面色不华，余无他病。然为病甚深，倘不知摄养，行且成瘵。

大生地四钱，菟丝子三钱，炒车前三钱，绵仲三钱（炒），草薢一钱五分，人参须一钱五分，天冬三钱，归身三钱，琥珀四分（研丸吞）。

二诊：一月二十三日。

现在色脉皆好，又在盛年，倘能摄养，无病不除。

归身三钱，枸杞三钱，莲须一钱五分，绵仲三钱（炒），天冬三钱，车前三钱，菟丝子三钱，桑椹三钱，橘络一钱五分。(《药盦医案全集·卷七》)

朱奶奶，十月十三日。

脉平，面色尚好，特无阳和之气。月事超前，骨楚，此外无他。腹中有气窜动，连及两乳，当疏肝。

制香附三钱，归身三钱，秦艽一钱五分，佐金丸四分，延胡七分，白芍一钱五分，桑枝三钱，丙种宝月丹二小粒。

二诊：十月十六日。

咳颇剧，脉舌均尚平正，经色黄，不易净，是肾虚。

天冬三钱，子芩八分，杭菊一钱五分，川断一钱五分，钩尖三钱，制香附三钱，归身三钱，左金丸四分，细生地三钱，丙种宝月丹二小粒。

三诊：十月十九日。

咳剧不爽，喉不痒，脉舌均平正，月事淋沥不净已十日以上。咳当宣，经当止，当以通为止。

象川贝各三钱，杏仁三钱，红花一钱，炙苏子一钱五分，赤芍一钱五分，炒防风六分，枇杷叶三钱（去毛），桑叶三钱，全当归三钱，桃仁一钱五分。(《药盦医案全集·卷七》)

◆ **月经后期**

王奶奶，二月十二日。

经行后期，脉弦而弱，是血少也。

大生地三钱，绵仲（炒）三钱，砂仁（研）八分，云苓三钱，归身三钱，制香附三钱，赤白芍各一钱五分，丙种宝月丹两小粒（吞服）。(《药盦医案全集·卷七》)

◆ **月经过多**

毛小姐，十月十九日。

脉滑数，舌中心黄，里热颇盛，月事下须七八日始净，且色黑紫，是血热过甚之故。

炒子芩五分，炒荆芥六分，丹皮一钱，大生地二钱，赤

芍一钱五分，归身三钱，桑芽三钱，砂仁四分。（《药盦医案全集·卷七》）

黄奶奶，十二月十四日。

头晕，艰于成寐，经行较前次为多，而小腹反胀。此因虚甚复失眠所致。脉缓滑有神，是较前为佳。当补气，否则恐其经来太多，即不崩，虚体亦不任也。

潞党一钱，制香附三钱，炒绵仲三钱，逍遥丸一钱，茯神三钱，归身三钱，枸杞三钱，菟丝子三钱，珍珠母三钱。

另：犀角半分、猺桂半分，沉香半分，川连半分，此四物同研，每服少许。

二诊：十二月十七日。

舌苔露底，脉则较前为佳，已略能成寐，经未净，腹痛。恐略感寒，积弱之躯。其虚已甚，无论如何，培元为先务。

西洋参二钱，绵仲三钱（盐水炒），橘皮一钱，川贝三钱，麦冬三钱，大生地三钱，佛手一钱，归身三钱，钗斛三钱，菟丝子三钱，茯神三钱，陈阿胶三钱（蛤蚧粉炒）。（《药盦医案全集·卷七》）

◆ 月经过少

缪小姐，二月十四日。

眉心痛，舌苔中黄，值经行，耳肿，拟大柴胡下之。候其色脉，病殊不廉。

柴胡六分，生军四分，法夏一钱，枳实八分，炙草六分，杏仁三钱，归身三钱，薄荷一钱（后下）。

二诊：二月十五日。

经行不多，后脑痛，心跳耳鸣，不发热。是肝阳胆火，当苦降。

三诊：二月十六日。

诸恙悉瘥，耳痛不止且觉重听。此是胆火，决不聋，需以时日，自愈。

归身三钱，延胡六分，法半夏一钱五分，赤芍一钱五分，橘络一钱五分，瓜蒌仁一钱五分（去油），当归龙荟丸三分（吞）。（《药盦医案全集·卷七》）

沈师太，九月四日。

舌干脉数，热象全见。刚剂之误，不辨自明。经行黑色，由于血热。血行速则经少，当亟清之。

细生地三钱，赤芍一钱五分，归身三钱，杏仁三钱，知母一钱，炒子芩八分，左金丸四分。

二诊：九月六日。

脉数，舌绛，内热奇重。胸闷气喘，均因热甚所致。

川连三分，鲜生地三钱，滁菊一钱五分，桑枝三钱，淡芩八分，丹皮一钱，赤芍一钱五分，钩尖三钱，象贝三钱，橘红一钱五分，炙草六分，杏仁三钱，炙苏子三钱，瓜蒌仁一钱五分。

三诊：九月八日。

脉较松，舌较润，内热较减，心肌神经病、胃病皆极重，猝不得愈。当事休养，胃呆便闭，不难设法。

人参须一钱五分，制香附三钱，橘红络各一钱，杏仁三钱，象川贝各三钱，法夏一钱，郁李仁三钱，麻仁三钱，左金丸四分。

四诊：九月十二日。

脉与舌均较前为佳，大约误药之证，至此已告一段落，其本病却非旦夕可奏效者。

人参须一钱五分，制香附三钱，橘络一钱五分，杏仁三

钱，川连三分，茯神三钱，瓜蒌三钱，归身三钱。(《药盦医案全集·卷七》)

盛奶奶，十月十九日。

见症是肾亏，脉虚，舌色亦虚，急补之。

炒绵仲三钱，杏仁三钱，象贝三钱，炒荆芥六分，菟丝子三钱，炙苏子三钱，天冬三钱，归身三钱。

二诊：十月二十三日。

脉尚可，舌苔花剥，腰酸痛，脚底亦痛。胃阴不足，肾亏，亟宜补益。

绵仲三钱，菟丝子三钱，金狗脊（炙，去毛）三钱，枸杞三钱，炙芪三钱，西洋参二钱，潞党二钱，滁菊二钱，怀牛膝三钱，归身三钱，大生地三钱。

三诊：十月二十七日。

伤风鼻塞，筋骨酸楚，下部为甚。当先祛风，俟外感除，再祛内风，然后可补。

炒荆防各七分，淡苓八分，竹茹一钱五分，赤苓三钱，秦艽一钱五分，枳实八分，羌活四分，蒺藜二钱，全当归三钱，延胡六分。

四诊：十一月三日。

骨楚，得风药不除。是血分不清，宜另服丸。经行不多，宜通。

全当归三钱，赤芍一钱五分，丹参八分，炒荆防各七分，延胡六分，炒金铃肉六分，秦艽一钱五分，杏仁三钱，象贝三钱。

五诊：十一月十七日。

风尚未净，略瘥。舌中心已见味蕾，颇有向愈之机，现在之头痛腰酸只是外感。

炒荆防各七分，秦艽一钱五分，天麻三钱，蒺藜三钱，赤芍一钱五分，炒绵仲三钱，莲须一钱五分。

六诊：十一月二十日。

血热肾亏，两臻其极，面色已渐亮。病有转机，但能保养，可以却病。

天冬三钱，赤芍三钱，菟丝子三钱，杏仁三钱，麦冬三钱，炒绵仲三钱，炒车前三钱，琥珀四分（研），炙萸肉六分，萆薢三钱，地骨皮露一两。

七诊：十一月二十五日。

脉滑，至数不甚分明，舌苔较前为佳，肾热殊深。

滁菊二钱，萆薢三钱，鲜生地四钱，地骨皮三钱，炒车前三钱，蒺藜三钱，天冬三钱，琥珀四分，泽泻六分，杏仁三钱。

八诊：十一月三十日。

病除十之七，舌苔已渐见味蕾，面色亦较佳，可以略补。

西洋参八分，天麻八分，天冬三钱，滁菊一钱五分，萆薢三钱，地骨皮三钱，蒺藜三钱，泽泻一钱，归身三钱，秦艽一钱五分，琥珀四分。

九诊：十二月二日。

经准色正，舌面味蕾渐满布，病已除十之八，宜略补肾。

绵仲三钱，枸杞三钱，延胡六分，天冬三钱，菟丝子三钱，归身三钱，赤芍一钱五分，滁菊二钱。（《药盫医案全集·卷五》）

张奶奶，三月二十四日。

脉数，舌糙，眼下黑，胁痛，经行少，是肝肾病也。耳鸣，气上冲，经色黑，骨节痛，是因虚。此后将血行无序而痛苦增加，故虽虚，不可补，当以通为补。

萆薢三钱，炙鳖甲三钱，全当归三钱，赤芍三钱，木瓜三钱，制香附三钱，蚕砂三钱，佐金丸三分，大黄䗪虫丸五分（吞）。
（《药盒医案全集·卷七》）

周奶奶，三月十三日。

经行不多，冲气上逆，故咳。无痰而腹硬，呕乃肝逆之故。

制香附三钱，赤芍一钱五分，全当归三钱，象贝三钱，延胡六分，川连三分，炒金铃肉六分，杏仁三钱，炙苏子三钱，砂仁八分。（《药盒医案全集·卷七》）

◆ 月经淋漓不断

钱奶奶，二月八日。

肝肾为病，经淋沥不净，当以通为止。

滁菊二钱，川连四分（炒），桃仁三钱，制香附三钱，淡芩一钱，红花一钱五分，茯神三钱，全当归三钱，炒车前一钱五分。
（《药盒医案全集·卷七》）

王奶奶，十二月十二日。

月事淋沥不净已两个月，腰酸，腹胀，是为淋。其后一步是崩，甚可虑。

潞党一钱五分，萆薢一钱五分，绵仲三钱，萸肉四分（炙），天冬三钱，车前一钱五分，菟丝子三钱，归身三钱，川芎四分，炒荆芥四分，炙芪一钱五分。

二诊：十二月十四日。

经行两月不净，近日益多，有血块，腹胀，舌色渐淡。崩证已具，可怖，亟再止之。

炒黑荆芥六分，牛角腮三钱，归身三钱，天冬三钱，赤石脂三钱（煅研），炙芪三钱，绵仲三钱（炒），川芎六分，醋炒制香附三钱，棕皮炭五钱，蒺藜三钱。

三诊：十二月十六日。

血已止，带多，色略黄，是有湿。

归身三钱，炙芪一钱五分，绵仲三钱，制香附三钱，车前三钱，赤苓三钱，防己一钱，琥珀四分，莲须一钱五分。(《药盦医案全集·卷七》)

陈奶奶，二月十三日。

经行七日不净，小腹痛，是当止之。

归身三钱，炙草六分，制香附三钱，桃仁泥一钱五分，赤芍一钱五分，红花一钱五分，延胡六分。

另：阳和膏一张贴痛处。(《药盦医案全集·卷七》)

◆ **闭经**

张奶奶，十月十日。

舌苔不匀，脉少胃气，经阻一月，前此曾似乎血崩，现在苦腹胀，不思食。病为积聚，亦为血虚，用药颇虞顾此失彼，拟先扶正。

归身三钱，枳实一钱，大生地三钱，川贝三钱，炙草六分，腹皮三钱，制香附三钱，橘红一钱五分，人参须一钱五分，蒺藜三钱。

二诊：十月十四日。

舌苔已匀，脉有胃气，均较前为佳，病却依然。

人参须八分，法半夏一钱五分，天麻三钱，川贝三钱，蒺藜三钱，桑枝三钱，赤芍一钱，橘红一钱五分，归身三钱，乌梅丸三分（吞）。

三诊：十月十八日。

舌苔不匀，经阻，脉滑，须防是喜。血分甚亏，腹中有痕，宜补。

川连三分，竹茹一钱五分，归身三钱，干首乌三钱，橘皮一钱五分，白薇一钱，川芎八分，桑寄生三钱。(《药盦医案全集·卷七》)

陈奶奶，八月二十四日。

经阻，腹觉胀，头痛不能俯，脉滑数，骨楚，有外感肝阳。

炒荆防各七分，全当归三钱，滁菊一钱五分，赤芍一钱五分，细生地四钱，钩尖三钱，桑枝三钱，秦艽一钱五分，炒金铃肉五分。

二诊：九月四日。

体质渐虚，肝气甚重，肝旺则血益亏。

制香附三钱，赤芍一钱五分，佐金丸四分，茯神三钱，大生地四钱，炙乳香三钱，归身三钱，佛手一钱五分，木香八分。

三诊：九月六日。

经行色紫，有块，腹胀，口味淡，少有感冒，当兼顾。

归身三钱，丹参一钱，砂仁八分，左金丸四分，炙草六分，制香附三钱，赤芍一钱五分，炒荆芥六分，琥珀四分。(《药盦医案全集·卷七》)

陈奶奶，三月十五日。

经阻未行，面肿稍减，气喘略平，脉虚，亦略差，腹仍硬。拟补泻兼用，试可乃已。

人参须一钱五分，赤芍二钱，全当归三钱，桃仁二钱，细生地四钱，炙鳖甲一钱五分，牡蛎三钱，银柴胡四分，䗪虫二只（去翅、足，炙，研冲）。(《药盦医案全集·卷七》)

龚奶奶，九月十二日。

经阻近三月，脉气不宽，腹坠痛，腰酸，诸症均昨日起。假使动胎亦不如是之速，姑予营养。

归身三钱，川芎六分，枸杞三钱，炙草六分，绵仲三钱，菟丝子三钱，桑寄生三钱。

二诊：九月十四日。

诸症均见差减，脉亦较有起色，当不致见红，其头眩从肝阳治。

滁菊一钱五分，桑枝三钱，绵仲三钱，炒子芩六分，钩尖三钱，归身三钱，菟丝子三钱，枸杞三钱。（《药盦医案全集·卷七》）

江奶奶，三月九日。

经阻腹胀，胃呆，食物不化，脉带弦。肝旺血不足，当理气兼事营养。

制香附四钱，赤芍一钱五分，青陈皮各一钱，砂仁八分，全当归三钱，佐金丸四分，枳实炭八分，法夏一钱，炒绵仲三钱，槟榔四分，炒小朴三分。（《药盦医案全集·卷七》）

姜奶奶，八月二十六日。

经阻两个月，腹痛，脉无圆滑意，虽作呕，是并月。

全当归三钱，赤芍一钱五分，蚕砂三钱（包），丹参八分，延胡六分，制香附三钱，左金丸四分，炒车前一钱五分（《药盦医案全集·卷七》）

陆奶奶，十二月二十一日。

舌有黑斑，经阻六个月，常发热，形寒，是积瘀为患。

炙鳖甲三钱，全当归三钱，桃仁三钱，炒荆防各七分，丹参八分，赤芍三钱，柴胡四分，蟅虫一个（去翅、足，炙，研冲）。

二诊：十二月二十三日。

得行瘀药，舌黑斑遽退，而舌战、中心剥，是虚也。

潞党一钱，炒荆芥六分，制香附三钱，赤芍一钱五分，桃仁二钱，全当归三钱，䗪虫一个（炙冲）。(《药盦医案全集·卷七》)

陆奶奶，十月二十三日。

经阻三年，腹痛，面浮肿，气急，带多，拟缓药攻之。

潞党一钱，炙鳖甲三钱，桃仁三钱，红花一钱五分，三棱一钱，黑荆芥六分，赤芍三钱，延胡六分，制香附三钱，炒柴胡八分。(《药盦医案全集·卷七》)

吕小姐，二月十六日。

干咳无痰，经阻，腹有瘕，已阅时三年，经阻六七个月。病属难治，面色尚未变，是当行瘀，能否收效，殊无把握。

天麦冬各三钱，桑皮一钱五分，蚕砂三钱（包），金铃肉（炒）六分，象贝三钱，赤芍二钱，延胡（炒）五分，杏仁三钱，全当归三钱，炙鳖甲三钱。(《药盦医案全集·卷七》)

沈奶奶，九月三日。

月事四个月始行，有血块，腹胀，腰酸，舌色淡白。防崩，当固之。

归身三钱，菟丝子三钱，制香附三钱，绵仲三钱，人参须八分，炒黑荆芥四分，川芎六分，大生地三钱，橘络一钱五分。(《药盦医案全集·卷七》)

沈奶奶，三月十二日。

手凉，脉数，舌露底，是虚。经阻垂四月，右脉滑，微泛恶，形寒。是孕，自当兼顾。

炒绵仲三钱，炒荆芥八分，大生地四钱，桑寄生三钱，菟丝饼三钱，川芎六分，炒白芍三钱，炒子芩一钱。(《药盦医案全集·卷七》)

孙奶奶，二月八日。

经阻四个月，脘痛，骨楚，恶风，头眩胀。肝病，血不能养胎，当疏达。

炒荆防各八分，淡芩八分，生乳香二分（去油），秦艽一钱五分，川连三分，归身三钱，炙草六分，桑寄生三钱，滁菊一钱五分，制香附三钱。(《药盦医案全集·卷七》)

王奶奶，二月十九日。

爪下血色紫，是郁血，经不行，舌见寒象。腹痛、泄泻亦是寒，当温。

归身三钱，炒绵仲三钱，赤芍三钱，菟丝子三钱，炮姜炭三分，枸杞三钱，延胡八分，制香附三钱，猺桂心三分（研丸吞）。(《药盦医案全集·卷七》)

王奶奶，二月十三日。

产后经不行，爪下郁血，腹胀，此外无他。然此非细故，恐有大病在后。

全当归三钱，柴胡六分，炙鳖甲三钱，丝瓜络一钱五分，潞党一钱，桂枝三分。(《药盦医案全集·卷七》)

王奶奶，二月十四日。

色脉均佳，惟爪下郁血，腹胀，经不行，脉带数。血行不及四末，心房弛张增速以为救济，殊可虑。

全当归三钱，桃仁三钱，红花一钱五分，赤芍一钱五分，炙鳖甲三钱，炒绵仲三钱，制香附三钱，炒荆芥四分。(《药盦医案全集·卷七》)

徐奶奶，十月十七日。

经阻，脉滑，胸闷，泛恶，是喜征。腰酸，腹痛，须防堕。

绵仲三钱，菟丝子三钱，炒荆芥八分，赤芩三钱，车前三钱，桑寄生三钱，归身三钱，枸杞三钱，青陈皮各一钱。(《药盦医案

全集·卷七》）

薛奶奶，十月十九日。

伤风咳嗽，发热，脘闷，头胀，胃呆，形寒，肺燥故如此。

炒荆防各八分，淡芩八分，秦艽一钱五分，赤芍一钱五分，知母一钱，茅根三钱，竹茹一钱五分，枳实八分，细生地三钱，象川贝各三钱，杏仁三钱，橘红一钱五分。

二诊：十月十一日。

肝阳上逆，冲任不通，经少。照例月事，不下便，遍身不适。当疏肝，咳是副症。

制香附三钱，佐金丸四分，滁菊二钱，赤芍三钱，枳实一钱，竹茹一钱五分，归身三钱，桃仁三钱。

三诊：十月二十三日。

适意些，经仍未行。胆火上逆，故觉眼热。

滁菊二钱，桑芽三钱，归身三钱，草决明三钱，钩尖三钱，赤芍一钱五分，细生地三钱，绵仲三钱（炒），竹茹一钱五分，西洋参一钱五分。

四诊：十月二十七日。

舌有热象，剧咳，不能寐，头晕，骨楚。慎防发热，宜吃素。

象川贝各三钱，桑叶三钱，炙苏子三钱，杏仁三钱，橘红一钱五分，荆防炭各七分，秦艽一钱五分，炙草六分，左金丸四分。

（《药盦医案全集·卷七》）

杨右，一月十一日。

面有风色，经不行，多带，腰酸，胸闷，脉气不宽。病已久，难治。音哑乃腺病，仓猝难愈。

细生地三钱，制香附三钱，炒绵仲三钱，归身三钱，茯神三钱，金铃肉四分（炒），钗斛一钱五分，萆薢一钱，车前一钱五

分，琥珀四分（研）。(《药盦医案全集·卷三》)

于奶奶，一月十九日。

确是喜脉，孕十九个月不产，面有火色。肝胆皆逆，故头痛；所以不产，因初起八个月经仍行之故。例须补足，然后瓜熟蒂落。此亦推测之词，然是葡萄胎，便难矣。

鲜生地五钱，赤芍一钱五分，茯神三钱，炒江西子一钱，元参一钱五分，归身三钱，炒子芩八分。(《药盦医案全集·卷七》)

张奶奶，三月十八日。

腰酸多带，经阻两月，别无病证。腹不胀，当是孕。黄带是湿热，极难治。

萆薢三钱，川芎五分，白芍三钱，石韦一钱五分，车前三钱（炒），桑寄生三钱，琥珀四分（研丸吞）。(《药盦医案全集·卷七》)

周奶奶，八月二十三日。

经阻十二月，色脉均是孕征，腹部觉动微大，确与寻常胎孕不同。此即佛说结胎时未有灵魂加入之故，恐经久不产，延至二三年，最好设法去之。

滁菊一钱五分，钩尖二钱，桑枝三钱，赤芍一钱五分，绵仲三钱，菟丝子三钱，枸杞三钱。(《药盦医案全集·卷七》)

周奶奶，九月十日。

经阻，脉无喜征，现患腹痛，腰酸，头昏，咳嗽，泛恶，舌略有炙苔。属肝阳胆火，其腹痛为将行经。

滁菊一钱五分，大生地三钱，赤芍三钱，延胡六分，制香附三钱，杏仁三钱，桑枝三钱，金铃肉六分，楂炭三钱，木香八分，青陈皮各一钱。

二诊：九月十三日。

腹痛甚且呕，脉则较圆，臭苔亦除。是否有喜疑似，拟予营养。

归身三钱，炙草六分，淡芩八分（炒），川芎八分，桑枝三钱，白芍一钱五分，大生地三钱。（《药盦医案全集·卷七》）

周小姐，十二月一日。

面色微黄暗，经阻六个月，腹痛，脉软。是当攻，有微寒热，更当疏血分之邪。

炒柴胡四分，青蒿一钱，赤芍一钱五分，炙鳖甲三钱，白薇一钱，炙草六分，姜夏一钱，金匮肾气丸八分。

二诊：十二月三日。

经阻，舌色紫绛，面色亦稍晦滞。前药攻之不应，仅腰腿酸，是不可再攻，当清热为主。

丹皮一钱五分，赤芍三钱，天冬三钱，细生地三钱，归身三钱，绵仲三钱，炙草六分，炙鳖甲三钱，桃仁三钱，川芎六分，制香附三钱。

三诊：十二月六日。

神色较昨为佳，脉气不宽，无胃气。经阻当责其血逆。

全当归三钱，丹皮一钱五分，桃仁三钱，大生地四钱，赤芍三钱，炒车前三钱，炙鳖甲三钱，制香附三钱。

四诊：十二月十日。

经能自通，绝无妨碍，咳与经有关。

炙鳖甲一钱五分，炒车前一钱五分，制香附三钱，延胡六分，桃仁三钱，大生地四钱，金铃肉六分，归身三钱，赤芍二钱，丙种宝月丹二小粒。

五诊：十二月十三日。

脉太数，其余无他，咳较好，神色亦安详，其经阻不可强通。

制香附三钱，红花一钱五分，楂炭三钱，炙草六分，桃仁三钱，腹皮三钱，归身三钱。(《药盦医案全集·卷七》)

朱奶奶，二月十六日。

发厥是因肝胆上逆之故，虽甚虚，鹿茸断不可服，犯之则厥更甚。当清，西洋参尚可服，最好暂弗议补。

滁菊二钱，知母一钱，元参一钱，归身四钱，赤芍一钱五分，川连四分，鲜生地四钱，制香附三钱，郁李仁三钱。

二诊：二月十八日。

肝阳胆火为患，寒热是疟，面黄即因此，经阻、便闭皆因脏气上逆之故。

茵陈三钱，秦艽一钱五分，常山八分，青蒿一钱，淡芩一钱，炙草六分，白薇一钱，川连三分，云苓三钱，茅根三钱，归身三钱。

三诊：二月十九日。

因厥而清肝胆，却因清肝而便血，是血因肝病不循常轨，得清药下行故也。假使上行，即成大患。

炒槐米三钱，大生地四钱，秦艽一钱五分，赤芍一钱五分，左金丸四分，归身三钱，西洋参一钱五分。(《药盦医案全集·卷七》)

◆ 痛经

陈奶奶，十月二十五日。

冲任不通，故临经痛而多带。呕与头眩均属肝，宜疏达不宜升。

制香附三钱，延胡五分，炒白芍一钱五分，金铃肉五分(炒)，左金丸三分，归身三钱，川芎六分，炒白芍一钱五分，丙

种宝月丹二小粒（吞）。(《药盦医案全集·卷七》)

刘奶奶，二月十四日。

脉沉滑带缓，小腹冷，经行痛，常心跳。肝气郁，血行不得通，故有此见证。

制香附三钱，炙鳖甲三钱，赤白芍各一钱五分，茯神三钱，全当归三钱，绵仲三钱，滁菊一钱五分，左金丸四分，丙种宝月丹三小粒。(《药盦医案全集·卷七》)

钱奶奶，九月六日。

经行胀痛，色黑不多，腰酸，腹胀，此须通之。

制香附三钱，左金丸四分，丹参一钱，炙草六分，炒车前三钱，赤芍一钱五分，归身三钱，丙种宝月丹二小粒。

二诊：九月十一日。

舌有裂纹，经行已转多，却日久不净，脘痛、脊痛而未有气恼，是肝气应节候而发者。

制香附三钱，茯神三钱，归身三钱，炙草六分，左金丸四分，木香一钱，绵仲三钱（炒），桑枝三钱，楂炭三钱，生乳香二分（炙）。(《药盦医案全集·卷七》)

尚奶奶，一月六日。

经行后期小腹痛，脉舌平正，微见虚痛，是感寒。

炒荆防各八分，赤芍一钱五分，全当归三钱，丹参八分，延胡六分，蚕砂三钱（包），丙种宝月丹二小粒。(《药盦医案全集·卷七》)

◆ 崩漏

丁奶奶，十月十四日。

论脉象可受补，肝气太重，经漏及痛皆虚象，补当瘥。

高丽参一钱，法半夏一钱五分，逍遥丸一钱五分，白芍三钱，归身三钱，制香附三钱，细生地三钱，炙草六分，砂仁八分。

二诊：十月十七日。

色脉均较前为佳，得补经多，多反适，再补便止。头痛在两太阳，却是外感。

炒荆防各七分，川芎五分，炙草五分，蔓荆子一钱（炒），鲜生地三钱，白芍一钱，归身三钱，橘络一钱五分。（《药盦医案全集·卷七》）

蒋奶奶，三月二十四日。

全体见贫血证象，脉虚，漏经不已，行且成崩。其泛恶，亦虚证。

太子参一钱五分，醋炒升麻一分，细生地三钱，牛角腮三钱，制香附三钱（醋炒），归身三钱，炒白芍三钱，炮姜炭二分，川芎五分，赤石脂三钱（煅研，入煎）。（《药盦医案全集·卷七》）

沈奶奶，八月十八日。

经行如崩，旋即淋沥不净，腹中有块，腹硬，腿脚均肿，面色不华，气急，舌光。此为肝与冲任并病，乃子宫病之一种，将来有甚危险之变化，从速维持脏气，不得再行戕伐。

制香附三钱，茯神三钱，炒绵仲三钱，枸杞三钱，砂仁八分（研），橘皮一钱五分，猺桂心一分（研丸，吞）。

二诊：八月十九日。

色脉较昨日为佳，病不见减。病深，本非旦夕可愈，虚甚，当固经。

制香附三钱，归身三钱，大生地三钱，川断三钱（炒），绵仲三钱（炒），牛角腮三钱（炙），人参须八分。

三诊：八月二十日。

经略减，却见胸闷、腹胀。病在肝脾，不能运，强止无益。似乎有如痢状，恐新添外感，所致亦必须兼顾。

逍遥丸一钱五分，归身三钱，缩砂壳八分，大生地三钱，制香附三钱，炙草六分，茯苓神各三钱，鲜藕汁一杯。

四诊：八月二十一日。

病略瘥，尚未净，面色亦略转，所惜者经病治之虽效，又添痢疾。

当归身三钱，制香附三钱，茯苓神各三钱，赤白芍各一钱五分，逍遥丸一钱，大生地三钱，西洋参一钱五分，橘络一钱五分，木香一钱，鲜藕汁一杯。（《药盦医案全集·卷七》）

沈奶奶，九月五日。

经尚未净，舌无血色，面色亦不华。此即是崩，非止不可。

牛角腮三钱（炙），归身三钱，炙芪一钱五分，制香附三钱，炙草六分，天冬三钱，生熟地各三钱，砂仁八分。

二诊：九月七日。

血止，腹痛甚，脉较好定，痛当外治。

制香附一钱五分，归身三钱，白芍一钱五分，川芎五分，大生地三钱，炙草六分，干艾叶五分，砂仁六分，楂炭三钱。

另用阳和膏一张贴小腹。（《药盦医案全集·卷七》）

姚右，八月二十三日。

经行淋沥不净已一月余，脉舌均有象，当补以固之。然血分不清，根治颇费周折。

炒荆防各五分，炒车前三钱，归身二钱，潞党参二钱，蒺藜三钱，制香附三钱，赤白芍各一钱五分，绵仲三钱（炒），菟丝子三钱，枸杞三钱，滁菊一钱五分，佛手一钱。

二诊：八月二十六日。

经淋漓不净而腹部较大，胸脘亦闷，脉无喜征。补则闷甚，通则虞其成崩。

制香附三钱，赤白苓各三钱，宿砂仁八分，左金丸四分，归身三钱，赤芍一钱五分，川芎八分，潞党三钱。(《药盦医案全集·卷七》)

张奶奶，三月十五日。

去年经阻，九个月而行，嗣后由漏而崩，现已止。面色形不足，右脉虚甚，左脉却缓滑。如喜，此必有异征。

据云腹有瘕，瘕先在下，现移上，此恐难治。

归身三钱，炙草六分，白芍三钱，绵仲三钱，菟丝子三钱，苁蓉三钱，制香附三钱，炙芪一钱五分，枸杞三钱。(《药盦医案全集·卷七》)

◆ 倒经

毛右，八月二十三日。

倒经已三次发病，每发于产后，是肝逆也。

滁菊二钱，怀膝三钱，制香附三钱，金铃肉三钱，钩尖三钱，鲜生地三钱，川连三分，赤芍三钱，归身三钱，童便半杯。

二诊：八月二十五日。

倒经仍未全除，咽痛，脉数。肝逆，血热虽泻，当清。

丹皮一钱五分，延胡一钱，赤芍三钱，金铃肉六分，怀膝三钱，制香附三钱，佐金丸四分，细生地三钱，秦艽一钱五分，炒荆芥五分，桑枝三钱。

三诊：八月二十七日。

呕血不止，心荡，脉数。此不是倒经，照例倒经并不痛苦，且亦无有止之不止者，是当作薄厥论。

地榆炭一钱，侧柏炭一钱，炒赤芍三钱，炒槐米三钱，棕皮炭三钱，炒当归三钱，炒荆芥四分，怀膝三钱，龙眼肉十粒。

四诊：九月一日。

血止，气急平，脉数差减。现苦咳剧、音哑，是金空之候。病已出险，伤元为难。

茜根炭三钱，归身三钱，麦冬三钱，川象贝各三钱，地榆炭一钱，细生地三钱，杏仁三钱，橘络一钱五分，藕汁半杯。

五诊：九月三日。

血止，仍微见气急、音哑，常呕吐清水，脉较前略有起色，肩背腰膝均感酸痛。肝肺肾三重要脏器皆病，调理复元极费周折。

归身三钱，细生地三钱，赤芍一钱五分，怀膝一钱五分，人参须一钱，法夏一钱，左金丸四分，炒绵仲三钱，金匮肾气丸一钱五分。

六诊：九月五日。

病情略有起色，脉仍不和，较前为佳，清上实下，尚属中肯。

滁菊一钱五分，赤芍一钱五分，细生地三钱，秦艽一钱五分，桑枝三钱，怀膝三钱，归身三钱，炒荆防各四分，天麦冬各三钱，制香附三钱，砂仁六分，元参一钱，枸杞三钱，橘红络各一钱五分。

七诊：九月七日。

病情较前为佳，见音哑喉痛，痰多，其热象则已减，虽略有血，不足为害。

炒牛蒡一钱五分，川象贝各三钱，橘红一钱五分，杏仁三钱，大生地四钱，炙僵蚕一钱五分，炙草六分，归身三钱，天冬三钱，秦艽一钱五分，滁菊一钱五分，炒绵仲三钱。

八诊：九月十日。

脉气不宽而热是虚象。病已减，本当美食将养，但现在尚非其时。

丹皮一钱，大生地三钱，天冬三钱，炒绵仲三钱，赤芍一钱五分，归身三钱，滁菊一钱五分，杏仁三钱，川贝三钱，炙僵蚕一钱，橘红一钱五分，川连三分。

九诊：九月十三日。

脉气仍不宽，呕痰，便溏，腹鸣，痰不爽。

左金丸三分，法夏一钱五分，制香附三钱，杏仁三钱，苡仁三钱，炙草六分，腹皮三钱，芡实三钱，归身一钱五分，细生地三钱，川象贝各三钱。(《药盦医案全集·卷七》)

◆ 月经不调

董右，十月十八日。

色脉均佳，舌苔抽心，是有肝胃病，其经不调与此有关。又经行淋漓不净，因有风，故常发。是但补当非十全之道，宜参用风药。

制香附三钱，天麻三钱，归身三钱，细生地三钱，蒺藜三钱，川芎六分，槐花三钱，左金丸四分（入煎），炒绵仲三钱，炒防风六分，炒荆芥六分，川断三钱。(《药盦医案全集·卷三》)

费奶奶，十月十三日。

腹胀，经不调，体颇肥盛，当侧重理气。

制香附三钱，赤白芍一钱五分，青陈皮各一钱，左金丸四分，佛手一钱，枳术丸一钱，砂仁五分，归身三钱。

二诊：十月十九日。

色脉均佳，临经腹痛，尚无大害，痰因体盛之故。

制香附三钱，川芎六分，延胡六分，赤芍三钱，全当归三钱，

左金丸四分，橘皮一钱五分，炙草六分，佛手一钱，川贝三钱。（《药盒医案全集·卷七》）

胡奶奶，二月十八日。

色脉均平正，而经行不调，时而头痛。责其肾虚，予清上实下。

赤芍一钱五分，炒绵仲三钱，枸杞三钱，煅龙齿三钱，怀膝三钱，菟丝子三钱，归身三钱，佛手一钱，川芎四分。（《药盒医案全集·卷七》）

金奶奶，十二月二日。

经常行不以时，腰酸，色脉均无恙。肾亏气虚，当补。

炙芪三钱，泽泻八分，萸肉六分（炙），菟丝子三钱，绵仲三钱，车前三钱，莲须一钱五分，左金丸四分，丙种宝月丹三小粒。

二诊：十二月四日。

气虚经不调，脉气不宽，得补略瘥。此须先去病，然后可冀生育。

大生地四钱，川芎五分，白芍一钱五分，天麻三钱，炙芪三钱，归身三钱，炙草六分，绵仲三钱，枸杞三钱，菟丝子三钱，丙种宝月丹三小粒。（《药盒医案全集·卷七》）

李奶奶，八月二十日。

唇光，脉软，气急，经不调，腹胀。从受惊受湿起，合之见证，乃肝脾为病甚深，颇不易取效。

潞党八分，焦白术八分，宿砂壳、云苓四钱，炙草五分，细生地三钱，归身三钱，牡蛎三钱，苡仁四钱，木香一钱五分，制香附三钱，逍遥丸一钱。

二诊：八月二十二日。

色脉均较前诊为佳，据说药后诸恙差减，因剧劳复见血块，舌有虚象，脉尚可，仍当补益。

潞党一钱，绵仲三钱，细生地三钱，菟丝饼三钱，炙草六分，川芎四分，归身三钱，木香一钱，制香附三钱，茯神三钱。

三诊：九月七日。

脉较好，面色太黄，经未净，仍当补益，不可强止。

潞党一钱，炙芪一钱五分，炙草六分，川断一钱五分，绵仲三钱，佛手一钱，菟丝子三钱，枸杞三钱，琥珀四分（研，吞），制香附三钱，砂仁八分，归身三钱，川芎四分。（《药盦医案全集·卷七》）

凌奶奶，十一月十一日。

见证完全是肾病，脉亦虚，经不调。以面色及脉测之，当是肾热。

炙芪三钱，菟丝子三钱，焦白术一钱，大生地三钱，炒绵仲三钱，川芎八分，天冬三钱，天麻三钱，姜夏一钱五分，秦艽一钱五分，木瓜三钱。

二诊：一十一月十四日。

气坠略瘥，脘似乎痛，脉尚可，宜补中益气。

炙芪三钱，川芎八分，绵仲三钱，焦白术一钱，潞党一钱，左金丸四分，制香附三钱，荜澄茄六分，醋炒升麻一分半。

三诊：十一月十六日。

肾虚气坠，发有定时，补中益气仅得病之小半。现在盛年，不过大便不约，将来恐成痫。

炙芪三钱，枸杞三钱，潞党三钱，焦白术一钱五分，天冬三钱，川芎八分，姜夏一钱，回天丸半粒。（《药盦医案全集·卷五》）

刘奶奶，三月十七日。

小产后经不调，临经腹痛，脉舌均无恙。现经少而泛恶，仍腹痛，但前次小产之前亦有此病象，深恐是喜，亦不得不防。

归身三钱，枳壳六分，大生地三钱，白芍一钱五分，制香附三钱，木香一钱，炙草六分，川连三分。(《药盦医案全集·卷七》)

刘奶奶，一月九日。

形寒颇甚，舌有炱苔两条，脉亦不和，经不调。其形寒是营卫不和，当非难治；脉不和，经阻，却有问题。喉间不适，头不清，连及耳部，可试徙薪丹，但当先除形寒。

青蒿一钱，桂枝三分，川连二分，归身三钱，淡芩一钱，鲜生地三钱，赤芍一钱五分。(《药盦医案全集·卷七》)

刘奶奶，一月十八日。

脉结腹痛，经不调，小腹觉冷，心跳，上热下寒之候。

滁菊一钱，归身三钱，炒绵仲三钱，制香附三钱，赤白芍各一钱，茯神三钱，枸杞三钱，左金丸四分（入煎），丙种宝月丹二小粒。(《药盦医案全集·卷七》)

吕奶奶，二月十一日。

经不调，有块，产而不育，舌有热象，上热下寒之症。

制香附三钱，钩尖三钱，赤芍一钱五分，滁菊一钱五分，川连三分，绵仲三钱，蒺藜三钱，延胡六分，归身三钱，丙种宝月丹二小粒（吞）。(《药盦医案全集·卷七》)

潘奶奶，三月二十三日。

腹胀两年，二便自可，脉无败象，舌色有热象，胃纳颇佳。经虽不调，常行且无肾病证据，当从肝治。

制香附三钱，砂仁六分（研），腹皮三钱，细生地三钱，川连三分，青陈皮各一钱，归身三钱，琥珀四分（研丸，吞）。(《药盦

医案全集·卷七》)

王奶奶，十月十六日。

肝胃病甚深，不能化。恶心与泻皆胃之反应，带多，经不调乃肝之病候。

川连四分，枳实八分，细生地四钱，吴萸三分，蒺藜三钱，归身三钱，杭菊一钱五分，天麻三钱，制香附三钱，青陈皮各一钱，琥珀四分（研吞），人参须一钱五分。

二诊：十月十九日。

脉甚佳，舌苔未化。虽饥不可多食，不宜进不消化之物，带饿可以养胃，因胃病深也。

归身三钱，白芍三钱，炙草六分，枸杞三钱，人参须一钱五分，橘络一钱五分，绵仲三钱（炒），枳实六分，竹茹一钱五分。（《药盦医案全集·卷七》）

王右，八月二十三日。

病属伏暑秋温，最是缠绵之病。平日有肝郁，经行不调，此于病亦略有关系。

白薇一钱，防己三钱，花粉一钱，竹茹一钱五分，川连三分，赤苓三钱，枳实八分，枙皮一钱（炒），橘皮一钱五分，甘露消毒丹二钱（入煎）。（《药盦医案全集·卷二》）

徐奶奶，八月二十五日。

脉滑，舌苔微黄，经不调，有寒热，热发有定时，头痛，口苦，腰酸，夜不成寐。病属新凉感冒，胃中不和，值经行，遂致缠绵，肝阳稍重，宜黄芩为主。

淡芩一钱，竹茹一钱五分，炙草六分，白薇一钱，延胡六分，秦艽一钱五分，枳实一钱，赤芍二钱，炒荆防各五分，归身三钱，干首乌三钱。（《药盦医案全集·卷六》）

周奶奶，十月十九日。

舌色抽心，月事不调，经色黑，腹胀，头昏，当柔肝。

滁菊一钱五分，子芩六分，归身三钱，延胡六分，钩尖三钱，赤芍一钱五分，制香附三钱，大生地三钱，佐金丸四分。

二诊：十月二十三日。

肝乘脾，故腹鸣肝逆，故经不调。因虚，经一月再行则更虚，故面色不腴。似乎无病，却非细故。

炒荆防各六分，制香附三钱，佐金丸三分，木香二钱，青陈皮各一钱，大生地三钱，炒白芍一钱五分，归身三钱，佛手一钱，潞党一钱，逍遥丸一钱五分。（《药盦医案全集·卷七》）

朱奶奶，十月十三日。

九年不孕，经不调，脉尚缓和，略见虚象。当补，经调，斯有弄璋之喜。

制香附三钱，全当归三钱，西洋参一钱五分，赤白芍各一钱五分，川芎六分，大生地四钱，绵仲三钱（炒），菟丝子三钱，枸杞三钱，丙种宝月丹二小粒。（《药盦医案全集·卷七》）

沈奶奶，一月二十二日。

舌苔有热象，胃中小有食积，产后婴儿不育，因而乳硬，是肝气郁所致。乳部属肾肝，不调达，血失调节而凝，故经行有块，是由肝传肾之候。

制香附三钱，枳实八分，归身三钱，茯神三钱，淡芩八分，炙鳖甲三钱，大生地三钱，生乳香三分，左金丸四分，瘰疬内消丸一钱五分。（《药盦医案全集·卷七》）

吴奶奶，十月五日。

因虚经行不畅，致种种不适，复因此引动肝气。此当补，补则经畅，通之反不通。

高丽参五分，茯神三钱，炙乳香四分，炙草六分，归身三钱，制香附三钱，左金丸四分，绵仲三钱（炒），秦艽一钱，丙种宝月丹三小粒。

二诊：十月十日。

脉舌无恙，然服补药不宜。口淡恐是感寒所致。有外感，进补当然不效。

炒荆防各八分，炒小朴三分，炒延胡七分，全当归三钱，制香附三钱，腹皮三钱，赤芍一钱五分，丹参八分。(《药盦医案全集·卷七》)

◆ 经行腹部乳部酸楚

陆奶奶，一月十一日。

色脉均尚平正，经行时腹部、乳部皆感酸楚，是略虚之候。

制香附三钱，炒白芍一钱五分，砂仁五分（研），左金丸四分，炒荆芥四分，大生地三钱，归身三钱，延胡五分，绵仲三钱。(《药盦医案全集·卷七》)

◆ 带下病

胡奶奶，一月十三日。

色脉均佳，黄带是湿热，尚未上行，故脏气无影响，然当及今防制，使弗上行乃得。

炒车前三钱，川连三分，橘红一钱五分，赤猪苓各三钱，象贝三钱，归身三钱，萆薢一钱五分，杏仁三钱。(《药盦医案全集·卷七》)

林奶奶，十一月二十三日。

初起是夹虚，伤寒经汗解后，现在是肺病，颊肉削，掌热，肩背酸痛，欲咳不能，遍身骨楚而多黄带。肺病肾亦病，有大危险，仓猝不得愈。病情极复杂，病源极深远，益以不能摄养，岂能幸免。

象贝三钱，炙紫菀一钱五分，秦艽一钱五分，浮小麦三钱，川连三分，杏仁三钱，炙鳖甲三钱，炒防风六分，白薇一钱，橘红一钱五分，牡蛎三钱，丝瓜络一钱五分，青蒿一钱。（《药盦医案全集·卷五》）

秦奶奶，一月十一日。

手足少阴并病，痛在腹角，多赤带而疲乏。此殊不易愈，补泻均不甚宜。

茯神三钱（辰砂拌），绵仲三钱（炒），菟丝子三钱，炒车前三钱，琥珀五分（研丸，吞），大生地四钱，赤白芍各一钱五分，制香附三钱，木香八分，沙参三钱，虎骨四斤丸一钱五分。

二诊：一月十四日。

色脉较前为佳，腹角痛瘥，夜间腰胁作痛，舌有热象。心肝肾三脏并治，冀以渐取效。

茯神三钱（辰砂拌），大生地三钱，绵仲三钱，沙参一钱，归身三钱，菟丝子三钱，元参一钱，琥珀五分，木香一钱五分，制香附三钱，左金丸四分，虎骨四斤丸三钱。

三诊：一月十九日。

舌苔有湿证象，脉颇平，稍嫌起落不宽。旧时腹角痛是子宫病，最难效，现已差减，甚好。其余见证要皆末节。

制香附三钱，归身三钱，绵仲三钱（炒），莲须一钱五分，茯神三钱，左金丸四分，琥珀四分（研丸吞），元参一钱五分，钗斛三钱，车前三钱。（《药盦医案全集·卷七》）

邬奶奶，三月十二日。

舌苔花，腰酸，带下，形寒，小腹痛，经一月再行，掌热。完全是肾虚阴亏证象，其腹痛当是寒，从下受。

炒荆防各六分，赤白芍各一钱五分，归身三钱，炒绵仲三钱，菟丝子三钱，细生地三钱，橘白络各一钱五分。

另：阳和膏贴痛处。（《药盦医案全集·卷七》）

周右，十二月五日。

面有风色，多带腰酸。病颇不廉，其伤风骨楚皆属脏气不衡。假使不根治，直无愈时。

四制香附三钱，淡芩八分，炙草六分，秦艽一钱五分，归身三钱，佐金丸四分，炒荆防各六分，细生地三钱。

另服莐薪丹。

二诊：十二月九日。

面上风色未除，药力尚未及彀，故腰酸黄带依然，其心跳与此有间接关系。

归身三钱，秦艽一钱五分，佐金丸四分，炙草六分，茯神三钱，蒺藜三钱，制香附三钱，橘络一钱五分，佛手一钱。（《药盦医案全集·卷三》）

◆ 妊娠

陈奶奶，八月二十八日。

孕八月，阴素亏，值秋燥，因更感液少。脉甚平和，面色略嫌不华，舌苔亦略不匀，治则并治。

钗斛三钱，绵仲三钱，杏仁三钱，橘络一钱五分，西洋参一钱五分，菟丝饼三钱，枸杞三钱，桑寄生三钱，炙芪一钱，竹茹一钱五分，细生地三钱。（《药盦医案全集·卷七》）

陈奶奶，三月五日。

孕已九月，色脉均佳，宜补气补血则易产。

归身三钱，菟丝子三钱，炒白芍一钱五分，绵仲三钱，炙芪三钱，大生地五钱，枸杞三钱，橘络一钱五分，潞党二钱。(《药盒医案全集·卷七》)

沈奶奶，十月五日。

容易流产是滑胎，脉滑气宽更容易受胎，此当补。补之程途，近则免流产，远则可免孕。

潞党三钱，白芍三钱，天冬三钱，绵仲三钱，菟丝子三钱，归身三钱，大生地三钱，橘皮一钱五分，焦白术一钱，滁菊二钱。(《药盒医案全集·卷七》)

吴奶奶，十一月十九日。

孕四月，腰酸，腿尾间亦酸。从未小产，亦须防堕，以肾虚也。

归身三钱，天冬三钱，菟丝子三钱，羌活六分，炙芪三钱，炒绵仲三钱，枸杞三钱，桑寄生三钱，生苎根三钱。(《药盒医案全集·卷七》)

张奶奶，一月二十七日。

孕九月余，脉软，无动滑意。照例当即产，但日数未足。若发动，却是难产。须亟予安胎，其痛当止之。

全当归三钱，桑寄生三钱，大生地四钱，绵仲三钱（炒），苎麻根三钱，制香附三钱，菟丝子三钱，炙芪三钱，炒子芩八分，江西子一钱（米炒），生乳香三分（去油）。(《药盒医案全集·卷七》)

◆ 胎漏

陈奶奶，十二月十三日。

漏胎，经十个月不行，腹不加大，色脉均佳，必须止血，乃能长成。

全当归三钱，桃仁一钱五分，菟丝子三钱，蒺藜一钱五分，红花一钱，炒绵仲三钱，枸杞三分，羌活三分，制香附一钱五分，甲种宝月丹一粒。

二诊：十二月十八日。

漏胎，药后此月未漏，然稍久恐仍不免，当行血，亦从治也。

桃仁一钱五分，赤芍一钱，枸杞三钱，红花一钱，炒绵仲三钱，菟丝子三钱，全当归三钱，青陈皮各一钱。（《药盦医案全集·卷七》）

蒋奶奶，二月十九日。

孕七个月，先有黄带，后动胎，昨日下血甚多，两脉均无滑意，是胎元与母体已脱离关系，当然留之不住。但虽有血块，胎尚未下。胎不下则血不止，甚为可虑。

生熟地各三钱，绵仲三钱，枸杞三钱，潞党三钱，归身三钱，菟丝子三钱，云苓三钱，白芍三钱（炒），炙芪三钱，炒子芩一钱。（《药盦医案全集·卷七》）

陆奶奶，十一月三十日。

胃气痛可止，脉甚佳，确是喜。惟漏胎最讨厌，竟有至三年以上不产者，以腹大能动为佳。若仅仅小动，其胎不成，不成即不下，延久如桃袅就在枯枝上，不落亦不熟不了。

绵仲三钱，菟丝子三钱，归身三钱，炙芪三钱，炒子芩一钱，大生地四钱，川连三分，枸杞三钱，生乳香三分，制香附三钱。（《药盦医案全集·卷七》）

章奶奶，二月二十五日。

经阻两个月，脉滑而虚，腰酸，见红，当是小产。现既不见胎脉，且所下为血块，是不能留。

炙草六分，归身三钱，炒黑荆芥五分，绵仲三钱，桑寄生三钱，菟丝子三钱，苎麻根三钱，炒子芩六分。（《药盦医案全集·卷七》）

◆ 小产

唐奶奶，八月二十二日。

三个月流产，面色不华，脉有热象，法当补益。

高丽参一钱，归身三钱，炙草六分，橘红络各一钱，绵仲三钱，菟丝子三钱，大生地三钱，制香附三钱。

二诊：八月二十八日。

色脉却尚平正，惟不受补。血已止，微咳，不知饥，宜侧重营养。

归身三钱，川贝三钱，牡蛎三钱，炙草六分，制香附三钱，大生地三钱，橘络一钱五分，绵仲三钱，荜澄茄三分。（《药盦医案全集·卷七》）

◆ 子嗽

蔡奶奶，一月二十四日。

咳不爽而呕，脘闷如格，孕六月而有黄带，溲频兼有寒热，脉数，面色稍萎。虚而感寒，更有湿。病情奇复杂，现方趋剧，难治。

炒荆防各七分，车前三钱，萆薢一钱五分，归身三钱，姜夏一钱五分，川连三分，象贝三钱，生苎根三钱，绵仲三钱，杏仁三钱，桔梗四分。（《药盦医案全集·卷七》）

陶奶奶，二月十八日。

孕六个月，病才七日，大汗亡阳，手冷过肘，咳嗽，脉细无胃气，腰酸骨楚，生命危在呼吸。胎脉不见，恐胎儿与母体脱离关系。若见红，则母子两伤不保。一发千钧，能否挽回，实无把握，勉强知不可为而为之，以尽人事。

大生地三钱，高丽参八分，桂枝三分，炙苏子三钱，桑寄生三钱，制附块八分，五味子三分，白芍一钱五分，杏仁三钱，吴萸四分。

二诊：二月十九日。

手足略温，汗略敛，气急平，然只减十分之二三。汗仍黏，手与足仍带凉，喉痛，气痛。气虽略平，仅能平卧而已，危险依然，委实难治。

制附片八分，桂枝三分，细生地四钱，归身三钱，杏仁三钱，白芍二钱，贝母三钱，牡蛎三钱，炙草六分。(《药盦医案全集·卷七》)

◆ 妊娠血证

冯奶奶，十月十九日。

孕五月，便血不止，面有火色，唇绛燥，舌有湿象。其湿是因气候燥，生理起代偿作用之故；便血是肠风，可以止。略有肝阳，故面赤，当兼顾。

滁菊二钱，钩尖三钱，大生地四钱，归身三钱，蒺藜三钱，知母一钱，炒槐米四钱，炒子芩八分，炒荆芥四分，炒绵仲三钱，菟丝子三钱，生苎根三钱。(《药盦医案全集·卷七》)

洪奶奶，十月十八日。

脉甚缓和，知胎未损。上吐血，现便血，此关系肝气。值燥令，致血妄行，亟止之，否则成难产。

炒槐米五钱，炒地榆五钱，炒绵仲三钱，枸杞三钱，炒棕皮五钱，赤芍一钱五分，菟丝子三钱，鲜生地一钱五分，天冬三钱，四制香附三钱，童便一杯（冲），橘络一钱五分。(《药盦医案全集·卷七》)

◆ 产后血晕

沈右，十二月六日。

产后昏迷，目不能瞬，舌缩，呼吸不能自还，脉洪。病已一候以上，此从难产起，血菀于上，神经起变化，因失知觉，西医所诊断与鄙见悉同。候色脉，病人旧有内风，血分不清，此即难产之所由来，亦即西医所谓肾病，但此与现在治疗无关。现在抽血补以盐水，毕竟已郁于脑之血不能下，且神经变硬者不复弛缓，则知识无由恢复。用苦降，倘体工能运药，可冀万一之效。

胆草四分，赤芍三钱，桃仁三钱，红花一钱五分，丹参一钱，人参须二钱，独活六分，蒺藜三钱，归身三钱。

二诊：十二月七日。

脉洪，较之昨日略多胃气，可以测知三五日内无事。两目皆斜，是脑病甚深之证，须加重药力。此病诚万险，但万一转机，只在二三日中。

乌犀尖四分，炙龟甲三钱，胆草四分，竹沥二两（姜汁冲），蒺藜三钱，归身三钱，胆星一钱五分，独活一钱，人参须一钱五分，白芍一钱五分，桃仁三钱，赤芍一钱五分，安脑丸一粒。

明日可用回天丸换安脑丸。

三诊：十二月九日。

目光较前为活动，脉稍嫌忤指，痰多甚，呼吸为窒，当设法涤除，牙关紧亦须以药力开之。当然仍在危险之中，就希望方面说，可谓已过峰险。

胆草五分，蝎尾三分（炙），姜夏二钱，陈皮一钱五分，僵蚕二钱（炒），竹沥二两，姜汁六滴，胆星三钱，独活一钱，杏仁三钱，赤芍三钱，蒺藜三钱，炒防风一钱，归身四钱，桃仁三钱，人参须一钱，回天丸一粒。

另用皂角一寸（去皮弦子，炙）、全蝎（炙）两枚、元寸五厘，三味分研后合研至极细。每用少许，指蘸擦牙龈，其颊车当能自然开关。

四诊：十二月十日。

今日无进步，推究原因，是无推陈致新作用之故，宜涤肠并宜改进粥汤。脉无变动，目光亦比较好些，汗太多。

煅龙齿三钱，胆草四分，姜夏一钱五分，独活八分，牡蛎三钱，归身四钱，炙龟甲三钱，蝎尾二分（炙，研冲），蒺藜二钱，人参须八分（另煎），虎骨三钱（炙），炒白芍二钱，安脑丸一粒（化服），乌犀尖三分（先煎，冲）。

五诊：十二月十二日。

凡脑病有一定危险期，过期便出险，在危险期中不可有顿挫。前日无进步，今日则不如前日，甚远。舌缩、目斜、汗多均未减且加甚，是最可虑。恐竟无脱险希望。

大生地四钱，蒺藜三钱，杏仁三钱，独活一钱，竹沥一两（冲），赤白芍各一钱五分，蝎尾二分，川象贝各三钱，姜夏一钱五分，归身三钱，牡蛎三钱，人参须五分。

六诊：十二月十六日。

仍在险中，但危险已减少，知识虽略有，仍嫌太少，牙关亦尚紧。当令常有大便乃得，倘逐日得畅便，更三日当完全出险。

归身四钱，大生地五钱，天麻三钱，蝎尾三分，竹沥二两，独活一钱，蒺藜二钱，郁李仁三钱，胆星一钱五分，麻仁三钱，杏仁三钱，柏子仁三钱，安脑丸两粒，蒌仁三钱（去油），回天丸一粒。

七诊：十二月十九日。

今日脉好，神气亦较清，颇有希望。舌色亦无败象，或者立春能不加重，倘立春不加重，其病且日退。

茯神三钱，胆星一钱五分，归身三钱，胆草三分，炒乌药一钱，姜夏一钱五分，秦艽一钱五分，大生地四钱，炙苏子三钱，独活一钱，回天丸一粒。

八诊：十二月二十四日。

现脉象尚平正，目光亦尚活动，较之前次诊视时并不见坏，舌苔厚，大便行亦佳。危险期已过，搬动亦并未添病，只须静候开口，大约尚有半个月。

煨天麻三钱，生芪三钱，杏仁三钱，归身五钱，蒺藜三钱，炙乳没（去油）各三分，姜夏一钱五分，郁李仁三钱，独活一钱，川贝三钱，秦艽一钱五分，胆草四分，大生地五钱，人参须一钱（另煎），橘红一钱五分，回天丸一粒，安脑丸一粒。

此为一剂，每日挨匀时间，服完五剂后再诊。

九诊：十二月二十六日。

昨日病情有变动，其最著者是两目皆大，右目较甚，眸子比较高起，脉虽不坏，然不如前此之洪，是脉亦小有变动，舌已能伸出，其苔太松浮，是胃亦有病。详此次之变，决然是立春节气关系，右目高是风胜。

虎骨三钱（炙），独活一钱，蝎尾二分（炙，研），西洋参二钱，天麻三钱，胆草五分，姜夏一钱五分，炙僵蚕一钱五分，滁菊一钱五分，白芍一钱五分，橘红一钱五分，郁李仁三钱，归身三钱，回天丸一粒。

十诊：一月八日。

舌苔厚，脉沉，面有火色，溲太少，脉微溢出寸口，额上有汗，亦转矢气。予潜阳通便利溲。

西洋参一钱，郁李仁三钱，柏子仁三钱，生石膏三钱，麻仁三钱，炙鳖甲三钱，滁菊三钱，胆草五分，安脑丸一粒，炒车前三钱，木通八分，牡蛎三钱。

改方，一月十日。

将八日原方去生石膏加鲜生地五钱，西洋参加五分为一钱五分。

十一诊：一月十六日。

舌苔青黑，松厚如毡，臂上肌肤起粟，此两事纯属腺体变化不定，是凶相。汗腺起反应至于坏死，故肤糙，然表层既坏，里层却有新者续生，此由色脉推测知之。新陈代谢一度既毕则能言。但病实复杂，不止中风一症，开口之后能否复元，或是仅仅维持现状及春分时有无危险，现在尚难预言。

西洋参（另煎）三钱，独活八分，虎骨（炙，去髓）四钱，天麻三钱，秦艽一钱五分，白花蛇一分（炙，冲），鲜生地三钱，滁菊二钱，胆草五分，天冬三钱，炒车前三钱，归身四钱，炙鳖甲三钱，䗪虫一个（炙，入煎），回天丸一粒（药化服），全蝎二分（炙，去翅入煎），人参须一钱五分（另煎）。

十二诊：一月二十二日。

肢凉，颜额亦凉，环唇隐青，脉沉微已甚，希望已等于零，所以致此之由，是不得尿之故。急则治标，姑勉强化痰。

橘红一钱五分，姜夏一钱五分，木通一钱，五味子四分，人参须一钱五分（另煎）。（《药盦医案全集·卷三》）

◆ 产后发热

朱奶奶，十月十九日。

产后匝月初经，西医法治愈，旋又发热。曾服温剂，继之以冰，体工不胜其扰，脏气为乱，致气急鼻扇，脉尚无他。然但脉好不足为据，因心房不病，故脉无恙。其气急实是急性肺病，此为最吃紧，其余各症姑从缓治。

炙苏子三钱，象贝三钱，归身三钱，炒乌药一钱，杏仁三钱，炙紫菀一钱五分，炙桑皮一钱五分，炙草六分，炙鳖甲三钱。

二诊：十月二十日。

仍气急鼻扇，舌绛而干，脘痛略平，脉亦略好。但支气管炎证不除，总是危险。

赤芍一钱五分、杏仁三钱，炙苏子三钱，蛤蚧尾五分（炙，冲），炙鳖甲二钱，炙桑皮一钱，炒乌药八分，炙紫菀一钱，炙乳香三分，归身三钱，桃仁三钱，牡蛎三钱。（《药盦医案全集·卷七》）

高奶奶，十月二十二日。

右脉平正，有胃气，左脉不宽，舌有烂斑，据说向来如此，并无所苦。现患产后寒热已二十余日，迭经中西医诊治，针药并施，热迄未退，且恶露尚未净。近日热型颇乱，寒热亦不甚，照病之经历言之，恐有危险。若现在之病症，尚未至于不可收拾，故不如镇定为佳。

炙鳖甲二钱，赤芍一钱五分，青蒿八分，益母草一钱五分，全当归三钱，淡芩四分，赤苓三钱，丹参六分。（《药盦医案全集·卷七》）

蔡奶奶，十二月十一日。

产后骨楚，发热，形寒，面色灰败，舌色亦劣，脉尚滑数，腹有癥结。

桃仁一钱五分，红花一钱五分，赤芍一钱五分，炒荆芥四分，归身三钱，秦艽一钱五分，制香附三钱，枳实八分，炒郁金一钱。（《药盦医案全集·卷七》）

傅奶奶，一月二十二日。

产后两月迄不得健，面色不华，脉舌均有热象，腰酸乏力。就病证言之，是内肾太热，小腹两旁酸，是子宫亦有病。

天冬三钱，绵仲三钱，菟丝子三钱，莲须一钱五分，炙萸肉八分，泽泻八分，丹皮一钱，归身三钱，云苓三钱，茵陈一钱五分，炒车前一钱五分。

二诊：一月二十八日。

略瘥，鼻准不亮，寐不酣，矢燥结内，热奇重。腰酸不任劳，确是肾亏。

高丽参八分，车前三钱，大生地三钱，绵仲三钱，萆薢一钱五分，滁菊一钱五分，菟丝子三钱，丹皮一钱，知母一钱，天冬三钱，归身三钱。

三诊：二月六日。

产后经频行十数日或二十余日，腰酸。补后略有起色，面色稍好，脉仍不和。虚甚，当再服。

高丽参一钱，滁菊二钱，制香附三钱，天冬三钱，绵仲三钱，归身三钱，大生地四钱，法夏一钱，丝瓜络一钱五分，炒子芩八分，知母一钱，炒车前一钱五分。（《药盦医案全集·卷七》）

周奶奶，十月二十九日。

产后二十一日，热有起伏，表面并不甚热，然最高时至百零四度，唇焦，手颤，目眴动，郑声，寐不安不长，似乎神迷，须臾即醒，醒则汗出，呼吸尚匀整，脉亦尚未见危象。惟脚冷，面肿，气上冲。实是下虚上盛，以参补之则振掉益甚，益不得安。且此属产后热，用清凉汗透均非其治，病情已入险恶境界，能否取效，实不可知。

天麻三钱，蒺藜三钱，桑枝四钱，赤芍三钱，归身三钱，乌犀尖一分半（磨，冲），知母一钱，细生地四钱，钩尖四钱，牡蛎三钱，炙鳖甲三钱，川连二分（炒），猺桂一分。

二诊：十月三十日。

诸恙无甚出入，黎明时得安寐一刻钟，手抖较昨日略减。所得之进步仅此，本不敢有奢望，且服药甚少，故宜尔也。舌苔中结边润，脘闷甚。自云热，是痰亦是药积，当设法先除之。

天麻三钱，川连三分，姜夏一钱，钩尖三钱，归身三钱，瓜蒌霜一钱，细生地四分（炒），知母一钱，川贝三钱，橘络一钱，杏仁三钱，炙鳖甲二钱，青蒿一钱。

三诊：十月三十日。

原方加知母五分，元参一钱，西洋参、柠檬皮代茶。（《药盦医案全集·卷七》）

◆ 产后身痛

罗奶奶，十月二十一日。

产后十三日，右胯骺酸楚如有筋掣，亦有块，不良于行，小腹亦痛，面色微形不足。是有凝瘀在络，地位稍下，药效较难，拟里外兼治。

全当归三钱，川芎六分，赤白芍各一钱五分，大生地三钱，秦艽一钱五分，桃仁一钱五分，丹皮一钱，延胡六分。

另用：羌活三钱，防风三钱，艾叶一两，乳没药各一钱，桂

枝三钱，以上各味研末摊布上，缚小腹并以热水袋熨之。(《药盦医案全集·卷七》)

◆ 产后恶露不绝

韩奶奶，九月十三日。

流产后血不净，气急，脉舌尚平正。是无大害，当补。

高丽参一钱，绵仲三钱，菟丝子三钱，枸杞三钱，炒怀药三钱，归身三钱，生熟地各三钱，砂仁六分，佛手一钱。(《药盦医案全集·卷七》)

沈奶奶，八月二十二日。

舌苔黄，脉滑，产后三日腹痛，呕，因瘀而痛，因热而呕。

桃仁二钱，红花一钱五分，丹参一钱五分，赤芍二钱，制香附三钱，全当归三钱，左金丸四分。

二诊：八月二十五日。

舌苔甚不平正，青黄灰腻并见，脉尚勉强。药后恶露较多，呕痛未除。虽产后，当慎养。

丹参一钱，桃仁三钱，竹茹一钱五分，制香附三钱，川连三分，炒荆芥二分，赤芍二钱，枳实一钱，炙乳香三分，淡芩三分，牡蛎三钱。(《药盦医案全集·卷七》)

俞奶奶，三月二十三日。

产后经淋漓不净，血色鲜红，初少。现在腹胀痛，此崩之渐也。头眩目花，虚象已见，急止之。

丹皮一钱五分，川芎四分，赤石脂三钱（煅，研），人参须一钱五分，炒子芩一钱，牛角腮三钱（炙），槐米五钱（炒），炮姜二分，陈棕炭五钱。(《药盦医案全集·卷七》)

◆ 产后麻木

沈奶奶，二月二十七日。

产后手麻，是血虚湿重，无险，却不能即愈。

归身四钱，防己二钱，法夏一钱五分，茵陈二钱，炒川连三分，云苓三钱，橘红一钱五分，象贝三钱，炒荆芥四分，小朴三分，制香附三钱，蔻仁四分（研）。(《药盦医案全集·卷七》)

◆ 乳少

吕奶奶，十月二十一日。

脉调，舌有虚象，产后乳少，不宜冷食。

生麦芽三钱，炒白芍一钱五分，大生地四钱，炙草六分，归身三钱，方通八分，王不留行三钱，绵仲三钱（炒），七孔猪蹄一个。(《药盦医案全集·卷七》)

席奶奶，八月二十六日。

乳脉非不通，体质亦不虚，是乳量只有此数，勉强补血，冀得增多，但恐不必能效。

大生地四钱，归身三钱，生麦芽三钱，龙眼肉十粒。(《药盦医案全集·卷七》)

◆ 乳核

范奶奶，三月十七日。

脉不甚起，面色亦形不足，右乳结核，阅时一年，已大如鸭卵。此是肝肾证，有形者是块，病不仅是块，割去此块危险而未必有效。

制香附三钱，炒白芍一钱五分，绵仲三钱，归身三钱，细生

地三钱，佐金丸三分，丙种宝月丹二小粒（吞）。(《药盦医案全集·卷七》)

◆ **阴挺**

伍右，十月十三日。

面色较亮，脉亦较和，前阴似有物下坠，乃气虚之故。

西洋参一钱五分，知母一钱，炙草六分，海蛤壳一两，蒺藜三钱，天冬三钱，地骨皮三钱，绵仲三钱，泽泻一钱。(《药盦医案全集·卷四》)

◆ **小腹痛**

陈奶奶，二月二十一日。

小腹痛，冲任有瘀，黄带是湿，亦即因经络不通而有。

制香附三钱，赤白芍各一钱五分，川芎五分，归身四钱，车前三钱，防己三钱。

二诊：三月十五日。

初起经前后小腹皆痛，在非经前亦痛，痛则牵引及全身，倦甚者较难治，因肾热也。

炒车前三钱，防己三钱，延胡六分，赤芍一钱五分，莲须一钱五分，绵仲三钱，川连三分，制香附三钱，丙种宝月丹二小粒（吞服）。(《药盦医案全集·卷七》)

李奶奶，十月二十四日。

不发热，舌略糙，有时气急鼻扇，其势较前为减，脉亦较平正，仅乏力，腹痛，溲亦痛，骨楚，不能翻身。病在肾，其痛处是子宫及冲任领域，咳仍剧，大约急性肺病较减，肾与膀胱有发炎倾向。

象贝三钱，杏仁三钱，炙苏子三钱，赤豆一两（泡），方通八分，草梢一钱，犀黄丸二分。

二诊：十月二十五日。

腹痛得丸而止，旋复剧痛。总观见证，决是子宫病，当是产后瘀血未净之故，拟予行瘀。

炙鳖甲一钱五分，桃仁一钱五分，红花一钱，赤芍一钱，丹参五分，车前一钱五分，穿山甲一片（炙），炙没药二分（去油）。

（《药盦医案全集·卷七》）

儿科医案

◆ 伤寒

小女慧男，七个月患伤寒，中西医均束手，而吾以麻黄汤自疗之也（此案已载入拙著《伤寒研究》中，此不赘）。(《药盦医案全集·旧著鳞爪》)

周孩，二月十八日。

头热，肢寒，舌润，头痛，二便自可。此伤寒太阳病证也，药后宜避风吃素，可以即愈。

炙麻黄二分，淡芩六分，竹茹一钱五分，桂枝三分，枳实八分，炙草六分。(《药盦医案全集·卷一》)

邓孩，十二月十二日。

热本已退，现在又热，寐安，呼吸匀，手足亦温，唇绛，口渴，脉自可。溲初清，旋即转白色。是伤寒太阳阳明合病证，为势不重，避风，慎食，当即日霍然。

淡芩八分，竹茹一钱五分，方通八分，炙草六分，花粉一钱，赤猪苓各二钱，葛根一钱，茅根三钱，象贝三钱，杏仁三钱，橘红一钱五分。(《药盦医案全集·卷一》)

傅宝宝，一月二十七日。

发热，咳嗽痰多，呕奶，神气甚好。是伤寒太阳中风证，其病不算重，慎饮食，谨寒暖。

薄荷一钱，竹茹一钱五分，楂炭三钱，橘红络各一钱，葛根一钱，焦谷芽三钱，淡芩一钱，炙草六分，枳实一钱，腹皮

三钱，川象贝各三钱，杏仁三钱，香葱白二个。(《药盦医案全集·卷一》)

　　陶希泉姻丈之第三女公子，今九龄矣。当其初生才四个月时，病伤寒。初延余诊，见其发热，呕乳，与以荆、防、二陈，热不解。第二日余往外埠诊病，遂延某君，亦陶宅向来延诊之熟人，药后仍无出入。第三日壮热，不啼不乳。第四日复然。余归，陶宅已两次急足来探询。急往，则某君方为之针十指，云是肺闭，其法如《刺疟篇》刺十指螺门，每刺令出血，以纸拭之，纸方尺，拭血斑斓满之，而小孩不啼，某君谓是闭证。

　　希丈之夫人，余族祖姑也，儿时又曾从余受业，以此因缘两家往来颇频。祖姑问余何如，余曰：此病不可服香药。又问如何是香药，余曰如太乙紫雪、万应回春各丹，凡有麝香者皆是。某君闻余言，似不谓然，默默辞去。祖姑殊惶急不知所可，余坦然曰：此病吾能愈之。希丈曰：如此甚佳，请阁下下榻此间，不但医药惟命，且借重看护，何如？余亟首肯其语曰：良佳。苟非余躬自看护，则不能操必愈之券。

　　乃为处方，第一剂用麻黄三分，黄芩六分，杏仁二钱，枳实八分，炙草四分。药一次尽服。时为黄昏八钟，越两钟视之，不得汗；十钟时继进一剂。更越两钟视之，仍不得汗，不啼不乳亦不寐，形神颇躁扰。加麻黄为四分，黄芩八分，杏仁三钱，更予服，仍一次尽剂。越两钟视之，仍不得汗，诸恙如故，躁扰之外亦别无败象。余思仲景总不欺人，所以不汗者，必此病人不当服麻黄汤，然麻黄汤为大方，婴儿仅四个月，倘施之不当，安有不变者？况壮热无汗，不用麻黄解表，将更用何药乎？已而忽悟洁古谓葛根是阳明药。《经》云伤寒三日，阳明，脉大。盖热壮而脉不大，惟痉病为然，若伤寒则脉无不大者。王朴壮于阳明脉大之下注云：此义未详，鄙意则以为此节经文当于阳明字断句，若曰伤寒三日，若已传阳明者，其脉则大。换言之，即伤寒二日，若脉大者即可定其为已传阳明。夫但恶热不恶寒，脉缓而汗出者，尽人可知其为阳明也。若已传阳明而仍无汗，又值不能言自觉症之婴儿，则将于何辨之。故经文又出"三日脉大"四字，以教人识证之法。今病已第四五日之交，而热壮无汗，此非用麻黄汤之候，乃用葛根汤之候也。沉思至此，矍然而起曰：愈矣。

即于前方加葛根一钱半再予之，尽剂，药后可半钟许，颜额两手胸背足部均蒸蒸得微汗，向之躁扰者至此遽静，热亦渐杀，至黎明竟沉沉睡去，候其颜额，热渐退矣。余乃就榻假寐，至八点钟起，早膳毕，视婴儿仍酣寐，诫乳妈弗无故醒之，听其尽量酣睡，余则出而应诊，至下午四钟始毕事，复赴陶宅，则病孩仍未醒。余甚以为奇，亟趋视之，才揭帐帏，嗷然啼矣。乳妈喂以乳，儿饥甚，大口咽有声，乃嘱勿多予。嗣后仍有小潮热，更三日出痧疹，得大便，然后霍然而愈。

当时某君闻余言不可服香药默默辞去，其意盖以为如此闭证，不用紫雪、至宝等丹开之，更无治法，此非余之浅测，时下儿科手笔大都如此。岂知苟予香药必然不救，余之儿女以类此之病经时医投辛凉轻剂失表于前，复用玉枢、紫雪误开于后，以致夭折者两人。近十余年来，见类此之病误用香药致不可救药者更指不胜屈。假使余不辨，函授不着医案，此中曲折何能公布于天下后世。此事而不能公布于天下后世，余总觉如骨鲠在喉，不吐不快。
（《药盦医案全集·旧著鳞爪》）

王孩，十一月十七日。

发热有汗意，舌苔结，其发有前驱症，是伤寒条件毕具，症势尚顺，可无妨。

葛根一钱五分，竹茹一钱五分，象贝三钱，橘红一钱五分，枳实八分，淡芩八分，杏仁三钱，川连三分，小朴（炒）二分，花粉一钱。

二诊：十一月十九日。

热退，咳剧，痰多。色脉无恙，稍弱，须数日当瘥。

象贝三钱，桑叶三钱，炙草六分，杏仁三钱，赤苓三钱，橘红一钱五分，归身三钱，苡仁四钱，方通八分，防风八分。（《药盦医案全集·卷一》）

夏孩，八月二十六日。

壮热有汗，头痛而咳。病属伤寒，为时已一候，现方趋剧，亟宜慎食。

葛根一钱，橘红一钱五分，淡芩八分，香葱白一个，象贝三钱，防风八分，枳实一钱，杏仁三钱，茅根三钱，竹茹一钱五分。（《药盦医案全集·卷一》）

徐宝宝，一月十一日。

壮热无汗，自咙其唇，零四度，病已二十余日。

阳明证俱，太阳未罢，且见虚象，将传阴分，有危险。

川连三分，芦根三钱，梗通八分，归身三钱，赤苓三钱，车前三钱，犀角三钱，茅根三钱，猪苓三钱。（《药盦医案全集·卷一》）

徐孩，九月初五日。

壮热泄泻，舌尖光，舌面有苔颇糙。表邪陷里之候，证属伤寒，颇重，宜慎。

葛根一钱五分，竹茹一钱五分，腹皮三钱，木香一钱，枳实一钱，楂炭三钱，建曲三钱，扁衣（炒）三钱，茯苓三钱，香葱白二个，馒头炭三钱。（《药盦医案全集·卷一》）

叶宝宝，一月二十七日。

发热起伏有定时，退得清；泄泻，粪作青绿色；舌苔白，神气不安详。病已十日以上，此属伤寒久不愈，为小逆，有小危险，若以其小而忽之则大。

枳实一钱，竹茹一钱五分，葛根一钱，杏仁三钱，橘红一钱五分，炙草六分，薄荷一钱，归身三钱，青蒿一钱，木香一钱五分，白薇一钱，川贝三钱，常山五分，二神丸一钱。

二诊：一月二十九日。

舌色面色都正路，常迷睡，热未退，神气较安详，咳与胃纳亦较好。病退十之三四。

白薇一钱，葛根一钱，枳实一钱，木香一钱五分，薄荷（后下）一钱，川贝三钱，竹茹一钱五分，炙草六分，常山四分，杏仁三钱，归身三钱。（《药盦医案全集·卷一》）

张宝宝，二月一日。

发热，泄泻，迷睡，面色红，唇绛。病从热化，是正路。

薄荷一钱，竹茹一钱五分，建曲一钱，川贝三钱，葛根一钱五分，枳实一钱，木香一钱五分，杏仁三钱，淡芩一钱，扁衣三钱，茯苓三钱，炙草六分，梗通八分。

二诊：二月二日。

热颇壮，面有火色。据述气急，无涕泪，大便泄泻。此是伤寒太阳阳明证。

薄荷（后下）一钱，秦艽一钱五分，川贝三钱，扁衣（炒）三钱，葛根一钱五分，淡芩一钱，杏仁三钱，建曲（炒）一钱，炒荆防各一钱，川连二分，木香一钱五分，伏龙肝一两（煎汤代水煎药），炙草六分，香葱白二个。（《药盦医案全集·卷一》）

张童，三月二十四日。

热甚壮，当是停食感寒。现在不可攻积，当先解表。此是伤寒，勿轻视。

羌活五分，枳实一钱，楂炭三钱，炙草六分，葛根一钱五分，竹茹一钱五分，荆防（炒）各六分，香葱白两个。（《药盦医案全集·卷一》）

◆ **温病**

吴宝宝，六月二十日。

发热无汗，是暑温之另一种。暑当与汗俱出，无汗则体若燔炭，汗之可解。

香薷三分，竹茹一钱五分，荷梗一尺，薄荷一钱，鲜藿香一钱五分，银花一钱五分，白薇一钱，西瓜皮三钱，甘露消毒丹五分。

二诊：七月一日。

舌质红，舌面干，热未退，略咳，神气好，汗之不应，再汗之。

香薷三分，花粉一钱，川贝三钱，竹茹一钱五分，杏仁三钱，银花三钱，枳实一钱，知母一钱，连翘（去心）三钱，生甘草六分，西瓜皮三钱，薄荷（后下）一钱，鲜藿香叶一钱五分。（《药盦医案全集·卷二》）

傅宝宝，七月十二日。

热有起伏，发作有定时，退得清楚，泄泻，下青色粪，所泻水分颇多，小便短赤，神气颇好。暑温似疟之候，与旧年病略相似，期以五日可以退清。

薄荷（后下）一钱，木香一钱五分，鲜藿香一钱五分，梗通一钱，防风一钱，白薇一钱，生甘草六分，扁衣（炒）三钱，常山三分，伏龙肝（煎汤代水）一两。

二诊：七月十四日。

发热起伏无退时，舌面润，舌质不红，口渴引饮而溲少，汗亦不多。是正式暑温，大便泻者重，不泻者较轻。小便非通利不可，不可闷，却要避风。

赤白苓各三钱，生熟苡仁各三钱，炒车前一钱五分，炙草六分，木通八分，白薇一钱，麦冬三钱，花粉一钱，鲜藿香一钱五分，青蒿一钱，归身三钱，扁衣（炒）三钱，木香一钱五分。

三诊：七月十七日。

仍略有微热，色脉神气都好，是无问题，舌苔些微有食积症象，其不安寐与吵闹即因胃不和之故。

枳实一钱，川贝三钱，方通八分，竹茹一钱五分，炒秫米三钱，白薇一钱，焦谷芽三钱，鲜藿香一钱五分，薄荷（后下）一钱，绿豆衣三钱，炒车前一钱。

改方，七月二十一日。

热并不要紧，火腿汤吃不得，面尤其吃不得，花生酱不如芝麻酱好，略吹风不妨，却不可晒太阳，舌苔与夜间发热十之九是因积。

白薇一钱，枳实一钱，冬瓜子三钱，馒头炭三钱，薄荷（后下）一钱，焦谷芽三钱，炒薏仁三钱，防风（炒）八分，竹茹一钱五分，鲜藿香一钱五分，荷梗一尺。

四诊：七月二十五日。

昨日以来又有微热，神气脉象舌色都好，惟小便太少。当略事分利，其余全不要紧。

生甘草六分，赤白苓各三钱，白薇一钱，薄荷（后下）一钱，绿豆衣三钱，防风（炒）一钱，梗通一钱，鲜藿香一钱五分。

五诊：七月二十八日。

发热起伏不定，其舌色白苔而润，是略感寒，神气好，亦并不瘠。是无问题，却不得因其受寒而多衣被，受热则更不得了。现在虽发热，并不算病。

炒荆芥四分，炒枳壳七分，梗通八分，鲜藿香一钱五分，薄荷一钱，茯苓三钱，冬瓜子三钱，生甘草六分。

六诊：七月二十九日。

邋遢粪虽是积，却是肠胃有权。即此一点，可以知其无妨。其舌色并不热化，神气脉象亦好。现在只是发热，热度弛张有定时。溽暑感风则有此种病状，不是疟，是温，但暑温症状亦不全，只须节食，更无余事。

薄荷（后下）一钱，白薇一钱，扁衣（炒）三钱，鲜藿香一钱五分，炒车前一钱五分，防风（炒）一钱，腹皮三钱，建曲（炒）一钱，生甘草六分。

七诊：七月三十日。

发热已多日，本来弛张，昨日则热高而不退，前二日泄泻是邋遢粪，昨日有青绿，无臭气，今日亦如此，舌色不从热化，当止之。

薄荷（后下）一钱，荜澄茄二分，炒车前一钱五分，木通一钱，葛根一钱，竹茹一钱五分，炙草六分，木香一钱五分，枳实一钱，归身三钱。

改方，七月三十一日。

加炒扁衣三钱，炒建曲一钱，伏龙肝一两（煎汤代水）。

八诊：八月二日。

脉搏颇匀整，起落亦宽，眼光神气亦尚好，舌色平正，唇色亦平正。现在热不退，泻不止，所泻有完谷而溲甚少，汗虽有，恐亦不多。温凉都在可商之列，病属暑温，不过尚未至去年地步，无论如何，其泻当止，否则有剧变。

白薇一钱，薄荷（后下）一钱，赤白苓各三钱，炒车前一钱五分，青蒿一钱，鲜藿香一钱五分，梗通八分，藿香正气丸（入煎）一钱五分。

九诊：八月四日。

舌色、面色、脉象都好，神气不甚好，亦不算坏。二便较正路，自是好处。口渴是热，亦是积。勿伤其脏气，病并不要紧。

焦谷芽三钱，花粉一钱，川贝三钱，木香一钱五分，鲜藿香一钱五分，腹皮三钱，白薇一钱，梗通八分，归身三钱，生草六分，竹茹一钱五分，枳实一钱，炒车前一钱五分。

十诊：八月六日。

色脉神气都好，大便臭亦好，小溲量不多，舌质红方是暑温，现在舌质并不红，唇亦不燥，不是暑温。其心房无病，发热只有两条路：其一是食积，其二是痱子热。衡量情形，当属前一种。食物不但有定量，有定时，即算尽调护之能事，须观其能消化与否，假使不能消化而强予之，虽有定量定时，依然是填鸭。

木香一钱五分，枳实一钱，梗通八分，葛根八分，川贝三钱，焦谷芽三钱，竹茹一钱五分，赤白苓各三钱，归身三钱，藿香正气丸（入煎）一钱五分。

改方，八月十日。

热度低过常人，有过低时即有高起时，甚非常轨，调护方面宜注意。

赤白苓各三钱，归身三钱，梗通八分，炙草六分，钗斛三钱，焦谷芽三钱。

十一诊：八月十三日。

色脉都好，舌苔白润，热有起伏，总退不清。病是感寒，但衣着不可过热，过热反致阳虚。胃口好是假的。

木香一钱五分，赤白苓各三钱，归身三钱，葛根八分，梗通八分，炙草六分，川贝三钱，荜澄茄三分，藿香正气丸一钱五分（入煎）。

十二诊：八月十四日。

热仍未退，大便次数太多，粪青亦不妥当，色脉尚可，当止泻为主。

木香一钱五分，芡实三钱，荷蒂二个，扁衣三钱，薄荷一钱，生甘草八分，建曲一钱，白薇一钱，藿香正气丸一钱五分，伏龙肝一两（煎汤代水）

十三诊：八月十六日。

大便次数频，有冻，是已转痢疾。皮肤宽，面形苦，其病已虚，舌面皮紧，是不可温，亦不可攻。

木香一钱五分，煨葛根八分，楂炭三钱，白头翁三钱，川连炭二分，腹皮三钱，油当归三钱，没实子四分，焦谷芽三钱，炙草六分。

十四诊：八月十六日。

发热是感新凉，舌苔薄白而润，幸而无多，伏暑当不要紧。小便浑浊是膀胱热化，与肌表发热有密切关系，膀胱之经气即旧时所谓太阳。

薄荷（后下）一钱，梗通八分，炙草六分，鲜藿香一钱五分，葛根一钱，炒车前一钱五分，炒黑荆芥四分，赤白苓各三钱，归身三钱，杏仁三钱。

改方，八月十八日。

调护适当，又屡次用退热药，热只不退，而小便奇臭，恐其病不是膀胱，竟是内肾发炎。假使膀胱热，只小便有沉淀或白如米泔水，不奇臭。但此儿何以有内肾炎症，则不知，最好延西医检验，当更准确。

生甘草八分，炒车前一钱五分，归身三钱，炒子芩一钱，木通八分，鲜生地五钱，天冬三钱，钗斛三钱。

十五诊：八月十九日。

小便短赤而臊臭，神气不如前此活泼，热弛张起伏，只是不退。其热与溲都略有进退，扼要之点，只须小便通畅。若不利溲，而治心房，必然变化不测，而利溲亦不得强责其溲。

生甘草六分，炒车前一钱五分，杏仁三钱，天冬三钱，梗通一钱，川贝三钱，钗斛三钱，赤白苓各三钱，细生地四钱，甘露消毒丹六分（入煎）。

十六诊：八月廿二日。

舌质不红，舌面润，热有起伏，小溲不通，以上是暑温，是心房聚水症，可以服真武汤。口涎黏、大便臭，都是热。因此之故，前数日踌躇不肯用附子。橘子水可吃的，并无关系。现在小溲仍不通畅，用真武汤与前方合并当能取效。经考虑之后决定不合并，单用真武汤，故除去钗斛、天冬。

生甘草六分，薤白一钱，梗通八分，制附片五分，车前（炒）一钱五分，茯苓三钱，白薇一钱。

十七诊：八月廿四日。

面色眼光脉象都较前好，病较前轻，但仍发热。舌中心有一块剥且润，此非食积，照旧医书所说是湿。小孩无湿，当即是心囊之水尚未除。口渴不能燥，还事分利。

木通一钱，炒车前一钱五分，生熟苡仁各三钱，木香一钱五分，赤白苓各三钱，冬瓜子三钱，荜澄茄三分，川贝三钱，枳术丸一钱五分，白薇一钱。

十八诊：八月廿六日。

今日面色略差，稍嫌呆，其余无他见症。仍旧发热，泄泻，溲少，手腕凉，其舌色略嫌鲜明。真武虽效，现在情形不宜再进。

炒车前三钱，钗斛三钱，江西子（炒）一钱，地栗苗一茎，麦冬三钱，木香一钱五分，梗通一钱，白薇一钱，归身三钱，赤白苓各三钱，鲜藿香一钱五分。

另：荆防各三钱，秦艽一钱五分，艾叶五钱，公丁香十个。

上药研粗末，布缝缚当脐。

十九诊：八月二十八日。

热退已清，泻已止，舌色鲜明，是虚象。病情已定，予清补。更无余事，谨慎调护，可臻健全。

人参须八分（另煎，冲），归身三钱，白芍三钱，麦冬（去心）三钱，钗斛三钱，江西子（炒）一钱，炙草一钱，云苓三钱。

（《药盦医案全集·卷二》）

傅宝宝，七月十五日。

发热起伏不清楚已近两候。此属暑温，神气色脉都尚好，不宜用悍药退热，又忌通大便，因此病不可泻。照爱克司光说心脏外膜有水，此与中国《内经》所说同，可以互证。

白薇一钱，竹茹一钱半，枳实一钱，赤白苓各三钱，苡仁四钱，鲜藿香一钱半，甘露消毒丹二钱（入煎）。

二诊：七月十七日。

今日热度反略高，先是夜间咳，现在白日亦咳，小便短赤，舌有剥处，舌质并不甚红。当令溲长，暑温属心，心邪从小肠泻也。舌剥与热不退均是胃肠病，当略和之。

白薇一钱，薄荷一钱（后下），茅根（去心）三钱，淡芩一钱，焦谷芽三钱，川贝三钱，赤白苓各三钱，杏仁三钱，细生地三钱，钓斛三钱，鲜藿香一钱半，益元散三钱（包），甘露消毒丹二钱（入煎）。

三诊：七月十九日。

颜额有微热，手掌不热，啼时目眦润，不算无泪，肌肤和，有微汗。凡如此，热虽高亦不怕。暑温发热，照例弛张极甚，不可强汗，更不可攻下，前方并无不合之处，多服数剂，其热必退。

鲜藿香一钱半，赤白苓各三钱，银花一钱半，白薇一钱，鲜生地三钱，鲜荷梗一尺，鲜佩兰三钱，钓斛三钱，花粉一钱，甘露消毒丹三钱（入煎）。

四诊：七月二十一日。

热尚未退，粪色如泥，是肠胃不和。凡见此种粪者，照例不退热，但邀邀粪以能下为佳，不过不可攻，恐攻之下利不止也。色脉较前为佳，病较退，大约更三日可以全好。

木香一钱半，炒扁衣三钱，杏仁三钱，炒建曲一钱，赤白苓各三钱，细生地四钱，川象贝各三钱，归身三钱，梗通八分，白薇一钱，腹皮三钱，苡仁五钱。

五诊：七月二十四日。

热仍未退，近二日无大便，舌中心苔剥。胃中仍有积，苦于不能攻，但得黄粪下，便不发热。

钓斛三钱，枳实一钱，鲜藿香一钱，竹茹一钱半，赤白苓各三钱，白薇一钱，木通六分，细生地三钱，归身三钱，知母一钱。

六诊：七月二十六日。

热总不清楚，舌苔剥，大便仍如泥，此外各切都好。胃肠不相协调，当补不当攻，如其灌肠，适得其反。

钓斛三钱，归身三钱，细生地三钱，茯苓三钱，川贝三钱，木香一钱半，橘白络各一钱。

七诊：七月二十八日。

热又转高，舌苔仍剥。凡胃肠不和，则肌表容易感冒，病属复感，而所以复感即因此。此须调理内脏为先务，节食亦要紧。

白薇一钱，薄荷一钱（后下），赤白苓各三钱，竹茹一钱半，枳实一钱，炒车前一钱半，银花三钱，鲜藿香一钱半，西瓜皮三钱，焦谷芽三钱，甘露消毒丹一钱半（入煎）。

八诊：七月三十一日。

色脉都尚好，大便褐色，亦不算坏。现在热未清，仍是肠胃不和。积净，其热自退。现在外面此种病甚多，并无危险，亦不可用重药，反有危险。

归身三钱，钗斛三钱，细生地三钱，枳实一钱，竹茹一钱，梗通八分，焦谷芽三钱，赤白苓各三钱。

九诊：八月五日。

热仍不退，前两日低，近日骤高，肤凉头热，恐是气候关系。其舌苔、脉象、面色并无异征，且所下之粪甚好，照例其病当退。

知母一钱，花粉一钱，象川贝各三钱，白薇一钱，青蒿一钱，杏仁三钱，西瓜皮三钱，鲜生地三钱，竹茹一钱半。

十诊：八月七日。

神气脉舌并不坏，热则循环不已，汗甚多，舌色常变。此因汗多表虚，因而消化不良，调护方面当注意，用药当以止汗为主，因此汗甚不正当，汗多则心房弱。

牡蛎三钱，浮小麦五钱，白薇一钱，枳实一钱，竹茹一钱半，炒薏仁五钱，赤白苓各三钱，鲜荷梗一尺。

另用龙骨、牡蛎、糯米各二两，研为粉，用粉扑蘸涂头面胸背。

十一诊：八月二十三日。

泻后指尖厥，一定属虚。现在大便仍不实，下绿水，此是不当下而下，必须止。热起伏，关本元。面形苦，脏气已伤。当然要补，但勉强硬填，总不是事。

归身三钱，细生地四钱，钗斛三钱，川贝四钱，茯神三钱，木香一钱半，炒扁衣三钱，芡实三钱，牡蛎三钱，茯苓三钱，麦冬三钱，江西子一钱（炒），伏龙肝一两（煎汤代水）。

十二诊：八月二十四日。

肢凉头热，手冷至肘，脚冷至膝，汗多，下青绿粪，昨夜仍五次。此实四逆亡阳之候，吃紧处在心弱而阳缩，所以一变至此，再放胆用攻剂下之，利不止为败征，只能勉为其难，不能说有把握。

制附片六分，吴萸三分，薤白六分，焦白术一钱，焦谷芽三钱，归身三钱，茯苓三钱，浮小麦五钱，牡蛎三钱，荜澄茄三分。

十三诊：八月二十五日。

泄泻止，手掌颜额热都较减，脉亦较有起色，面形仍苦。病已见机转，惟为程尚远。口渴，不宜再温，徒温亦不足济事。

麦冬三钱，五味子三分，细生地三钱，钗斛三钱，归身三钱，木通一钱，赤白苓各三钱，苡仁五钱，赤豆二两（泡汤代水）。

十四诊：八月二十六日。

色脉颇好，神气殊萎顿，此不但是疲乏，其胸脘必感不适，粪甚好。因如此之粪是肠胃有权，为消化力恢复之朕兆，粪中微菌似可暂置不问。

木香一钱半，炒扁衣三钱，归身三钱，炒建曲一钱，茯苓神各三钱，麦冬三钱，五味子三分，牡蛎三钱，浮小麦五钱半，西洋参一钱半（另煎）。

十五诊：八月二十八日。

寐安，神气亦好，其痤痱非白痦，溺多亦好，现在手掌不热，呼吸停匀，胃气亦伸。其热是虚，热得霍石斛当瘥。大便中痰确是痢，大份无妨。

木香一钱半，白头翁三钱（酒洗），竹茹一钱半，腹皮三钱，归身三钱，楂炭三钱，钗斛三钱，茯苓三钱，细生地三钱。

十六诊：八月三十日拟方。

泻与高热均吃紧，廿九日拟方是止泻之剂，止之不止，仍有四五次之多。在例不可温，可用辟瘟丹研碎置当脐，外盖清凉膏，再用布缚之。

木香一钱半，炒扁衣三钱，赤石脂二钱（煅研，飞），芡实三钱，荷蒂二个，钗斛三钱，白头翁三钱（酒洗），梗通一钱，葛根八分。

十七诊：八月三十一日。

近二日有高热，下青绿粪，干厚而腻，仍是宿积。不过能下是好处，假使胃无权，此积必不肯下，积净其热当退。脉不匀，心房瓣膜有病；小便利，心囊决不聚水。此瓣膜病与热有关，热退后可渐愈。肛门红是脱肛。前一步事亦是虚证，面色好，寐安，都佳，全愈之期必不在远。

江西子一钱（炒），归身三钱，茯神三钱，人参须一钱半（另煎），钗斛三钱，麦冬三钱，枳实一钱，竹茹一钱半。

十八诊：九月三日。

粪色青黑黏腻，一日有四次，且略见后重。当作痢治，热不清实为例外，或耆须积净之后方能退清。

白头翁四钱（酒洗），青木香二钱，川连炭二分，楂炭三钱，榧子一钱（炒，去壳），油当归一钱半，枳实一钱，江西子一钱

（土炒），腹皮三钱，槟榔四分。

十九诊：九月八日。

病情较前为正路，粪较黏，老黄色。酸臭算好的，痢疾见此粪是将愈之兆。热所以不退者，因积现在肠胃，渐次清楚，热退决不致再发。不过现在热尚未清，尚须服药数日。

归身三钱，江西子一钱（土炒），茯神三钱，西洋参一钱半（另煎），人参须一钱（另煎），钗斛三钱，麦冬三钱，木香一钱半，白头翁三钱（酒洗），枳实一钱，竹茹一钱半，焦谷芽三钱，细生地三钱。

二十诊：九月十三日。

近来发热起伏，日间退清，夜间热高。此虽与前次相似，而病情迥然不同。舌质红，苔粗而花，肤凉汗多，指尖冷，此种情形都是新添之症，其为复感无疑。表虚则生内寒，大便溏薄即是腹部无热之故。

牡蛎三钱，炒扁衣三钱，炒建曲一钱，银花一钱半，连翘二钱，木香一钱半，薏仁四钱，归身三钱。

另用牡蛎、龙骨粉止汗。

廿一诊：九月十七日。

脉颇匀整，粪色甚好。热尚未清，其舌色并不红，亦不燥，常见花剥之苔。胃中并不过热，但消化力不及谷。

江西子一钱（土炒），人参须一钱（另煎），茯苓三钱，炒白芍一钱，归身三钱，焦谷芽三钱，槟榔三分，木香八分，赤豆一两（泡汤代水）。

廿二诊：九月廿一日。

脉好，神气好，热仍有起伏，有时低过常度。是虚，此外无他。衣太暖，汗多，反易受凉，此须注意防其复感。

牡蛎三钱，浮小麦五钱，钗斛三钱，江西子一钱（米炒），归身三钱，象川贝各三钱，茯神三钱，炒扁衣三钱，炒建曲八分，糯稻根须一钱半。

廿三诊：十月四日。

舌色从寒化热，泄泻。新凉感冒兼有食积，此与前次不同，不致延长。

制小朴二分（姜炒），葛根一钱，木香一钱半，象川贝各三钱，建神曲一钱（炒），赤白苓各三钱，炒扁衣三钱，橘红、络各一钱，大腹皮三钱，楂炭三钱，焦谷芽三钱。（《药盦医案全集·卷二》）

江童，十月二十四日。

病温十二日，热高，耳聋。神气脉象尚无败征，然耳聋是虚，已入险境，恐将见白痦。现在却不宜重药，当养血但不增病，其热自能渐退。

归身三钱，法夏一钱，知母一钱，细生地三钱，炙草六分，竹茹一钱五分，橘皮一钱五分，川连三分，茅花一钱五分，赤芍一钱五分，炒扁衣三钱。

二诊：十月二十五日。

神色脉象均佳，热亦不高，惟有两点吃紧处，其一是耳聋，其二是齿䶩，舌无苔，唇微燥。此两事皆病在脏，不在经腑之证，却有不能温，只宜平剂培元，不致有变动，特愈期稍远耳，调护宜慎。

归身三钱，炒扁衣三钱，芡实三钱，云苓三钱，炙草六分，炒建曲一钱，腹皮三钱，秦艽一钱五分。

三诊：十月二十六日。

热复壮，肌肤暵燥，夜不能寐，微躁烦，是温病末传阴虚之候，见血为犯忌，不过鼻衄为诸种血证中之较轻者。凡病入脏，照例热有起伏，邪正互为抵昂故也，渐退则愈。

天冬三钱，知母一钱，杏仁三钱，元参五分，川贝三钱，归身三钱，炙草六分，茜根炭一钱五分，细生地三钱，芡实三钱，炒扁衣三钱。（《药盦医案全集·卷二》）

金孩，八月二十日。

发热，泄泻，色脉尚无他。惟舌苔松浮，有似口糜，此却不妙，恐是胃败证据。

葛根八分，法夏一钱，橘皮一钱五分，木香一钱，白薇一钱，炙草六分，竹茹一钱五分，建曲一钱，炒扁衣二钱，煨生姜一小片。

二诊：八月二十二日。

新凉伏暑，酿为秋温，最是延长不肯愈之证。神气尚好，脚肿、口糜均非佳朕，有险。

葛根八分，赤猪苓各三钱，炒建曲一钱，楂炭三钱，炒车前三钱，腹皮三钱，芡实三钱，扁衣三钱，小朴三分，白薇一钱。

三诊：八月二十四日。

热退仍见脚肿，舌润，泻未全除，神气较好，食后泛恶，尚未可乐观。

木香一钱，炒建曲一钱，姜夏一钱，炒扁衣三钱，橘皮一钱五分，炙草五分，公丁香七枚。（《药盦医案全集·卷二》）

李宝宝，三月三日。

舌甚糙，微热，头向后仰。恐是流行性脑症，尚未十分确，姑先止泄泻。

木香一钱，枳实一钱，竹茹一钱五分，云猪苓各三钱，炒扁衣三钱，楂炭三钱，炙草六分，胆草二分，葛根一钱，瓜蒌皮二钱。

二诊：三月四日。

病属风温，因预防脑症而用胆草，是亦泄泻增剧之一因，热不退，还宜葛根，咳只要畅，不怕剧。

葛根一钱五分，炒建曲一钱，杏仁三钱，木香一钱，淡芩一钱，桑叶三钱，炒扁衣三钱，象川贝各三钱，川连三分。

三诊：三月五日。

热仍不退，还须葛根，其理由因热病得葛根当泻止热退。今不尔，必有未达者，恐其出痧麻。若更张，便入歧途，故还宜葛根。

葛根一钱五分，杏仁三钱，炙草六分，炒扁衣三钱，象贝三钱，橘红一钱五分，茅根三钱，赤猪苓各三钱，木香一钱五分，方通八分。

四诊：三月七日。

病已除，虽有时尚似热，亦不为害，只须养血即得。

归身三钱，炙草六分，桑叶三钱，白芍一钱五分，杏仁三钱，橘红一钱五分，象贝三钱，云苓三钱。（《药盦医案全集·卷二》）

李宝宝，十月二十七日。

发热，泄泻。里热甚炽，是已化热之阳明经证。

葛根八分，竹茹一钱五分，腹皮三钱，枳实八分，淡芩八分，楂炭三钱，橘红一钱五分，炙草六分，木香一钱五分。（《药盦医案全集·卷一》）

李孩，十一月二十日。

发热无汗，热高，迷睡，舌尖红，溲少，又呓语。大便虽行，迷睡是积，惟其有积，然后热高，有呓语。病属伤寒，但并不难愈，惟须注意调摄。

楂炭三钱，胆草一分（泡汤代水），香葱白二个，葛根一钱五分，炒荆防各一钱，枳实一钱，腹皮三钱，馒首炭五钱，薄荷一钱，淡芩一钱，竹茹一钱五分，焦谷芽三钱。

二诊：十一月二十日。

色脉无恙，高热不退。有二件事当注意：第一是忌口，荤腥面食都当忌；第二勿强去其热。

薄荷一钱，枳实一钱，腹皮三钱，炙草六分，白薇一钱，竹茹一钱五分，木香一钱五分，归身三钱，淡芩一钱，葛根一钱五分，焦谷芽三钱。（《药盦医案全集·卷一》）

邱宝宝，一月八日。

发热五日夜不退，面色暗，肌肤干，眼下微浮，气急鼻扇，溲少，大便不约，无汗，迷睡，微捻指。是伤寒夹食夹惊之候，病颇重，有险。

葛根一钱，橘红络各一钱，木香一钱五分，安脑丸一粒（吞服），薄荷（后下）一钱，枳实一钱，腹皮三钱，楂炭三钱，象川贝各三钱，竹茹一钱五分，胆草一分（泡汤代水），焦谷芽三钱。

二诊：一月九日。

热仍壮，无涕泪，无汗，神气较昨为佳，舌色亦好。是危险减少，惟此病不算轻，现在亦尚未出险，饮食寒暖都当谨慎。

薄荷一钱（后下），枳实一钱，杏仁三钱，扁衣三钱（炒），葛根一钱五分，竹茹一钱五分，木香一钱五分，炙草六分，淡芩一钱，象川贝各三钱，建曲（炒）一钱，归身三钱。（《药盦医案全集·卷一》）

王宝宝，六月二十六日。

发热，面色红，眼白青。此为逆，热颇高，从暑温治。

白薇一钱，赤白苓各三钱，生甘草六分，薄荷（后下）一钱，木香一钱五分，生熟苡仁各三钱，青蒿一钱，扁衣（炒）三钱，淡芩一钱，竹茹一钱五分，花粉一钱。

二诊：六月二十八日。

壮热，汗多不解，口渴，目光无神，大便不实。病情较昨日更逆，据说先曾推拿二次，第一次推颇好，第二次神气大坏。此必因推，内部受伤。恐其面部、手脚发肿，更恐其因虚而惊，是有危险。

归身三钱，川贝三钱，白薇一钱，细生地三钱，川芎二分，花粉一钱，薄荷一钱，炙草六分，知母一钱，木香一钱五分，荷蒂二个，鲜藿香叶一钱五分。

三诊：六月二十九日。

口渴引饮无度，大便泄泻，面赤，眼白青。神气虽较昨日略好，面形甚苦，极不安详。病尚在危险之中，须从速退热，热退泻止方可放心。

荷梗一尺，鲜藿香叶一钱半，花粉一钱五分，牡蛎三钱，赤白苓各三钱，荷蒂二个，青蒿一钱，浮小麦五钱，冬瓜子三钱，芡实三钱，白薇一钱，生甘草六分，木香一钱五分，伏龙肝（煎汤代水）一两，归身三钱，川芎二分。

四诊：七月一日。

唇燥舌绛，引饮无度，手指木强。因胃中热甚高，将次起惊，神气甚不妥，当渴，是积见症。阴虚而热，难治。

钩尖（后下）三钱，川贝三钱，西瓜皮三钱，知母一钱，薄荷（后下）一钱，蝎尾（炙，研冲）一分，绿豆衣三钱，青蒿一钱，枳实一钱，银花三钱，花粉二钱，白薇一钱，生锦纹二分（泡汤去渣，代水煎药），生甘草五分。（《药盦医案全集·卷二》）

王宝宝，七月二日。

壮热，汗多，面部手脚胸脘都发肿。现在却无汗，热壮，小便多，舌有湿象。小便既多，此肿不是聚水。胸脘闷，常太息。其中部不通故肿，二便自可，并无虚象。其积在中脘，不在肠，故舌上无苔。现在已两候，须攻之，延宕不得，再进一步，可以神昏不识人。病属暑温，食停中脘之候。

枳实一钱五分，瓜蒌霜一钱五分，薄荷（后下）一钱，竹茹一钱五分，知母一钱，鲜藿香一钱五分，焦谷芽三钱，白薇一钱，馒头炭五钱。

另：皮硝三钱（隔布一层缚中脘）。

二诊：七月四日。

大便已行，胸脘较软，仍略硬，舌苔亦未化，肿略退未全除，神气亦较好。病除十之五六，尚有余波。

白薇一钱，竹茹一钱五分，腹皮三钱，赤白苓各三钱，薄荷一钱，枳实一钱，楂炭三钱，瓜蒌霜一钱五分，淡芩一钱，焦谷芽三钱，鲜藿香一钱五分，生熟苡仁各三钱。

三诊：七月六日。

肿已退，热未全除，脉好，大便三日不行，不必攻下。现在舌色不从热化，口不渴，无可攻之理。神气好，谨慎调护，不致延长。

白薇一钱，薄荷一钱，鲜生地三钱，青蒿一钱，枳实一钱，鲜藿香一钱五分，淡芩一钱，竹茹一钱五分，荷梗一尺。

四诊：七月九日。

热已退，脉亦清楚，尚微烦。此因大便不行之故，但不必攻，消导已得。

枳实一钱，楂炭三钱，川连二分，竹茹一钱五分，焦谷芽三钱，川贝三钱，腹皮三钱，瓜蒌霜一钱五分，归身三钱，鲜藿香

叶一钱五分。(《药盒医案全集·卷二》)

俞宝宝，六月二十八日。

发热汗多，水泻，是暑温。常轨有积，故头痛、腹痛。

白薇一钱，枳实一钱，腹皮三钱，梗通八分，薄荷一钱，木香一钱五分，焦谷芽三钱，竹茹一钱五分，扁衣（炒）三钱，荷蒂二个，鲜藿香一钱五分，冬瓜子三钱，生甘草六分。

二诊：六月三十日。

唇舌都已化燥，舌有糙白苔，发热汗多，水泻，暑温夹食之稍重者。

薄荷一钱，牡蛎三钱，枳实一钱，腹皮三钱，白薇一钱，淡芩一钱，冬瓜子三钱，鲜藿香一钱五分，青蒿一钱，竹茹一钱五分，赤白苓各三钱，生草六分，馒头炭五钱，木香一钱五分。(《药盒医案全集·卷二》)

郁宝宝，七月二十九日。

发热，咳嗽痰多，病已久，目光不安详，神气亦不安详，面色隐青，热不退。泄泻本是暑温，现在病邪不得出，并且起惊，是有危险。

薄荷（后下）一钱，细生地三钱，白薇一钱，炙草六分，钩尖（后下）三钱，川贝三钱，青蒿一钱，归身三钱，杏仁二钱，辟瘟丹一粒四分之一（化服）。

二诊：七月三十日。

药后得汗，得大便，粪较前略厚。病情细微好些，面色仍不妥当，舌苔黄厚，舌质红，危险略减少。

薄荷（后下）一钱，白薇一钱，川贝三钱，归身三钱，钩尖（后下）三钱，青蒿一钱，杏仁三钱，瓜蒌霜一钱五分，香薷二分，木香一钱五分，炙草六分。

三诊：七月三十一日。

眼眶面色神气都较佳，热仍壮，亦仍泄泻，微咳。暑温发热本属绵长，假使不生枝节，虽热不退，亦无紧要。

香薷三分，薄荷（后下）一钱，川贝三钱，竹茹一钱五分，防风（炒）一钱，瓜蒌霜一钱五分，枳实一钱，杏仁三钱，白薇一钱，焦谷芽三钱，归身三钱，炒黑荆芥六分，川连二分，木香一钱五分。

四诊：八月一日。

舌苔厚，舌质绛，暵热而泄泻，瑟瑟有惊意。因积而泻，因泻而惊，病情甚险恶。积不除泻不得止，虚甚不能攻积，大是难事。

钗斛三钱，茯苓三钱，荷蒂二个，竹茹一钱五分，麦冬三钱，木香一钱五分，鲜藿香一钱五分，焦谷芽三钱，杏仁三钱，扁衣（炒）三钱，枳实一钱，炙草六分，紫雪丹二分（分次冲）。

另：用辟瘟丹半粒研细置当脐，外盖清凉膏。

五诊：八月二日。

神气燥甚，暵热，舌苔干。皮肤扩然而空，因泄泻锐瘠，所以如此。病情虽见好，热太高，神色不安详，且见虚弱型，总属可虑。

银花三钱，钗斛三钱，竹茹一钱五分，扁衣（炒）三钱，白薇一钱，麦冬三钱，茯苓三钱，西瓜皮三钱，青蒿一钱，杏仁三钱，木香一钱五分，荷蒂二个，鲜藿香一钱五分。

六诊：八月三日。

手腕背热，手掌亦热，目光无神，面色隐青，呕且泻。所呕是结块之乳，所泻是青粪。常咂唇弄舌，此其病属热，毫无疑义。目光无神与咂唇是将起惊；面色隐青，血行不利，其里面热甚。

薄荷一钱，象川贝各三钱，木香一钱五分，花粉一钱，杏仁三钱，扁衣三钱，橘络一钱五分，冬瓜子三钱，钩尖三钱，紫雪丹二分。

改方，八月三日。

加乌犀尖一分半，钗斛三钱，归身三钱。

七诊：八月五日。

仍发热，手掌为甚，神气亦不安详，面色较活，病仍在险中，不过已见机转。

麦冬三钱，细生地三钱，白薇一钱，钗斛三钱，川贝三钱，杏仁三钱，茯神三钱，花粉一钱，归身三钱，紫雪丹一分（冲）。

八诊：八月六日。

病反复不去，其重要在无乳，饿即足以致命，奶粉可吃。

钗斛三钱，归身三钱，白薇一钱，麦冬三钱，细生地三钱，川贝三钱，杏仁三钱，茯神三钱，佛手一钱五分。

九诊：八月七日。

面色、神气、舌色、脉象都较昨日为佳，热尚未清。乳少是一难事，大病之后，非有充分乳食不行。

竹茹一钱五分，钗斛三钱，赤白苓各三钱，梗通八分，枳实一钱，麦冬三钱，青蒿一钱，川贝三钱，焦谷芽三钱，白薇一钱，佛手一钱五分，冬瓜子三钱。

十诊：八月九日。

病瘥，眼光尚有些微病症，有余热亦尚微，有惊意，痰咳非重要之点。

钩尖（后下）三钱，归身三钱，钗斛三钱，防风（炒）七分，薄荷（后下）一钱，川贝三钱，赤白苓各三钱，秦艽一钱，茯神三钱，细生地三钱，焦谷芽三钱，佛手一钱五分，白薇一钱，莲子心三十个。

十一诊：八月十一日。

眼光、神气都较昨日为佳，热已退，知要玩，是病除。咳虽是余波，须注意寒暖，因现在多痉挛性咳嗽。

象川贝各三钱，麦冬三钱，钗斛三钱，杏仁三钱，归身三钱，焦谷芽三钱，防风一钱，炙草六分，茯神三钱，赤白苓各三钱，冬瓜子三钱。

十二诊：八月十四日。

舌剥如地图，其胃内壁有伤，两耳出脓，已五六月，因有此两个原因，所以面色不复。假使此两种见症不能除，此孩毕竟矜贵。

钗斛三钱，川贝三钱，白薇一钱，生熟苡仁各三钱，竹茹一钱五分，杏仁三钱，鲜藿香一钱五分，梗通八分，钩尖三钱，赤白苓各三钱。

另：胡黄连一钱，生甘草一钱。

此二味煎汤一大碗，候冷，最好用玻管注入耳中，洗过之后用下方药粉吹耳中。

五倍子一分，人中白五分，镰珠粉五厘，冰片三厘。

上药研极细末瓶贮，勿令出气，每次只用少许。（《药盦医案全集·卷二》）

朱宝宝，六月二十九日。

发热，咳嗽，泄泻，热有弛张，汗不多，暑温兼风之候。

防风（炒）一钱，木香一钱五分，焦谷芽二钱，白薇一钱，扁衣（炒）三钱，青蒿八分，羌活四分，薄荷（后下）一钱，建曲（炒）一钱，荷蒂二个，鲜藿香叶一钱半，象川贝各三钱，杏仁三钱，赤白苓各三钱，梗通五分。

二诊：七月一日。

热仍不退，渴引饮，是积。因积而泻，亦因积而热，舌苔不黄，其积尚在胃，须节食。

白薇一钱，竹茹一钱五分，杏仁三钱，薄荷（后下）一钱，焦谷芽三钱，木香一钱五分，枳实一钱，象川贝各三钱，扁衣（炒）三钱，建曲（炒）一钱，防风（炒）一钱，生甘草六分，鲜藿香叶一钱五分，馒头炭五钱。（《药盦医案全集·卷二》）

董孩，九月十三日。

寒热如疟，一日二三度发，发但头有汗。初起手脚冷，现已温，寐中手指微瞤动，无泪，二便自可，脉尚平，咳有痰，音不亮。病情是秋温，不可强发汗或攻下，只宜辛凉透达，得畅汗当转痦。此病往往有延至四五十日者，大约去病不伤正气，稍久渐愈，强汗下则变端百出。

青蒿一钱五分，薄荷一钱，竹茹一钱五分，炙草六分，白薇一钱，连翘三钱，淡芩八分，杏仁二钱，橘络一钱五分，象贝三钱。（《药盦医案全集·卷二》）

顾童，八月二十九日。

脉和，舌光微白润，寒热不定，有时一日两次发。此非疟，乃温病似疟，伏暑秋温之候也。尚须发热，候舌有黄苔，然后可以全愈，大约尚有数日。

海南子五分，枳实炭七分，淡芩七分，炙草五分，赤苓三钱，归身三钱，苡仁四钱。（《药盦医案全集·卷二》）

楼宝宝，六月十七日。

面色黄，汗多，有微热弛张，不迄退。泻已止，粪便总不正当。鄙意当从暑温治，热退之后服福幼散，面黄当转。

生熟苡仁各四钱，木香一钱五分，炙草六分，冬瓜子三钱，扁衣三钱，薄荷一钱，赤白苓各三钱，归身三钱，白薇一钱，甘露消毒丹一钱五分（入煎）。

二诊：六月二十八日。

面色不甚好，常常发热，其热有起伏，发作有定时，热甚高而汗不多。仍是暑温，但甘露消毒丹太多，当变更方法。

白薇一钱，常山三分，枳实一钱，鲜藿香叶一钱半，薄荷一钱（后下），牡蛎三钱，归身三钱，浮小麦五钱，青蒿一钱，竹茹一钱五分，炙草六分，方通八分，苡仁四钱，木香一钱五分。

三诊：六月二十九日。

面色不华，黄而枯，二便自可，汗不多，壮热不退。照例暑温不能过一百零四度，因病久正气虚，所以如此。唇色舌色都甚红，此是贫血症象，并非寒象。

荷梗一尺，淡芩一钱，枳实一钱，银花三钱，绿豆三钱，竹茹一钱五分，白薇一钱，西瓜皮三钱，川贝三钱，茅根三钱，生熟甘草各四分，鲜藿香一钱五分，归身三钱。

四诊：六月三十日。

面色不转，热虽退，恐仍是弛张。暑温最易缠绵，面形苦，内部有伤。其面色是虫虚甚，不能用悍药，稍为难治。

归身三钱，杏仁三钱，枳实八分，钗斛三钱，川贝三钱，白薇一钱，麦冬三钱，焦谷芽三钱，竹茹一钱五分，鲜藿香一钱五分。

五诊：七月一日。

热已退，面形仍苦。面色不转，其病未除，当先培原。

钗斛三钱，焦谷芽三钱，江西子一钱，麦冬三钱，归身三钱，冬瓜子三钱，川贝三钱，茯神三钱，鲜藿香一钱五分。

六诊：七月四日。

热已清楚，面色亦较前为佳。现患咳嗽，是当宣达。

薄荷（后下）一钱，杏仁三钱，焦谷芽三钱，防风（炒）一钱，归身三钱，赤白苓各三钱，象川贝各三钱，炙草五分，鲜藿香叶一钱五分。

七诊：七月六日。

热退之后六日再发，如此者多次，面色黄而晦，舌色白润，无热象。此种西医谓之回归热，仲景谓之厥阴证。是有虫，在冬令从伤寒治，在夏季从暑温治，必须面色转，然后是痊愈。

薄荷（后下）一钱，杏仁三钱，焦谷芽三钱，防风（炒）一钱，白薇一钱，炙草六分，象川贝各三钱，归身三钱，茯苓三钱，鲜藿香叶一钱五分，九味芦荟丸一分（入煎）。

八诊：七月七日。

得芦荟丸之后面色已转变，或者从此得机转，以后能渐肥而不再容易发热，但此诊断是否正确，当须待一礼拜。

归身三钱，茯苓三钱，焦谷芽三钱，钗斛三钱，麦冬三钱，炙甘草六分，江西子（炒）一钱，细生地三钱，杏仁三钱，九味芦荟丸一分。

九诊：七月九日。

面色仍黄而带黑，但较前稍润，神气亦似乎略好。虚甚，芦荟丸当暂停数天。

钗斛三钱，绵仲（炒）三钱，茯苓三钱，归身三钱，菟丝子三钱，焦谷芽三钱，江西子一钱，枸杞三钱，杏仁三钱，川贝一钱，炒车前一钱。

十诊：七月十一日。

面色较好，舌苔并不热化，是芦荟丸与此病甚合，可以与补药同服，则虚实两顾而无流弊。

钩斛三钱，炒潞党一钱，焦谷芽三钱，归身三钱，绵仲（炒）三钱，川贝三钱，细生地三钱，枸杞三钱，枳实一钱，九味芦荟丸（入煎）一分。(《药盦医案全集·卷二》)

◆ **感冒**

陈幼，三月十二日。

形寒发热，头痛，环唇青色，盗汗。桂枝汤主之。

桂枝三分，炙草六分，赤猪苓各三钱，白芍一钱，淡芩八分，通草八分。(《药盦医案全集·卷一》)

李孩，二月十九日。

时邪感冒，当出痧疹。本当达之向外，误服保赤散，泻则内陷。现在目无神，气急鼻扇，舌伸出唇外，皆恶候，有大危险。

川芎四分，归身三钱，炙草五分，象川贝各三钱，杏仁三钱，桔梗五分，炙苏子三钱，橘红一钱五分，枳实八分，淡芩八分，无价散二分（冲）。

二诊：二月二十日。

种种恶候已除，热未退，咳不爽。是不免出痧，宜避风吃素，并用芫荽外熨，助其透达。

葛根一钱五分，杏仁三钱，象川贝各三钱，橘络一钱五分，炙草六分，桔梗一钱，炙苏子三钱，归身三钱，茅根三钱（去心）。(《药盦医案全集·卷八》)

黄孩，十月二十日。

大病之后，肌肉已充，元气未复，口味甜，喉痒，是新有感冒。

象贝三钱，杏仁三钱，橘红一钱五分，炒防风八分，炒车前三钱，云苓三钱，炙草六分，归身三钱，防己八分。

二诊：十月二十二日。

神气较活泼，胃纳不香，有苔，前半光，是因食物太多之故，宜带饥便瘥。喉痒是伤风。

前胡一钱，象贝三钱，杏仁三钱，橘红一钱五分，桔梗四分，炙草六分，炒防风六分，归身三钱。

三诊：十月二十五日。

色脉均佳，其咳是伤风，无大害，宜素食。

象川贝各三钱，杏仁三钱，橘络一钱五分，炙草六分，归身三钱，炙苏子三钱，炙款冬一钱，炒防风八分。（《药盦医案全集·卷八》）

◆ 发热

鲍童，三月二十二日。

痧后不咳，热退，本属佳朕。今又发热，便溏，腹胀，是食复也。禁止一切杂食，但吃粥，乃得。

枳实八分，连翘三钱，楂炭二钱，葛根八分，竹茹一钱五分，薄荷一钱（后下），腹皮三钱，馒头炭三钱。（《药盦医案全集·卷八》）

陈宝宝，二月二十三日。

山根隐青，舌后半苔厚，发热，泄泻，是感寒停积。热盛则易惊，不可不防。

枳实一钱，楂炭三钱，焦谷芽二钱，竹茹一钱五分，腹皮三钱，象川贝各三钱，杏仁三钱，葛根一钱五分，淡芩八分。（《药盦医案全集·卷八》）

陈宝宝，二月十四日。

壮热，咳嗽，气急鼻扇，舌色甚不平正。肠胃已受伤，而外邪未解，病有危险，谨慎调护。此后用药不错，尚有希望。

薄荷（后下）一钱，淡芩一钱，杏仁三钱，炙草六分，葛根一钱五分，象川贝各三钱，归身三钱，木香一钱五分，扁衣（炒）三钱，竹茹一钱五分，枳实一钱，伏龙肝一两（煎汤代水）。

二诊：二月十五日。

气急鼻扇除，谵语多，热高，是邪已外达。

川贝三钱，炙草六分，葛根一钱五分，杏仁三钱，钗斛三钱，薄荷一钱，淡芩一钱，芦根四寸，竹茹一钱五分，枳实一钱，钩尖二钱。

三诊：二月十六日。

病势差减，神气亦较前好，谵语尚未净除，舌苔有边，还当透达。

葛根一钱，竹茹一钱五分，杏仁三钱，腹皮三钱，薄荷（后下）一钱，枳实一钱，橘白络各一钱，焦谷芽三钱，淡芩一钱，川象贝各三钱，钩尖（后下）三钱，炙草六分。

四诊：二月十八日。

舌红，略有湿化症象，热不退，神气不振，迷睡而有谵语。外邪未净除，食积亦未净，尚有三日病，忌口须一礼拜。

炒车前三钱，梗通八分，胆草（泡汤）一分，葛根一钱五分，枳实一钱，象川贝各二钱，防风一钱（炒），薄荷（后下）一钱，竹茹一钱五分，杏仁三钱，秦艽一钱五分，制小朴（炒）二分，川连二分，炙草六分，归身三钱。（《药盦医案全集·卷一》）

陈孩，二月十四日。

发热十日以上不退，无汗，无泪，形神躁烦，人王、鼻准部色泽都暗，兼迷睡，寐中惊。据述服西药止咳，此因用药强止，病邪全未外达，有危险。

炙麻黄二分，枳实一钱，炙草六分，葛根一钱五分，竹茹一钱五分，归身一钱，薄荷一钱，淡芩一钱，楂炭三钱，腹皮三钱，焦谷芽三钱，川贝三钱，杏仁三钱。

二诊：二月十五日。

昨予麻黄轻剂得汗甚多，咳仍不爽，热反高，形神躁烦，是尚未能外达。

葛根一钱，炒防风一钱，枳实一钱，茅根三钱，象川贝各三钱，淡芩一钱，炙草六分，杏仁三钱，竹茹一钱五分，薄荷一钱。

三诊：二月十六日。

唇舌都绛，微烦，病已将愈，余波尚盛，当清其里热。

薄荷（后下）一钱，枳实一钱，川贝三钱，淡芩一钱，栀皮（炒）一钱，杏仁三钱，竹茹一钱五分，茯苓三钱，归身三钱，炙草六分，芦根（去节）三钱，葛根一钱。

四诊：二月十八日。

热未退，咳仍剧，眼皮肿，大便溏泄，神气微烦，余波尚未清楚，宜侧重治咳。

象川贝各三钱，橘红络各一钱，葛根一钱五分，赤白苓各三钱，防风（炒）一钱，淡芩一钱，木香一钱五分，梗通八分，杏仁三钱，桔梗四分，扁衣（炒）三钱，枳实一钱，竹茹一钱五分，归身三钱，炙草六分。

五诊：二月二十五日。

热起伏尚未清楚，咳较爽未除，神气亦尚未安详，舌无苔。尚有积在胃，所下硬粪不算，必有邋遢粪黏而臭者，然后内部清楚，则热可以全退。现在慎勿吃荤。

薄荷一钱，川贝三钱，竹茹一钱五分，腹皮三钱，橘白络各一钱，淡芩一钱，枳实一钱，焦谷芽三钱，楂炭三钱，白薇一钱，

常山三分，炒防风一钱，归身三钱。(《药盦医案全集·卷一》)

杜宝宝，十月九日。

暵热神昏，直视，循衣摸床，遍身劲强作痉。此实脑膜炎之重者，病已到山穷水尽地步，勉强拟方以尽人事。劫津、舌衄亦属败象。

乌犀尖三分（磨冲），归身三钱，鲜生地三钱，知母一钱，元参一钱五分，天冬三钱，钩尖三钱，安脑丸两粒。

二诊：十月十日。

仍循衣摸床，不过神志稍清楚，痉仍未除，舌黑，齿干唇焦，目无神。肺中聚血，胆火在上，仍用前方，参以苦降。

乌犀尖，赤芍三钱，西洋参二钱，鲜生地五钱，归身三钱，知母一钱，胆草三分，安脑丸二粒。

三诊：十月十一日。

据述顷见反侧不宁，仍循衣摸床。惟尚能维持现状，今日无溲。

鲜生地四钱，知母一钱，归身三钱，天冬三钱，钩尖二钱，蒺藜三钱，乌犀尖二分（冲），郁李仁三钱，安脑丸二粒，缕金丹二分。

四诊：十月十二日。

神色略好，脉仍数，稍稍有胃气，舌苔厚，膜蓝色，唇焦齿干，口碎，目赤，微烦而咳。病仍在险中，不过较前两日为佳。

归身三钱，川象贝各三钱，细生地四钱，清炙草各六分，瓜蒌皮一钱五分，知母一钱，郁李仁三钱，钩尖三钱，蒺藜三钱，杏仁三钱，橘络一钱五分。

五诊：十月十五日。

神枯迄不回，右脉略躁，热虽略减，咳则甚剧，恐其转属肺炎。

鲜金斛三钱，川象贝各三钱，钩尖三钱，郁李仁三钱，鲜生地三钱，杏仁三钱，知母一钱，归身三钱，天麦冬各三钱，炙草六分。

六诊：十月十六日。

今日依然无进步，热反增剧，脉数，鼻扇，耳聋，昏昏欲寐，苔焦如漆垢，大便不行。如此长久，在危险中，委实可怕。

鲜生地八钱，钩尖五钱，郁李仁三钱，川象贝各三钱，蒺藜三钱，归身三钱，杏仁三钱，乌犀尖二分，元参一钱五分，知母一钱五分，天麻三钱。（《药盦医案全集·卷六》）

杜孩，二月十一日。

发热，微咳多痰，寐中惊，手抽搐，经推拿后得虎黄色粪，多汗，颇佳。醒时神色尚无他，寐则目上视，是急惊。此儿向有胎火湿疮，因外治逼湿毒向里。值春寒，感冒为诱因，致发痉，是外治湿疮之过。现既得粪，不可更服诸香药，只宜清透退热，热退神自安，惊自止；亦不可再推，因食积既除，再推便虚，虚即成慢惊，反难治。凡有湿疮，其血液本少，因血液少不足以养神经，故易惊，以故更不可发汗。凡此皆经验之谈，慎之。

葛根一钱五分，茅根三钱，川连三钱，桑叶三钱，淡芩一钱，防风八分，炙草六分，竹叶十片，归身三钱，赤苓三钱，猪苓三钱，方通八分，象贝三钱，杏仁三钱，花粉一钱。（《药盦医案全集·卷八》）

顾童，三月十九日。

发热三天，寐中辄惊跳。此非虚，乃停积所致。故大便不爽，咳亦因胃逆。

竹茹一钱五分，楂炭二钱，淡芩八分，川连三分，枳实八分，

腹皮三钱，小朴二分（炒），茅根三钱。（《药盦医案全集·卷八》）

何宝宝，一月十二日。

发热五日，咳嗽不爽。自言手脚痛，其实是骨楚。据述症象，当出痧，慎勿吃荤。

川贝三钱，防风（炒）一钱，归身三钱，焦谷芽三钱，杏仁三钱，秦艽一钱五分，炙草六分，薄荷（后下）一钱，荆芥（炒）八分，淡芩一钱，竹茹一钱五分，枳实一钱，葛根一钱五分。

二诊：一月十七日。

药后神气好，有涕泪，惟汗太多，手脚痛亦未除，手抖照例。不当抖，抖是惊，但其余色脉正当，都尚无他。现在热病都兼神经性者，恐是气候关系，寒暖饮食当格外当心。

薄荷一钱（后下），秦艽一钱五分，川象贝各三钱，麦冬三钱，淡芩一钱，枳实一钱，杏仁三钱，归身三钱，竹茹一钱五分，橘红络各一钱，浮小麦五钱，钩尖三钱（后下），赤白苓各三钱。

三诊：一月十九日。

药后手抖好些，亦不呼痛，神气亦尚好。惟有种种不妥当见症：其一，是气急鼻扇，候其舌色，气管尚未发炎肿；其二，二手脉不同，冷暖不同，昨日右颊发红；其三，迷睡，面肿，手肿。第一种见症是急性肺病，第二种见症是惊未除，第三种见症是积。第二种与第三种有交互关系，难治。

钩尖三钱，川贝三钱，腹皮、木通一钱，薄荷一钱（后下），前胡一钱五分，楂炭三钱，炒车前一钱五分，炙僵蚕一钱五分，秦艽一钱五分，焦谷芽三钱，归身三钱，炒荆芥一钱，枳实一钱，竹茹一钱五分，馒首炭五钱。（《药盦医案全集·卷一》）

何孩，三月二十七日。

发热，咳嗽，口渴，舌苔黄厚。有积，宜导，防出疹。

葛根一钱五分，竹茹一钱五分，象贝三钱，橘红一钱五分，枳实八分，麻仁丸一钱（入煎），杏仁三钱。

二诊：

热退不清，大便溏而黏且青色。照例不青，细询病因，因服回春丹，故青。此儿有生命危险。

葛根一钱五分，云苓三钱，炙甘草六分，杏仁三钱，茅根三钱（去心），腹皮三钱，焦谷芽三钱，象贝三钱，橘红一钱五分。

三诊：

热可炙手，后脑更热，无些微汗，目光无神，啼无泪，虚象甚著。今已入阴分，皆回春丹有以致之，仍下青粪，委实无办法，且以辛温救逆。

熟附块一钱，钩尖三钱，云苓三钱，青蒿一钱，柴胡八分，姜夏一钱五分，炒扁衣三钱，陈皮一钱。

四诊：

无汗，无泪，神色些微见好，然危险仍在。便溏，色青，恐成慢惊。

制附块一钱五分，姜夏一钱五分，焦白术一钱，杏仁三钱，归身三钱，柴胡八分，青蒿一钱，云苓三钱，象贝三钱，炙草六分。

五诊：

有汗不多，啼仍无泪，舌色不甚红，粪作青色，面部青脉满布。确有成慢惊之倾向，现当止其泻。

制附块一钱，云苓三钱，梗通八分，苡仁四钱，柴胡八分，土炒白术一钱，炙草六分，白芍一钱五分。

六诊：

大便仍有青色，病仍未除，不过较前有起色。

制附块八分，腹皮三钱，白芍一钱五分，茵陈三钱，炒故纸一钱，炙甘草六分，云苓二钱，白术一钱（土炒），苡仁四钱。

七诊：

大便今才正路，可谓顽强之极，面色尚未复元，此可无虑。

炙草六分，归身三钱，苡仁四钱，炒扁衣四钱，芡实三钱，云猪苓各三钱，白芍一钱五分（炒），法夏一钱五分，橘红一钱五分，炒故纸一钱。(《药盦医案全集·卷八》)

何孩，十月十六日。

壮热，手冷，舌剥。感寒停积，虽有涕泪，亦须防起惊，以胃肠实故也。

腹皮三钱，枳实一钱，炙草六分，栀皮一钱（炒），楂炭三钱，象贝三钱，橘红一钱五分，薄荷一钱，香豉三钱（炒），荆防各七分，馒头炭三钱。(《药盦医案全集·卷八》)

黄童，八月二十八日。

舌见热象，脉见虚象，常患头痛，昨曾发热，喉边作痛，颌下按有核。此寒热恐因外疬而发，急当疏之。

黑荆芥四分，川贝三钱，银花一钱五分，连翘壳三钱，瓜蒌仁一钱，葛根一钱五分，杭菊一钱五分，生草六分，桔梗八分，枳实炭六分。(《药盦医案全集·卷二》)

家四太爷延诊其第六子，病孩为六个月婴儿，壮热，脉数，无汗，不啼、不乳两日夜，气促鼻扇，目光无神。病家恐出痧子，以纸捻蘸油燃，烛其面部。余以纸捻向东西移，其目珠乃不随光转动，试以电灯亦然。视其前方，不过豆豉、枳壳。初起发热，至是凡六日，第四日陡增重，则因是口曾服金鼠矢半粒，药后下青色粪，遂不啼、不乳。初服金鼠矢，热势略杀，是日复壮热，始惊惶。

余有两儿一女，皆因发热时医予以香药而殇者，而此孩才六个月，且气促鼻扇，目不能瞬，计已无望，因不敢处方。家四太爷固强之，仍逐层推敲。久之，忽有所悟，因用生麻黄四分、葛根一钱、黄芩八分、炙甘草六分，仅四味，嘱尽剂。

翌日复诊，诸恙悉瘥，目能动，啼且乳，微汗出，热且退矣。原方去麻黄加枳实、竹茹，霍然而愈。

此病之机括，全在初服金鼠矢，热略减，既而热复壮，须知初时之热减非热退，乃热陷也。金鼠矢一名万应锭，为秘方，在北京甚有名，亦回春丹之类，仅服米粒，大便能奏效。使病孩下青色粪及痰，可知药中必有甚猛烈之品，如甘遂、牵牛之类。热陷为误下太阳，误下则为结胸，胸结则体温集表者反而内攻，而表热乃不壮。药中麝香奇重，麝本能开闭，热既内攻，麝乃不达表而窜里；麝能蚀脑，既不达表而窜里，斯无有不引热入脑者，引热入脑，则热之在表者反低而脉反迟，脑脊髓炎之险证见矣。故儿科用香药于热病即多不救，不必见险证败象而后知之。吾初见病孩，目光不随烛光转移，以为热已入脑，六个月婴儿热既入脑，法在不救，故不敢用药。继思热既复壮，是仍有外出之机，因势利导，当仍可达之，使从外解。其目不能瞬，确是胃气为药力所抑，胃神经起变化影响后脑，间接及于目珠之滑车神经。若后脑发热，即成一往不返之局。今表热既复壮，生机自在，所谓忽有所悟者，此也。（《药盦医案全集·旧著鳞爪》）

乐孩，二月九日。

人王部色暗隐黑，大便绿色，舌边光，热有起落，舌中有糙苔。病已月余，延时太久，有险。

葛根一钱，木香一钱，建曲一钱（炒），云苓三钱，炙草六分，茅根三钱，馒头炭三钱。

二诊：二月十日。

人王部仍隐青色，颇躁，不安详。是有成慢惊之倾向，甚可虑。

钩尖三钱（后下），薄荷一钱（后下），花粉八分，淡芩一钱，桑枝二钱，防风六分（炒），葛根一钱，川贝三钱，茅根三钱，川连三分。

三诊：二月十一日。

尚未退热，面色仍隐青，溲多，舌边光，大便已嫌其太多。

葛根一钱五分，淡芩一钱，杏仁三钱，炙草六分，炒扁衣三钱，炙苏子三钱，焦建曲一钱，芦根五寸，橘红一钱五分，茅根三钱，象贝三钱，炒防风五分，竹叶十片。

四诊：二月十三日。

表热已退，面色仍隐青，舌边光质绛。是有里热，清之。

川连三分，淡芩八分，赤芍一钱五分，炙草六分，象贝三钱，杏仁三钱，薄荷一钱（后下），炒扁衣三钱，茅根三钱，瓜蒌皮一钱五分，车前三钱（炒），方通八分。（《药盦医案全集·卷八》）

林宝宝，十一月十五日。

发热，咳嗽，唇焦，多汗，病本不廉，曾跌则更甚，须防惊。

葛根一钱，杏仁三钱，赤芩三钱，象贝三钱，桑叶三钱，方通八分，炙草六分，茅根三钱（去心）。（《药盦医案全集·卷二》）

柳宝宝，三月三日。

病久且服羚羊太多，现在热不退，头后仰，遍身肿。

婴儿才八个月，罹此重症，委实令人束手，勉方冀幸。

归身三钱，胆草三分，蝎尾一个（炙），滁菊二钱，大生地三钱，西洋参一钱，乌犀尖二分，安脑丸一粒。（《药盦医案全集·卷六》）

楼童，十二月十二日。

发热，呕吐，脉数，舌色颇平正。是风热为患，乃热病较轻者。

葛根一钱，象川贝各三钱，川连三分，竹茹一钱五分，淡芩一钱，杏仁三钱，枳实八分，炙草六分，炒防风八分。

二诊：十二月十五日。

热不退，目光无神，呓语，苔黄而结，气促，筋脉跳动，咳不爽，无汗。病症较之前数日重，乃倍蓰。何以致此，殊不明了，当是复感食积。

炙麻黄三分，生石膏三钱，淡芩八分，楂炭三钱，葛根一钱五分，枳实八分，炙草六分，象贝三钱，杏仁三钱。

三诊：十二月十六日。

舌色已化热，脉甚数。药后仍不得汗，气急亦未除，综合种种症象言之，则略瘥，但仍在危险中。

葛根一钱五分，炙苏子三钱，橘红一钱五分，法夏一钱，淡芩一钱五分，杏仁三钱，川连三分，竹茹一钱五分，香葱白二个，生石膏一钱五分。

四诊：十二月十七日。

据述，烦躁除，热略减未净，嗜卧。

葛根八分，赤猪苓各三钱，杏仁三钱，橘红一钱五分，淡芩八分，方通八分，象贝三钱，炙草六分，归身三钱，炙苏子三钱。

五诊：十二月十八日。

热退，咳剧。是病之余波，色脉已出险。

象贝三钱，杏仁三钱，炙草六分，淡芩八分，炙苏子三钱，橘红一钱五分，归身二钱，炒栀皮一钱，茅根三钱。（《药盦医案全集·卷二》）

毛宝宝，三月三日。

颈向后仰，热不甚壮，确是脊膜炎症。病已半个月，婴儿才四个月，虽有灵丹，亦难挽救，因病太重而小孩太小也。

乌犀尖三分，鲜生地五钱，炙草六分，胆草五分，归身五钱，安脑丸一粒。（《药盦医案全集·卷六》）

钱孩，一月十二日。

发热自退，咳剧，须宣达。神色、脉象均好，无妨。

炙苏子三钱，象贝三钱，杏仁三钱，桑叶三钱，橘红一钱五分，淡芩六分，茅根三钱（去心），竹茹一钱五分，枳实八分。（《药盦医案全集·卷八》）

邱宝宝，十二月十四日。

舌苔厚带灰，唇热，热不扬，有谵语。病系食复泻，是热结旁流证兼厥阴，不能径行攻下。

枳实一钱，腹皮三钱，焦谷芽三钱，葛根一钱，竹茹一钱五分，楂炭三钱，归身三钱，炙草六分，麻仁丸（入煎）四分，馒头炭三钱。（《药盦医案全集·卷一》）

阮童，十一月三日。

舌尖剥绛如血，中部及根际均厚苔，壮热，无多汗，咳全不爽。病已两候，即不成肺炎，亦可以直传厥阴。阴虚甚，不可强责其汗，有危险。

葛根一钱，象贝三钱，桑叶三钱，知母一钱，荆防（炒）各七分，杏仁三钱，归身三钱，淡芩八分，茅根三钱，枳实八分。

二诊：十一月四日。

舌干苔不匀，脉已见缓滑，热尚炽，头部有汗。躁烦略减，是佳朕，仍有险。

荆防各八分，杏仁三钱，枳实八分，楂炭三钱，象贝三钱，橘红一钱五分，腹皮三钱，葛根一钱，生石膏一钱五分，淡芩八分，炙草六分，归身三钱，茅根三钱，川贝三钱。

三诊：十一月五日。

病略减，仍剧。舌苔可以消导，热退清尚须时。

枳实一钱，象贝三钱，炙苏子三钱，生石膏一钱五分，楂炭三钱，杏仁三钱，炙草六分，葛根一钱，腹皮三钱，橘络一钱五分，淡芩八分，茅根三钱，馒头炭三钱。

四诊：十一月七日。

脉甚平正，神气亦好，惟热不退，且肌肤暵燥。热退尚须时日。

小朴三分，淡芩八分，炙草六分，象贝三钱，枳实八分，栀皮一钱，杏仁三钱，橘红一钱五分，葛根八分，炙苏子三钱。（《药盦医案全集·卷一》）

孙孩，十月十四日。

发热十日以上，迄不退，昨忽泄泻十余次。从两阳合病治。

葛根一钱五分，建曲（炒）一钱，淡芩（炒）八分，竹茹一钱五分，炒扁衣三钱，腹皮三钱，枳实（炒）八分，馒头炭三钱。（《药盦医案全集·卷一》）

谈童，十月二十一日。

发热未退，腹痛，舌有热象，略有汗意，此不可温。

淡芩五分，炒栀皮八分，炙草六分，茯苓三钱，竹茹一钱五分，炒扁衣三钱，腹皮三钱，炒香豉三钱，香葱白一个，建曲一钱。

二诊：十月二十二日。

热退脉静，腹仍痛，大分已清楚，尚须吃素。

归身三钱，姜夏一钱，枳实八分，炙草六分，竹茹一钱五分，

云苓三钱。(《药盦医案全集·卷二》)

汪孩，十二月十二日。

热无汗，啼无泪，迷睡，声不扬。曾服保赤散。表邪正炽，攻之内陷，故尔泻是邪陷之证，较有险。

葛根一钱五分，杏仁三钱，橘红一钱五分，建曲（炒）一钱，象贝三钱，桑叶三钱，炒扁衣三钱，炙草六分。

二诊：十二月四日。

热未清，泻未止，微有汗意，虽无泪不妨。次数多，当止之。

葛根一钱五分，木香一钱．建曲（炒）一钱，象贝三钱，茅根三钱，炒扁衣三钱，芡实二钱，杏仁二钱。(《药盦医案全集·卷一》)

王孩，九月四日。

发热，泄泻，泛恶。此孩是神经质，易起惊。

葛根一钱五分，川连三分，木香八分，炒扁衣三钱，炒建曲一钱，馒头炭三钱，云苓三钱，炙草六分，杏仁三钱，橘红一钱五分，香葱白一个。(《药盦医案全集·卷八》)

王孩，七月十四日。

舌有结苔，面色黄，指纹直透三关，肠胃薄而积不得出，胃撑大则纤维神经紧张。若复受惊，斯手足抽搐成急惊矣。

钩尖二钱，枳实八分，海南子八分，姜夏一钱五分，炙草六分，茯神三钱，竹茹一钱五分，楂炭三钱，柴胡八分，木瓜三钱。

二诊：七月十五日。

虚证甚显，热高而嗫口弄舌。病仅四日，遽至此，病势甚暴。法当从治，退热然后可以免于难。

制附块一钱五分，姜夏一钱五分，吴萸四分，薤白一钱五分，大生地三钱，炙草七分，柴胡一钱。

三诊：七月十六日。

脉已缓和，烦躁亦减，病有转机，从此不误药可望渐瘥，须茹素避风。

归身三钱，云苓三钱，姜夏一钱五分，杏仁三钱，炙草一钱，柴胡一钱，腹皮三钱，楂炭二钱。

四诊：七月十七日。

热已差减未清，色脉尚好，结苔未尽化，大便虽行不多，尚有余，积除然后热清。

白芍三钱（炒），陈皮一钱，制附块四分，姜夏一钱五分，归身三钱，银柴胡四分，炙甘草八分，半硫丸三分（药化，冷服）。

五诊：七月十八日。

大便多是吉象，热未除，是余波，病已脱险。

柴胡八分，云苓三钱，归身三钱，枣仁三钱（炒），姜夏一钱五分，炙草六分，杏仁三钱，生白芍一钱五分。

六诊：七月二十日。

面黄燥甚，此外无他，只须养营善后。

归身三钱，生白芍三钱，生草一钱，生地五钱，炒枣仁三钱，陈皮八分。（《药盦医案全集·卷八》）

王孩，十一月二十五日。

发热，有汗，咳嗽，便溏，舌光，脉数。病方趋重，有成惊之倾向，甚险，须注意将护。

葛根一钱五分，建曲一钱，楂炭三钱，炒扁衣三钱，腹皮三钱，归身三钱，炙草六分，淡芩六分，小朴（炒）三分。（《药盦医案全集·卷二》）

王孩，十一月七日。

面色舌色甚不平正，发热，呕吐，肢凉。已七日，粪色尚未化热，此伤寒之较重者。

葛根一钱，川连（炒）三钱，扁衣（炒）三钱，小朴（炒）二分，木香一钱，建曲（炒）一钱，云苓三钱，炙草六分。（《药盦医案全集·卷一》）

吴孩，十二月十三日。

咂唇弄舌，唇焦躁烦，壮热，无汗，手指有力，并见抽搐，病起于痰晕，旋又吃馒头，发热之后又误服回春丹，脏气皆乱，故见症甚不平正，有险。

炙麻黄三分，葛根一钱，杏仁三钱，炙草六分，生石膏二钱，楂炭三钱，枳实八分，腹皮三钱。（《药盦医案全集·卷一》）

奚孩，三月十五日。

痧后发热，咳嗽，面色晦滞，舌剥纹紫，是有危险。水痘非险，余邪自达，为之也。

连翘三钱，淡芩八分，竹茹一钱五分，薄荷一钱，知母一钱，象贝三钱，杏仁三钱，炒扁衣三钱，建曲一钱（炒），归身三钱，云苓五钱，鸬鹚咳丸一钱五分。（《药盦医案全集·卷八》）

徐童，十一月二十六日。

初起发热，旋即水泻，见四肢颤动，神昏。先曾服中药，后入医院。现在泻止而腹胀，胸满而呕黄水，有白痦，自搔鼻，神气不安详，饮食不得入肌肤，暵干，手掌热，肠胃窒塞不通，而又见甚重之虚证。起病迄今已二十天，照此情形，有万分危险，甚少希望。因虚甚不能用药使呕，更无用泻药之理，但胃肠窒塞不通，药不能受，则无办法。

生山栀一钱五分，瓜蒌霜一钱五分，川连二分，南瓜蒂（切）二个，姜半夏一钱，归身三钱，枳实一钱，竹茹一钱五分。

上药煎一大腕，分做六分，先缓服一分，不问能受与否，若吐则听吐，约两钟后再缓服一分。此病若能受，即当有大便，然后进另方。

另方：钗斛三钱，麦冬三钱，川贝三钱，细生地一钱，杏仁三钱，归身三钱，茯神三钱。

服前方如其见吐或见大便，可接服此方。此药煎要浓，水要少。病人如其闷甚，可以加紫雪丹一分；如其夜半热高神昏谵语，可加犀角屑一分冲服。（《药盦医案全集·卷一》）

许孩，十月七日。

食物太多，消化力不及毂，故舌光。已伤食，更进食不已，不病何待。今已发热，更恣予食物，且成大病。

枳实一钱，楂炭三钱，云苓三钱，馒头炭三钱，竹茹一钱五分，炙草六分，腹皮三钱。（《药盦医案全集·卷八》）

薛宝宝，三月八日。

发热，咳，有汗，泄泻，眼下环唇均隐青色。未种牛痘，此有大险，现在麻症、脑症流行，均不可不防，转属麻症，较为容易。

葛根一钱五分，腹皮三钱，淡芩一钱，炙草六分，枳实一钱，楂炭三钱，川连三分，炒扁衣三钱，杏仁三钱，象川贝各三钱，胆草二分。（《药盦医案全集·卷六》）

颜孩，二月八日。

表热颇壮，面色晦滞，有口疮。昨有汗，现汗闭，此病颇险。

炙麻黄三分，淡芩八分，杏仁三钱，葛根一钱五分，炙草六分，橘红一钱五分，象贝三钱，秦艽一钱五分，炒防风八分，茅根三钱，芦根六寸。

二诊：二月九日。

脉较缓和，热未清，面色晦滞，略差减，再予透达。

象贝三钱，桑叶三钱，炙草六分，杏仁三钱，橘红一钱五分，炒防风六分，葛根一钱五分，淡芩八分，茅根三钱。(《药盒医案全集·卷一》)

叶孩，十一月二十六日。

发热，便溏，有汗意，面色晦滞，可解肌。

葛根一钱五分，竹茹一钱五分，炒扁衣三钱，枳实一钱，淡芩六分，炒建曲一钱，赤苓三钱，炙苏子三钱，香葱白二个，象贝三钱，杏仁三钱。(《药盒医案全集·卷二》)

余孩，二月十六日。

热夜甚，总退不清，有清涕，尚无败象。然现在脑病流行，不可不防，且易成肺炎，须慎食。

象川贝各三钱，橘红一钱五分，淡芩三钱，白薇一钱，杏仁三钱，炒防风八分，川连三分，赤猪苓各三钱，桑叶三钱，炙草六分，茅根三钱，方通八分，苡仁三钱，楂炭三钱，常山四钱。

二诊：二月十七日。

咳不爽，且甚频，舌尖光，热久未清，胸脘腹部均痛，里热甚于表热。

葛根一钱五分，杏仁三钱，象贝三钱，淡芩八分，生石膏三钱，桑叶三钱，橘红一钱五分，枳实一钱，竹茹一钱五分，瓜蒌三钱，茅根三钱，炙苏子三钱，香葱白二个，川连三分。

三诊：二月十九日。

热已退，咳甚剧不爽，其脘痛当是因咳所致，咳本余波，惟不当如是之甚。须忌荤及过咸之物，并忌面食。

桔梗四分，象川贝各三钱，炙苏子三钱，炙草六分，桑叶三钱，杏仁三钱，淡芩八分，炒防风六分，茅根三钱，赤苓三钱，川连二分。

四诊：二月二十一日。

脉甚平正，舌色亦尚好。腹痛是积未净，两太阳微热，即因此要吃，是胃气已复，粥不妨，频予，荤则当忌。

枳实（炒）一钱，淡芩一钱，云苓三钱，竹茹一钱五分，炙草六分，杏仁三钱，橘红一钱五分，茅根三钱，腹皮三钱，楂炭三钱，象贝三钱，木香四分，麻仁丸三分。

此药一剂后，如得畅便，去麻仁丸，再服一剂；如不畅便，不去麻仁丸，再服一剂。每剂须隔二十小时。（《药盦医案全集·卷二》）

余最初为人诊病，为家七太爷眉卿之第五子。七太爷住北城都路贞吉里，其五少爷当时生才十四个月，壮热，不啼，不乳，亦无涕泪、便溺，延医诊视，予以普通应酬，方之豆豉、豆卷等，服后无效，神色则愈昏迷，亘两日夜，了无变动，乃惶急无措，专足至商务编译所延诊。七太爷所以急而招我者，因闻小女慧男生才七个月患伤寒，中西医均束手，而吾以麻黄汤自疗之也（此案已载入拙著《伤寒研究》中，此不赘）。

余视其病证，脉数，肢温，热盛壮，微有汗意，舌苔不绛不糙，唇亦不干，惟目光无神，目珠微向上，按其腹部不硬，按胸部则眉蹙。其时为七月，余思时虽盛暑，却与暑湿无关，是食停上膈证。《经》云："在上者，因而越之。"是可吐也。因为书瓜蒂散：生豆豉三钱，生山栀三钱，甜瓜蒂五个。因方中无贵药，嘱其仆即近处小药店中购之。既而购药者归，谓无甜瓜蒂，仅有南瓜蒂。余思南瓜蒂甚大，五个殊太多，乃改用两枚，并谓病家药后如不吐，可以鸡羽探喉。

归后殊不放心，翌晨自往探视，云药后吐泻并作，已能啼矣。亟往视之，才入室，见病儿目灼灼向余审视。余喜曰：愈矣。视其所下，皆黄粪，成块者甚多。甚多此证，停积虽多，舌无黄苔，用表药既非其治，用攻药亦不能一药而愈，以承气证未具也。当时用瓜蒂散，只欲其吐，不虞其泻。嗣后乃知，此儿以食物太多，上中下三焦皆满，腑气不通，故不啼不乳；矢未燥，故腹部不拒按；栀、豉有升降作用，故吐泻并作。抑栀、豉之力不是去积？其所以能升降，全赖瓜蒂上口开、下口亦开也。然则因食停上膈而用吐，可谓知其一未知其二，此病用此方可谓是幸中，而此方与此病为此丝丝入扣，实非余当时能力所及，乃由事后反复思索而悟得者，实不可谓非幸中。

嗣是此五少爷者竟不复病，直至八岁时始以小感冒延诊一次，今十二龄矣。此可见仲景方之高绝，非其他方药所可几及。余每用伤寒大方愈病，其人必亘七八年始以小病就诊者甚多，不仅此一症为然也。(《药盫医案全集·旧著鳞爪》)

袁宝宝，二月二十九日。

发热无汗，无涕泪，唇舌瞤动，行且成惊。

炙麻黄三分，杏仁三钱，胆草三分，葛根一钱五分，淡芩一钱，茅根三钱，象贝三钱，川连三分，芦根四寸，川贝三钱。

二诊：三月一日。

热退，咳甚剧，舌色仍未清楚，防出麻疹。

葛根一钱五分，川连三分，杏仁三钱，淡芩一钱，象川贝各三钱，桑叶三钱，橘红一钱五分，炙草六分，胆草二分。(《药盫医案全集·卷一》)

曾宝宝，六月十四日。

发热，咳嗽，热高，咳不爽，舌上有苔，胸脘腹部都痛，舌尖光。此必有积，又有风寒，不先解表，而先去积，则见此舌色而胸脘闷，躁烦而热高。

葛根一钱五分，楂炭三钱，象川贝各三钱，薄荷一钱，淡芩一钱，杏仁三钱，腹皮三钱，茅根三钱，枳实一钱，竹茹一钱五分，焦谷芽三钱，炒防风一钱，馒首炭三钱。（《药盦医案全集·卷二》）

张宝宝，二月二十二日。

目瞬不已，头仰不得俯。是脑脊髓炎症，热不甚壮，脉不甚数，正是此病确据。此非霍乱，行军散非是。恐有变动，现在只就见症治病，不暇兼顾其他。

川连三分，赤芍一钱五分，归身三钱，炙草六分，胆草三分，蒺藜三钱，大生地四钱，钩尖三钱，安脑丸一粒。（《药盦医案全集·卷六》）

张宝宝，一月二十四日。

喉间红肿，左耳下腺肿颇硬，热不畅，无甚汗，咳亦不爽，舌糙，脉滑数。形神躁烦，恐其出疹，因现在外邪郁而不达。此病当先发表，后通大便，先通大便则逆。

炙麻黄三分，生石膏三钱，板蓝根三钱，炙僵蚕一钱五分，炒牛蒡二钱（研），淡芩一钱，茅根三钱，芦根四寸（去节），甘中黄八分，葛根一钱五分。（《药盦医案全集·卷八》）

张孩，十二月三日。

壮热，汗漐漐然，营卫不得和。舌苔厚白，边尖皆略光。此因外感，郁不得达，故咳不爽，手战，舌亦战。恐其成惊，不可吃，只宜带饿。

枳实一钱，竹茹一钱五分，茅根三钱，淡芩一钱，炙草六分，桑叶三钱，葛根一钱五分，象贝三钱，楂炭三钱，腹皮三钱，馒头炭三钱。

二诊：十二月五日。

苔厚，舌边光，热未退，头痛。是有积，宜两解，如大柴胡法。

柴胡六分，葛根一钱五分，枳实一钱，麻仁丸一钱（入煎），秦艽一钱五分，炙草六分，淡芩八分。（《药盦医案全集·卷八》）

郑幼，三月十五日。

发热，舌润，头汗，口不渴，腹鸣，口苦，寒热错杂，已十日，宜桂枝和营。

桂枝二分，炙草六分，赤芍一钱五分，象贝三钱，淡芩八分，川连三分，木香八分，杏仁三钱，枳实八分，竹茹一钱五分，瓜蒌二钱，葛根六分。（《药盦医案全集·卷一》）

周宝宝，三月三日。

暵热甚壮，啼无泪。此是惊风，为日已久，难治，勉方冀幸。

滁菊三钱，胆草四分，鲜生地三钱，归身三钱，蒺藜三钱，炙草六分，安脑丸一粒（药化服），乌犀尖三分（刨片，先煎）。

二诊：三月四日。

热较减，神气较好，惟仍无泪，是惊未净除。咳不要紧，并非主要病症，惊乃主要病症。

胆草四分，鲜生地四钱，川连三分，归身二钱，炙苏子三钱，杏仁三钱，滁菊三钱，象川贝各三钱，淡芩一钱，安脑丸一粒（药化服）。

三诊：三月五日。

神气较好，啼仍无泪，颇倦。是神经已见弛缓，惊之危险略减，仍在险中。

象川贝各三钱，杏仁三钱，桑叶三钱，橘红一钱五分，川连三分，胆草三分，归身三钱，滁菊一钱五分，炒香豉三钱，栀皮一钱（炒），安脑丸一粒（药化服）。

四诊：三月六日。

神气较好，热较退，仍无泪。面色泛青，尚在险中。

滁菊三钱，鲜生地五钱，归身三钱，川连三分，芦根一两，胆草三分，桑叶三钱，川贝三钱。（《药盦医案全集·卷八》）

朱宝宝，二月十二日。

痧子已无望其再出，面色枯萎，鼻扇不止，肺伤郁血即不可救。无汗而热，拟麻桂黄芩合剂。

炙麻黄三分，桂枝三分，淡芩八分，象贝三钱，杏仁三钱，炙苏子三钱，炙草六分，玉竹一钱。（《药盦医案全集·卷八》）

朱孩，三月十六日。

痧未出透而隐隐已十天，现在暵热，无汗，舌苔黄厚，目光无神，神色皆昏迷，咳全不爽。症情万分危险，其舌色是腑证，然非主要症，主要证候在因未达之邪自寻出路而咳，咳不得畅，故神昏。亟须竭力宣达，另扶正气，冀幸万一。

川象贝各三钱，防风八分（炒），杏仁三钱，炙草六分，归身三钱，枳实一钱，竹茹一钱五分，炙苏子三钱，楂炭二钱，腹皮三钱，知母一钱，淡芩八分，梨汁半杯（冲），馒头炭三钱。（《药盦医案全集·卷八》）

胡孩，一月十五日。

山根以下直至人王部均隐青紫色，是内伤不轻。据云曾服回春丹，是为热病所忌，有大危险，在后勉强予退热，倘热退但咳即较易着手。

葛根一钱，象贝三钱，方通八分，杏仁三钱，橘红一钱五分，川连二分，茅根三钱，炒扁衣三钱，建曲一钱（炒），云猪苓各三钱。（《药盦医案全集·卷八》）

金孩，三月三日。

剧咳，壮热，头汗，瑟瑟有惊意。病已久，恐其热入头脑便不易治，当以药力预防之。

胆草二分，防风六分，炙草六分，归身三钱，枳实一钱，象贝三钱，竹茹一钱五分，淡芩八分，杏仁三钱，川连三分。(《药盦医案全集·卷八》)

费孩，三月六日。

大便略青，舌有些微白点，迷睡，热有起落，面色不华。予疏解，略事健脾。

炒香豉三钱，炒栀皮一钱，炙草六分，归身三钱，赤芩三钱，方通八分，象贝三钱，杏仁三钱，橘红一钱五分，茅根三钱，炒枣仁三钱。

二诊：二月七日。

寐中手脚眴动，行且成惊，亟予防止。

滁菊三钱，归身三钱，胆草二分，炒扁衣三钱，鲜生地三钱，象贝三钱，杏仁三钱，炒枣仁三钱，橘红一钱五分，桑芽三钱，葛根八分，安脑丸一粒(药化服)。

三诊：三月八日。

神气尚勉强，面色不华，咳不爽，微热。尚有内伏之邪，当达之向外，再须防出痧疹。

葛根一钱，川连二分，淡芩一钱，炙草六分，归身三钱，象川贝各三钱，橘红一钱五分，杏仁三钱，桑叶三钱，炙苏子二钱。
(《药盦医案全集·卷八》)

◆ 咳嗽

沈孩，十二月二十六日。

咳嗽，气急，鼻扇，面色灰败，是急性肺炎已至不可收拾之境，勉方以尽人事。

炙苏子三钱，杏仁三钱，炙桑皮一钱五分，橘红一钱五分，炒乌药一钱，象川贝各三钱，淡芩八分，梨汁半杯（冲）。（《药盦医案全集·卷八》）

边孩，十一月二十四日。

咳黄腻痰，脉洪滑，舌有热象。为日尚浅，只算风热为患，延久却是肺痈。

桑叶三钱，桔梗六分，杏仁三钱，橘红一钱五分，兜铃一钱，竹茹一钱五分，象贝三钱，生草六分，炒防风六分，淡芩六分。（《药盦医案全集·卷八》）

陈宝宝，三月二日。

剧咳，不发热，两便自可。但宜宣肺，勿吃荤。

象贝三钱，橘红一钱五分，杏仁三钱，炒防风八分，炙苏子一钱五分，淡芩八分，桔梗五分，云苓三钱，腹皮三钱，楂炭三钱，枳实六分，胆草一分。（《药盦医案全集·卷八》）

陈孩，八月二十三日。

咳嗽气急，舌尖剥，是胃气上逆所致，喘则可成哮。

炙苏子三钱，杏仁三钱，炙紫菀一钱，法夏一钱，枳实五分，川象贝各三钱，炙款冬一钱，橘红一钱五分，炙草五分。

二诊：八月二十八日。

色脉佳，寐酣。虽尚咳，当然无妨。舌润不红，是偏于肺寒者。

炙款冬一钱，姜竹茹一钱五分，杏仁三钱，姜炒枳实八分，象贝三钱，炙草六分。（《药盦医案全集·卷四》）

戴孩，十二月五日。

舌苔颇糙，腹痛，是食积。惟见气急鼻扇，内热甚重，腹痛无妨，咳嗽要紧。

淡芩一钱，竹叶十五片，象贝三钱，杏仁三钱，桑叶三钱，橘红一钱五分，炙苏子三钱，木香一钱。

二诊：十二月七日。

咳瘥，热退，舌质绛，苔剥，腹痛，便溏，宜慎食。

竹茹一钱五分，淡芩八分，细生地三钱，木香一钱，象贝三钱，杏仁三钱，橘红一钱五分，炙草六分，白芍一钱五分（炒）。

三诊：十二月九日。

唇舌都绛，舌面有毛刺，胃热甚重，亟清之。

芦根四寸（去节），竹叶十片，淡芩一钱，鲜生地三钱，炙草六分，杏仁三钱，象贝三钱，橘红络各一钱五分。（《药盦医案全集·卷八》）

龚宝宝，二月二十四日。

咳嗽，发热，舌有热象。病在肝胃，清宣可愈。

淡芩一钱，象贝三钱，炙草六分，杏仁三钱，桑叶三钱，葛根一钱五分，橘红一钱五分，川连三分，芦根五钱。（《药盦医案全集·卷八》）

胡宝宝，二月八日。

剧咳致胸脘腹部均痛，其呕清水是胃寒。

小朴二分，姜夏一钱，桑叶三钱，赤苓三钱，枳实八分，象贝三钱，橘红一钱五分，方通八分，竹茹一钱五分，杏仁三分，炙草六分，葛根一钱五分。（《药盦医案全集·卷三》）

黄宝宝，二月二十九日。

咳剧，不发热，夜甚。是有积胃逆，故夜咳。

枳实一钱，竹茹一钱五分，杏仁三钱，炙苏子三钱，楂炭三钱，淡芩一钱，象川贝各三钱，腹皮三钱。（《药盦医案全

集·卷八》）

黄宝宝，三月五日。

神气甚好，咳夜剧，是有积。

象贝三钱，炙草六分，归身三钱，杏仁三钱，防风六分，桑叶三钱，方通八分，橘红一钱五分，法夏一钱。（《药盦医案全集·卷八》）

徐宝宝，一月六日。

胆腑为病，其气上逆，故耳烂腺肿，胃气亦逆，因多食成胃病。肺不能安，故夜咳。是当摒除一切杂食，否则损不可挽救。

滁菊一钱五分，钩尖三钱，枳实八分，淡芩八分，川贝三钱，桑芽三钱，防风六分，竹茹一钱五分，赤芍一钱五分，杏仁三钱，炙僵蚕一钱五分。

二诊：一月八日。

前夜尚有寒热，脉颇平，胆火已潜，胃病极深。

竹茹一钱五分，法夏一钱，细生地三钱，淡芩八分，炙草六分，川贝三钱，炙桑皮一钱。（《药盦医案全集·卷五》）

吴孩，一月二十三日。

咳经月不止，舌有热象，并有些微寒热，清之。

薄荷一钱（后下），桑叶三钱，淡芩八分，象贝三钱，杏仁三钱，橘红一钱五分，桔梗四分，茅根三钱，炙苏子三钱，瓜蒌皮一钱五分。（《药盦医案全集·卷八》）

林孩，三月十四日。

痧后咳，因痧未出透，余邪借咳为出路，当因势利导，令畅咳乃佳，不可强止。白沫是肺热，亦是虚。

象贝三钱，杏仁三钱，桔梗六分，橘红一钱五分，炙草六分，桑叶三钱，防风六分（炒），枳实八分，竹茹一钱五分，淡芩八

分，鸬鹚咳丸一钱五分。(《药盦医案全集·卷八》)

罗孩，三月十日。

痧后余邪未清，手掌较热，舌剥，咳夜重。此虚，不宜再发表。

川象贝各三钱，杏仁三钱，橘红一钱五分，归身三钱，炙草六分，细生地三钱，知母一钱，赤芍一钱五分。

二诊：三月十四日。

痧后咬牙，掌热，咳嗽，乃大虚之候，肌肉削，即成损。

知母一钱，天冬三钱，川贝三钱，归身三钱，细生地三钱，杏仁三钱，钗斛三钱，炙草六分，枸杞三钱。(《药盦医案全集·卷八》)

眉孩，一月十日。

咳嗽，发热，气急，现在都较退。热不清，惟迷睡，恐其再发热，清之。

象贝三钱，薄荷一钱，炙草六分，方通八分，杏仁三钱，防风六分，赤猪苓各三钱，炒车前三钱，炒枣仁三钱。

二诊：一月十一日。

咳剧，气急鼻扇。热虽退，恐其成急性肺病，但能不热，不虞其惊。

象川贝各三钱，川连三分，淡芩一钱，茅根三钱，杏仁三钱，桑叶三钱，枳实一钱，馒头炭三钱，炙苏子三钱，橘红一钱五分，竹茹一钱五分。

三诊：一月十二日。

舌色已化燥，咳虽剧，行且自愈，惟须慎食。

淡芩一钱，炙苏子二钱，川连二分，象贝三钱，桑叶三钱，茅根三钱，杏仁三钱，橘红一钱五分，芦根(去节)四寸，炒栀

皮一钱，炒扁衣三钱。(《药盦医案全集·卷二》)

钱童，九月四日。

咳，头晕，非发热，热有起伏，早起退清，风热为患。气急，不甚好，恐其成急性肺病。

象贝三钱，苏子三钱，瓜蒌仁一钱五分，白薇一钱，杏仁三钱，橘红一钱五分，葛根一钱，炙草六分。

二诊：九月八日。

热瘥，咳未除，仍气急，须忌口。

象贝三钱，杏仁三钱，橘红一钱五分，炙苏子三钱，瓜蒌仁一钱五分，炒防风七分，桔梗四分，苡仁三钱，方通八分，白薇一钱，赤猪苓各三钱。(《药盦医案全集·卷二》)

裘孩，三月二十三日。

咳嗽未除，昨发热，现已退。虚象仍在，舌已化燥，当易甘温为甘凉。

细生地三钱，杏仁三钱，川象贝各三钱，炙苏子三钱，知母一钱，云苓三钱，归身三钱，鸬鹚咳丸一钱五分（入煎）。(《药盦医案全集·卷八》)

施孩，十一月二十六日。

颜额见焦黄色，眼帘微肿，咳剧不能寐。病全在肺，不鼻扇，尚无妨。

天麦冬各三钱，杏仁三钱，归身三钱，川象贝各三钱，炙紫菀一钱，橘红一钱五分，炙草六分，炙苏子一钱五分。(《药盦医案全集·卷八》)

宋孩，三月十四日。

大肉尽削，肌肤甲错，咳不止，热不退，舌殷红而光，面部见红块如疖。虚损已成，本不治，便臭，尚是一线希望。

知母一钱，天冬三钱，川贝三钱，归身三钱，炙草六分，杏仁三钱，猺桂心二分（冲），细生地三钱。(《药盦医案全集·卷八》)

孙孩，十一月二十七日。

无表热却有里热，面有火色，唇绛，涕泪都无，咳嗽气急，神色不安详。须防惊，其肺部已虚，而咳仍不爽。现在流行病本是风邪束肺，此孩之外感却深入有险。

炙麻黄三分，防风（炒）三分，竹茹一钱五分，川贝三钱，焦谷芽三钱，葛根一钱，淡芩一钱，枳实一钱，杏仁三钱，腹皮三钱，楂炭三钱，炙草六分。

二诊：十一月二十八日。

药后无甚出入，神气安详，色脉亦好。此是失表证，天气骤寒，所以不易出汗，还当解表。

葛根一钱，腹皮三钱，竹茹一钱五分，炙草六分，炒荆防各一钱，焦谷芽三钱，川贝三钱，炙麻黄二分，淡芩一钱，枳实一钱，杏仁三钱，归身三钱，馒首炭五钱（入煎）。

三诊：十一月二十九日。

咳全不爽，微见鼻扇。既失表又伤肺，风邪深入，所以如此。现在气管炎肿，不宜再用汗药，无食积不宜攻也。

麦冬三钱，淡芩一钱，竹茹一钱五分，五味子四分，川贝三钱，归身三钱，细辛一分，枳实一钱，杏仁三钱，瓜蒌霜一钱五分，炙草六分，橘白络各一钱。

四诊：十一月三十日。

咳全不爽，眼皮渐肿，略有清涕。风寒深入而肺虚，病势可谓奇重，调理须费时日。

麦冬三钱，杏仁三钱，炙草六分，五味子二分，川贝三钱，炙款冬一钱，细生地四钱，炒防风一钱，归身三钱，橘白络各一钱，生姜一小片。

五诊：十二月一日。

咳较瘥，得寐，神气亦较好，痰仍不能吐。肺虚且寒，当略温之。

麦冬三钱，干姜炭一分，细生地四钱，五味子三分，杏仁三钱，橘白络各一钱，川贝三钱，炒防风一钱，炙草六分。(《药盦医案全集·卷一》)

唐孩，二月二十日。

咳全不爽，舌边光，曾服金鼠矢而未种牛痘，是则生命在不可知之数矣。

葛根一钱五分，川连二分，炙苏子二钱，川芎四分，象贝三钱，橘红一钱五分，淡芩五分，桔梗六分，杏仁三钱。(《药盦医案全集·卷八》)

唐孩，十一月二十六日。

咳，发热。今早因剧咳吐血，本是时症，须防痧子。吐血则用药掣肘，幸神色尚好。

象贝三钱，杏仁三钱，桑叶三钱，炒防风六分，橘红一钱五分，炙苏子三钱，炙草六分，丹皮八分，淡芩八分，薄荷一钱，茅根三钱，白薇一钱。(《药盦医案全集·卷八》)

王孩，二月三日。

舌剥，咳，因胃气不降，是伤食之故。其咳必夜剧，猝不得愈。

枳实八分，淡芩八分，橘红一钱，竹茹一钱五分，象贝三钱，归身三钱，秫米三钱，法夏一钱，防风四分，蒸於术五分，焦谷芽三钱。(《药盦医案全集·卷八》)

王孩，九月十三日。

剧咳失音，面色晦滞，病已一候，恐成肺喘惊风。因此种面色，病有入脑之倾向。

炙苏子三钱，川象贝各三钱，杏仁三钱，桑叶三钱，蝉衣八分，钩尖三钱，橘红一钱五分，天竺黄五分。(《药盦医案全集·卷八》)

王孩，三月九日。

痧后咳嗽，经月不愈，面色苍白，痰不爽如沫而多，咳夜甚，不咳时亦气急异常，脉虚。不能再宣达，肺寒不可更用凉润，病情有险。

人参须五分，五味子四分，干姜炭二分，细辛一分，白芍一钱，杏仁一钱五分，炙苏子一钱五分。

二诊：三月十一日。

神气较好，咳较爽，气急较瘥，肌肤甲错亦见减。病未全除，全除须一月。现在出险而已，仍须忌荤。

象川贝各三钱，归身三钱，杏仁三钱，炙草六分，天麦冬各三钱，橘红一钱五分，炒白芍一钱五分，炙桑皮一钱五分，炙苏子三钱。

三诊：三月十三日。

色脉均极正当，衰弱已甚，亟须培养元气，天明时之痰声不足虑，行当自除。童稚体虚，但慎调护，其恢复当较成人为易。

川贝三钱，杏仁三钱，天冬三钱，知母三钱，炙芪三钱，归身三钱，白芍一钱五分，阿胶三钱（蛤粉炒），橘络一钱五分。(《药盦医案全集·卷八》)

王孩，十二月十三日。

咳嗽有黄涕，舌有苔，吮乳时咳，其为胃热可知。

淡芩八分，枳实一钱，竹茹一钱五分，姜夏一钱，杏仁三钱，象贝三钱，桑叶三钱，薄荷一钱（后下），馒头炭三钱。(《药盦医案全集·卷八》)

王孩，十一月二十八日。

热尚未退，气急鼻扇，剧咳。已成急性支气管炎症，当专力治肺，一面宣达，佐以分利，其发热姑置之。

象贝三钱，杏仁三钱，归身三钱，橘红一钱五分，前胡一钱，淡芩一钱，炙苏子三钱，赤苓三钱，炙草六分，梗通八分，炒车前三钱，炒防风八分，茅根三钱（去心）。

二诊：十一月三十日。

气管热已减，表热仍未退，病情较前为减。

淡芩八分，竹茹一钱五分，腹皮三钱，枳实八分，象贝三钱，炙草六分，杏仁三钱，炙苏子三钱，茅根三钱（去心），葛根一钱，楂炭三钱，方通八分。

三诊：十二月二日。

鼻扇有间歇时，色脉较前又略佳，颇有向愈光景。鼻扇，须净除，方无险。

淡芩一钱，枳实一钱，竹茹一钱五分，象贝二钱，杏仁三钱，炙苏子三钱，橘红一钱五分，前胡一钱，炒防风八分，茅根三钱。(《药盦医案全集·卷八》)

吴孩，三月十八日。

脉平，舌尖绛，中心有结苔，此因有积。胃气不降，故咳不止。其舌尖绛是已动虚火，汗太多，宜止之。

川连三分，竹茹一钱五分，牡蛎三钱，蒌仁一钱五分（去油），枳实八分，白芍一钱五分，杏仁三钱，川贝三钱，淡芩八分，桔梗四分。(《药盦医案全集·卷八》)

徐童，十月五日。

剧咳致吐血。观其色脉，肺气已伤。若痰沫则险，痰黏则危。

麦冬三钱，象川贝各三钱，杏仁三钱，橘络一钱五分，茜根炭三钱，炙草六分，炙款冬一钱，苡仁三钱，蚕豆花露一两（冲）。（《药盦医案全集·卷八》）

叶孩，三月十六日。

面色晦滞，目光无神，咳不出，故气急鼻扇，并非咳少。此病吃紧处只在咳，本当出痧子，咳畅方能出，咳不畅毛窍皆闭，故不得出。现已成急性肺病，故目珠不活而神昏。

象贝三钱，炙苏子三钱，桔梗六分，炙草六分，桑叶三钱，淡芩八分，川连三分，归身三钱，防风六分，橘红一钱五分。（《药盦医案全集·卷八》）

恽孩，一月十四日。

不发热，咳痰多，窒不得出，常摇头咬牙作痉。此是交感神经痉挛为患，襁褓中有此，甚可虑。现在可以治愈，特恐病根不除。

钩尖三钱（后下），蚤休二分，归身三钱，蒺藜三钱，炙草五分，指迷茯苓丸一钱（入煎）。（《药盦医案全集·卷八》）

张宝宝，一月二十四日。

咳三个月不愈，面色晦滞，舌苔花。肺胃均有病，回春丹、保赤散都吃过，此两种丸药甚误事。现在肺气甚虚，有危险。

钩尖三钱，天冬三钱，炙草六分，川连三分，杏仁三钱，归身三钱，炙紫菀一钱，橘红一钱五分。（《药盦医案全集·卷五》）

张孩，二月十九日。

咳全不爽已多日，昨日发热，仍是痧子未能透达之故。其传变必为泄泻陷里，否则成急性肺病，极险。

葛根一钱五分，炙苏子三钱，薄荷一钱（后下），杏仁三钱，象川贝各三钱，茅根三钱（去心），炙草六分，桑叶三钱，桔梗六分。

二诊：二月二十日。

时邪感冒，本当出痧疹，乃误食猪肉，面色苍白，剧咳，鼻扇，口糜。是犯痧子之禁，生命在不可知之数。

枳壳八分，猪苓三钱，葛根一钱五分，炙苏子三钱，腹皮三钱，楂炭三钱，杏仁三钱，象贝三钱，竹茹一钱五分，茅根三钱，馒头炭三钱。（《药盦医案全集·卷八》）

张孩，三月二十二日。

伤风初起，仅喉痒，咳嗽不爽，则以渐传里。传里之后，发热则为急性肺炎，外出则为痧疹，不可忽略。

炒防风八分，杏仁三钱，橘红一钱五分，炙苏子三钱，炒荆芥六分，象贝三钱，桔梗六分，香葱白一个。

二诊：三月二十三日。

热退，咳亦减，肺炎与痧子均可幸免。咳未净除，当再宣达。

川象贝各三钱，杏仁三钱，炙苏子三钱，桔梗六分，炒防风六分，橘红一钱五分，淡芩六分。（《药盦医案全集·卷八》）

郑孩，三月二十三日。

久咳不愈，色脉均佳，惟咳甚剧。婴儿仅八个月，伤肺则为顿咳，发热则为肺炎，是为可虑。

枳壳八分，焦谷芽二钱，象贝三钱，杏仁三钱，沙参一钱，炙苏子三钱，橘红一钱五分，鸬鹚咳丸一钱五分。（《药盦医案全集·卷八》）

周孩，三月二十三日。

顿咳久不愈，舌燥而剥，咳夜甚。此因胃中有积，胃气不降，故尔。

枳实一钱，沙参一钱五分，杏仁三钱，橘红一钱五分，竹茹一钱五分，象贝三钱，桔梗六分，淡芩八分，炙草六分，鸬鹚咳丸一钱五分。(《药盦医案全集·卷八》)

◆ **哮病**

朱童，十月七日。

哮喘因肺弱不胜冷空气压迫之故，天寒必发。虚甚气不能敛，则春夏亦发。在童年可除根，成人难。

杏仁三钱，象贝三钱，橘皮一钱五分，款冬一钱，乌药一钱(炒)，炙苏子三钱，黑锡丹二分。(《药盦医案全集·卷四》)

◆ **喘证**

李孩，二月二十五日。

面色灰败，肺气垂绝，气喘不能自还，兼见痉证。病不可为，且即晚便有不测，不甘束手，姑勉拟汤药以尽人事。

乌犀尖三分(研冲)，归身三钱，炙苏子三钱，杏仁三钱，蝎尾二分(炙，研冲)，独活一钱，天麻三钱，鲜生地四钱，人参须八分(另煎，冲)，川连三分，安脑丸一粒(药化服)。(《药盦医案全集·卷八》)

◆ **肺闭**

郑孩，十二月三十日。

肺闭息滞，见鱼口状，唇黑，目珠不瞬。病已大危，勉强挽救，明知未必有效，毕竟贤于坐视。

生山栀三钱，南瓜蒂三个(切)，防风一钱，淡豆豉五钱，杏仁三钱。

煎一大杯浓汁，尽量予服，得吐或泻最好，下午如仍气急目定，予安脑丸一粒开水化服。（《药盦医案全集·卷八》）

◆ 肺病

徐宝宝，三月二十二日。

肺病已成，照例不可救药，拟甘桔清金常服，一面念经修养，庶仗佛力挽救。

甘草五分（生用），苦桔梗五分。（《药盦医案全集·卷五》）

◆ 神昏

戚宝宝，一月二十七日。

不高兴两月余，脉舌与寻常略同，近来昏不知人，至不能吮乳，颈项无力，目上视，溲多且清，大便绿色。是脑病也，极危险，亦极难治。

秦艽一钱五分，炙虎骨三钱，归身三钱，独活八分，乳没药各三分（去油），川椒三分，炒防风八分，胆草三分，蝎尾二枚（炙，研冲）。

二诊：一月二十八日。

药后目上视依然，颈项及手脚皆硬，涎黏，溲清，毕竟难治。

犀角粉一分半，川连三分，大生地三钱，羚羊片二分，赤芍一钱五分，枳实一钱，胆草三分，蝎尾二枚（炙）。（《药盦医案全集·卷六》）

殷孩，八月二十三日。

初起寒热，现昏不知人，目斜，溲如盐，粪臭，能食，不瘥，终日迷睡。此种亦脑病，生命在不可知之数。

炒枣仁三钱，枳实一钱，钩尖三钱，竹茹钱半，天麻三钱，赤猪苓三钱，蒺藜三钱，炒车前三钱。(《药盒医案全集·卷三》)

◆ 厥证

林孩，一月十六日。

厥逆作不止，是急惊。乳食皆变为痰，故喉间痰声如锯而目光无神，其舌色无热象，脉溢出寸口，当因而越之。

丝瓜蒂七个，生山栀二钱，淡豆豉三钱，姜夏一钱，胆星一钱，龙胆草二分。

上药煎汤一大碗，强灌之，如吐再灌，尽剂为止。倘不吐，可多进，令吐无伤也，吐后予丸药。

另方：归身三钱，炙草六分，青陈皮各一钱，枳实八分，竹茹一钱五分，安脑丸一粒药（化服）。

二诊：一月十七日。

厥为急惊，可以导之下行，所谓厥，多下之是也。热不退，更宜解外。

柴胡五分，枳实五分，川连三分，葛根一钱，梗通八分，车前三钱，泻青散二分（入煎）。

三诊：一月十八日。

惊风之后继以壮热，是厥阴证之一种；啼不成声及无涕泪皆虚象，所谓三阴皆虚也。青为热甚，虽虚不可温。

炙苏子三钱，杏仁三钱，连翘三钱，薄荷一钱，淡芩八分，川芎三分，炙草六分，归身三钱，桑叶三钱，橘红一钱五分，川象贝各三钱。

四诊：一月二十日。

咳全不爽，涎多，喉间痰塞，无汗，热亦未退。婴儿才六个月，病重又太小，不任药，是有危险。

炙麻黄三分，葛根一钱五分，橘红一钱五分，炙草六分，杏仁三钱，归身三钱，川芎四分，象川贝各三钱，泻青散二分（入煎）。(《药盦医案全集·卷八》)

王孩，二月十八日。

色脉尚无他，厥不可常发，常发即成痫，须止之。

鲜生地三钱，滁菊二钱，钩尖三钱，川贝三钱，桑芽三钱，蒺藜三钱，杏仁三钱，赤芍一钱五分，归身三钱，回天丸半粒药（化服）。(《药盦医案全集·卷三》)

方孩，二月十三日。

两目瞳孔互异，遍身劲强振颤，屡经推拿，昨仍发厥，舌尖红干而光。七个月婴儿罹此重病，延时已十四日，危险已甚，希望甚少，勉强处方，冀幸而得救。

川连三分，独活八分，大生地三钱，淡芩八分，归身三钱，炙草六分，钩尖三钱，乌犀尖二分，龙胆草三分，安脑丸一粒药（化服）。(《药盦医案全集·卷八》)

◆ 惊风

曹官官，二月十五日。

病半个月，热不扬，目圆睁，独头动摇。是为痉，俗名摇头惊风，乃脑膜炎症也。粪纯青色，不啼，不开口，病有万险，绵力亦不足胜任，勉方试可乃已。

乌犀尖三分，大生地五钱，姜夏一钱，羚羊角三分，归身五钱，赤芍一钱五分，胆草三分，炙草六分，丹皮一钱，安脑丸一粒。

二诊：二月十六日。

今日略减，不过百分之二三，是减不足言。以规矩权衡候之，恐其成脑水肿。不测固不好，成脑水肿亦属残废。须急起直追，不问时日与药之剂数，尽量予之，或可冀幸万一。

乌犀尖三分（冲），蚤休三分，大生地五钱，蒺藜三钱，胆草五分，归身三钱，蝎尾二分（炙），炒防风一钱，独活一钱，木香一钱五分，安脑丸一粒。

三诊：二月十七日。

仍摇头目圆，此两层最坏，药力已甚峻，脑症不减，总属无望。顷见呲嘴，反自抓鼻，其虚已甚，宜兼事培元。

西洋参一钱，犀角片三分，归身四钱，全蝎一个（炙），人参须一钱，胆草五分，大生地四钱，元参一钱，滁菊一钱五分，知母一钱，独活一钱，银花三钱，川连三分，川贝三钱，安脑丸二粒。

四诊：二月二十一日。

病除十之六七，尚有危险。食物宜少，衣被宜略带暖，又不得使饿受热。

西洋参一钱五分，归身三钱，人参须三钱，胡广子一钱（米炒），炒白芍一钱，川贝三钱，大生地三钱，云苓三钱，法夏一钱，炙草五分，橘红一钱，全蝎一个（炙），胆草二分。（《药盦医案全集·卷六》）

黄孩，十一月二十二日。

两手无脉，结喉旁人迎脉亦不见，乳下有脉甚乱，目不能瞬，口不能开，肢体不能动，面色晦败。昨有谵语，遍体神经弛缓，全失弹力性，此为惊之一种，危甚。

吴萸四分，钩尖三钱（后下），归身三钱，川连三分（炒），蜀椒四分，独活六分，姜夏一钱，回天丸一粒。（《药盦医案全

集·卷八》)

宋孩，三月十二日。

惊风发痧之后，面色枯，形神躁烦，舌疳，颅骨似乎放大，观其症象，恐成解颅。症情损则已成，是否解颅，尚未能确定，姑用平剂营养。

归身三钱，细生地三钱，钩尖三钱（后下），杭菊一钱五分，赤芍一钱五分，川连三分，蒺藜三钱。(《药盒医案全集·卷八》)

王孩，二月十三日。

目上视，牙关劲强，是急惊，有大危险。

钩尖三钱（后下），防风八分，蒺藜三钱，炙草六分，独活八分，归身三钱，安脑丸一粒药（化服），蝎尾一分（炙去毒，研冲）。(《药盒医案全集·卷八》)

张宝宝，二月二十六日。

微见呭唇，弄舌，脉平，寐尚安，头仍后仰，囟满而复陷，仍是问题。表热已解，里热甚炽。手握叉指，皆惊风症状。肺病则已除，拟大剂养营频服。

霍石斛一钱五分，竹沥二两（冲），细生地三钱，炙草六分，煨天麻三钱，胆草一分，杏仁三钱，胆星一钱，归身三钱，橘络一钱五分，乌犀尖一分（磨冲）。

二诊：二月二十七日。

昨日种种败象今日均见差减，实出意料之外。目睛尚未和，已不上视，气急鼻扇除。此因黑粪得下，肠胃纤维神经缓和之故，当然是佳朕，希望较多。

乌犀尖二分（研，冲），蝎尾二分（去毒，炙，冲），归身三钱，川贝三钱，杏仁三钱，细生地三钱，人参须八分，天麻三钱，独活六分，橘红一钱五分，枳实八分，缕金丹二分。(《药盒医案

全集·卷八》)

曹孩，三月十六日。

呵唇弄舌，除面色带黄，手温，脉起，病象为邪退正复，颇有希望。

高丽参一钱（另煎冲），钗斛三钱，法夏一钱，归身三钱，白芍一钱五分，橘皮一钱五分，炙草六分，云苓三钱，杏仁三钱。

二诊：三月十七日。

慢惊，病情略有起色，仍在危险中。

天麻三钱，猺桂二分（研，冲），归身三钱，炙草六分，细生地三钱，蝎尾二分（去翅足，炙冲）。

三诊：三月十八日。

脉见滑象，是阴证转阳之候，咳较爽，属佳朕，庆更生矣。

象川贝各三钱，杏仁三钱，桔梗六分，炙草六分，天冬三钱，炙苏子三钱，橘红一钱五分，归身三钱。（《药盦医案全集·卷八》)

丁孩，十二月十四日。

病才瘥后，受惊致见抽搐，人王部隐青色，迷睡，行且大抽搐，有甚大危险在后。

钩尖三钱（后下），蝎尾二分（炙，冲），滁菊二钱，归身四钱，象贝三钱，杏仁三钱，炙草八分，枳实一钱。

二诊：十二月十五日。

热退抽搐止，惊风已告一段落。

象贝三钱，杏仁三钱，归身三钱，焦谷芽三钱，炙草六分，橘皮一钱五分。（《药盦医案全集·卷八》)

黄孩，十二月二十七日。

遍身常患抽掣，当是神经为病，病之所以常发，因血虚，其源在肝。

归身三钱，炒白芍一钱五分，天麻三钱，钩尖三钱，滁菊三钱，独活六分，胆草半分，大生地三钱，橘红络各一钱五分，回天丸半粒。（《药盦医案全集·卷三》）

金孩，二月十七日。

病从去年十一月起，发热、咳嗽以渐加重，迄今反复四次。前昨手脚抽搐，现在目光无神，气急，躁扰不宁，脉无胃气，面无血色，舌焦且剥。形神全枯，脏气悉坏，血液全干，可三五日延耳。

乌犀尖二分，大生地三钱，天冬三钱，人参五分，法夏八分，归身一钱五分，五味子七粒。

二诊：二月十八日。

齿枯，舌苔劫津，撮空，目无神。症状与昨日略相似，所不同者，热象显著，委实无血液。虽里热外达，元气不能支，仍无多希望。

元参一钱，归身四钱，鲜生地四钱，炙草六钱，蒺藜三钱，钩尖四钱，犀角片二分，人参须一钱，胆草二分，安脑丸二粒。（《药盦医案全集·卷八》）

恽童，十月二十八日。

手抽搐略无定时，寒热不扬，肌肤暵燥，目直视，不识人。病已入脑，是即所谓痉病，最忌强心补血诸针。

胆草三分，钩尖三钱，归身三钱，赤芍一钱五分，犀角三分，防风一钱，枳实一钱，安脑丸一粒。（《药盦医案全集·卷八》）

胡宝宝，二月二十二日。

遍身劲强，其病为痉，脑症也。气喘不能自还，面色晦败，脉乱，舌枯。昨夜起病，遽见如许败象，病不可为，勉予安脑丸，先开其闭，再从厥阴进药。

天麻三钱，竹沥二两，炙苏子三钱，橘红一钱五分，独活一钱，杏仁三钱，鲜生地五钱，川贝三钱，归身三钱，白芍三钱，安脑丸一粒。（《药盦医案全集·卷六》）

瞿宝宝，一月二十八日。

病情完全是脑证，项强目斜，唇干苔糙，哑唇，气急，鼻扇，表热不扬，内热奇重，手足皆痉挛发强。此即古人所谓痉病，最是危险难治之病。脉尚无他，因病不在心。此病不宜用强心针，得针则血燥反甚。

乌犀尖四分，赤芍二钱，元参三钱，杏仁三钱，胆草五分，鲜生地五钱，钩尖五钱，炙苏子三钱。（《药盦医案全集·卷六》）

魏孩，二月九日。

面色晦滞，眼皮发肿，气急鼻扇，肺气不宜，头向后仰，面色隐青，是为天吊。四个月婴儿，肺脑症并见，且如此之甚，委实无能为力。

麦冬三钱，杏仁三钱，桑叶三钱，橘红一钱五分，苏子三钱，钩尖三钱（后下），蒺藜三钱，川连三分，车前三钱（炒），梗通八分，归身三钱，安脑丸一粒（药化服）。（《药盦医案全集·卷八》）

张孩，二月二十四日。

无涕泪，手指瞤动，喉间痰鸣，目光有痉意，头向后仰。此是痉，俗名天吊，乃惊风之重者。婴儿才四个月，病起于痧后，极为难治，委实无把握。舌干绛，勉予犀角地黄，冀幸万一。

乌犀尖三分（磨，冲），大生地四钱，归身三钱，川贝三钱，橘红一钱五分，钩尖三钱（后下），独活八分，蝎尾三分（炙，研，冲），秦艽一钱五分，安脑丸一粒药（化服）。（《药盦医案全

集·卷八》）

黄宝宝，十二月十五日。

舌光苔结，此因初生时吃牛奶，胃壁受伤之证据。现啼不扬而指掐有力，是惊风也。

钩尖三钱，焦谷芽三钱，蝎尾二分（炙，研冲），赤芍一钱五分，胆草三分，归身三钱，回天丸一角（药化服）。（《药盦医案全集·卷八》）

◆ **呕吐**

顾孩，十二月六日。

初一吐泻交作，嗣后即无大便，躁甚，舌干尖微剥，苔糙，脉软。此因感热而病，观其舌色，必多变化，谨慎将护，可望愈。

鲜生地三钱，枳实一钱，瓜蒌三钱，川连三分，葛根一钱，竹茹一钱五分，元明粉四分（后下），茅根三钱。

二诊：十二月七日。

热不甚壮，头向后仰，脉缓软，确是脑脊髓炎症，昨日仅知其变，不知其入脑，此是大症，有大危险。

归身三钱，楂炭三钱，蒺藜三钱，枳实一钱五分，瓜蒌三钱，钩尖三钱，腹皮三钱，秦艽一钱五分，蝎尾二分，麻仁丸一钱。（《药盦医案全集·卷二》）

◆ **食积**

李孩，一月十四日。

舌光，面黄而肿，病在半个月以上，发热不退，是伤食感寒之候。

枳实一钱，腹皮三钱，云苓三钱，竹茹一钱五分，木香一钱五分，杏仁三钱，楂炭三钱，公丁香四个，炒香豉三钱，方通八分。

二诊：一月十六日。

舌光色白，神气萎顿，热尚未退，面色仍黄。病有险，亟宜慎食。

茵陈三钱，方通八分，楂炭三钱，赤猪苓各三钱，炒车前三钱，归身三钱，腹皮三钱，木香一钱，炙草六分。(《药盦医案全集·卷八》)

张宝宝，二月二十四日。

舌边光，苔厚，粪青紫色。食积多，胃肠无消化力，其病必剧。

枳实一钱，扁衣三钱（炒），建曲一钱（炒），杏仁三钱，葛根一钱，木香一钱，川连三分，腹皮三钱，象贝三钱，楂炭三钱，馒头炭三钱。

二诊：二月二十五日。

原方加淡芩一钱。(《药盦医案全集·卷八》)

邓孩，三月六日。

候色脉无甚病证，大便色白是伤食。惟其伤食，故吃弗落。

枳实一钱，腹皮三钱，竹茹一钱五分，楂炭三钱，归身三钱，炙草六分，馒头炭三钱。(《药盦医案全集·卷八》)

◆ 疳证

农宝宝，二月十五日。

舌疳，脉弱，面黄，胃尚好而不肯行动，从大病后不复元，迄今经年，亦疳证，乃慢性重大险症。

潞党一钱五分，云苓三钱，木香一钱，蝎尾三分（研，冲），焦白术一钱，炙草六分，制香附三钱，霞天膏三钱。

二诊：二月十九日。

从疳积治，反见泄泻。再服当不泻，脉虚甚，病绝险。

潞党一钱，云苓三钱，木香一钱，枣仁三钱（炒），霞天膏三钱（冲），焦白术一钱，炙草六分，炙芪三钱，蝎尾三分（炙），伏龙肝一钱五分，柴胡六分。（《药盦医案全集·卷八》）

◆ 腹痛

朱官官，二月二日。

脉缓舌剥，是多食伤胃，故腹痛，宜消导。

枳实一钱，腹皮三钱，赤芍一钱五分，竹茹一钱五分，木香一钱五分，云苓三钱，楂炭三钱，归身三钱。（《药盦医案全集·卷八》）

殷孩，一月二十八日。

色脉甚佳，咳痰不爽，胃呆，腹痛。因吃年糕起，当消导。

腹皮三钱，楂炭三钱，象贝三钱，枳实一钱，橘红一钱五分，炙草六分，竹茹一钱五分（虚人三钱），茅根三钱，焦谷芽三钱，炒荆芥四分。（《药盦医案全集·卷八》）

◆ 腹胀

丁孩，十月二十八日。

舌剥且干，无涕泪，腹胀，上及胸脘，二便均多，病因中毒起。

当归龙荟丸四分（吞），西洋参七分，生甘草七分。（《药盦医案全集·卷八》）

◆ 泄泻

蔡孩，八月二十三日。

泄泻日四五次，舌苔黄厚尖光，热有起伏。热病屡感寒，停积却有成痢之倾向，更须防起惊。

枳实一钱，炒建曲一钱，木香一钱，楂炭三钱，钩尖三钱，腹皮三钱，栀皮一钱（炒），焦谷芽三钱，柴胡五分。

二诊：八月二十四日。

泄泻差减，神气亦好，舌有黄厚苔，是尚有积。

枳实一钱，竹茹一钱五分，钩尖二钱，焦谷芽三钱，楂炭三钱，腹皮三钱，木香一钱，茯苓三钱。（《药盦医案全集·卷八》）

方孩，三月十九日。

泄泻，粪色黄。是感寒，当略温之。

小朴三分（炒），枳实一钱，川贝三钱，腹皮三钱，楂炭三钱，炒扁衣三钱，云苓三钱，木香一钱五分。（《药盦医案全集·卷八》）

蒋宝宝，一月九日。

脉缓滑，舌色、神气亦都平正，患泄泻夜甚，当是感寒停积。

炒建曲一钱，腹皮三钱，馒头炭三钱，炒扁衣三钱，楂炭三钱，炒车前一钱五分，芡实二钱，木香一钱五分。（《药盦医案全集·卷八》）

金孩，二月二十四日。

泄泻次数多，目赤，微烦，先寒后热，却有泪，才三日，须防惊。

木香一钱五分，川连三分，淡芩八分，葛根一钱，赤苓三钱，木通八分，茅根三钱，草决明三钱。

二诊：二月二十五日。

壮热无汗，泄泻，见手颤，防成惊，须速除其热。

枳实一钱，楂炭三钱，钩尖三钱（后下），竹茹一钱五分，腹皮三钱，葛根一钱五分，淡芩一钱，炙草六分，茅根三钱，胆草一分，木香一钱。

改方，二月二十六日。

川连三分，象贝三钱，葛根一钱，炙草六分，茅根三钱，橘红一钱五分，杏仁三钱，桑叶三钱，淡芩一钱。（《药盦医案全集·卷八》）

雷孩，二月十四日。

感寒泄泻，继而发热，山根青色，眼白亦青，肝热甚，有成惊之倾向。肌肤尚和，清之。

川连三分，淡芩八分，钩尖三钱（后下），葛根一钱五分，茅根三钱，扁衣三钱，炙草六分，归身三钱。

二诊：二月十五日。

神气较好，热未清，舌光，是伤食。

淡芩一钱，象贝三钱，方通八分，杏仁三钱，枳实一钱，竹茹一钱五分，茅根三钱，楂炭三钱，腹皮三钱，云苓三钱。（《药盦医案全集·卷八》）

李孩，二月十四日。

感寒泄泻，尚未化热，然胃中本热，今有表邪陷里之倾向，是当举之，不当温化。

葛根一钱五分，木香一钱，炒扁衣三钱，炒建曲一钱，云苓三钱，腹皮三钱，楂炭三钱，炙草六分，川芎四分。

二诊：二月十七日。

面黄不甚腴润，舌绛干，边光，是已化热。恐其惊厥，因舌色面色均不平正。

葛根一钱，薄荷一钱（后下），川连三分，炒扁衣三钱，芡实三钱，云苓三钱，茅根三钱（去心），芦根六寸。

三诊：二月二十日。

热尚未退，咳不甚畅，神色则甚好，脉颇平正，是无妨碍。仍须防出痧疹，宜慎调护。

茅根三钱（去心），葛根一钱五分，象贝三钱，淡芩八分，橘红一钱五分，桑叶三钱，归身三钱，杏仁三钱，竹茹一钱五分，炒扁衣三钱。（《药盦医案全集·卷八》）

刘孩，三月五日。

舌绛苔干，是热泻，因有积。色白是不消化，不是寒。

楂炭三钱，川连三分，方通八分，枳实一钱，淡芩一钱，腹皮三钱，赤苓三钱，杏仁三钱，葛根八分，馒头炭三钱（《药盦医案全集·卷八》）

陆孩，二月九日。

头向后仰为脊髓炎，脉当迟；向前倾为天柱倒，手足当弛缓。今不尔，是两者都非，是病得之恐怖，本易入脑，但现在无脑症，凡安脑药及香药皆不宜乱服。大便泄泻，颜额微热，可略事升举、解肌。今用最轻剂等于弗药，徐候其自复为最稳当。

薄荷一钱（后下），炒扁衣三钱，归身三钱，茅根三钱，钩尖三钱，炒建曲一钱，木香八分，炙草六分。（《药盦医案全集·卷八》）

罗孩，八月二十一日。

感寒泄泻，已经转痢。当予健脾，不可强止。

炒扁衣三钱，炒建曲一钱，腹皮三钱，楂炭三钱，芡实三钱，木香一钱五分，青陈皮各一钱。（《药盦医案全集·卷八》）

庞孩，一月十三日。

感寒故腹泻，咳亦因感冒，因泻去水多则渴。

炒荆防各七分，杏仁三钱，川贝三钱，桔梗四分，橘红一钱五分，炙草六分，炒扁衣三钱。

二诊：一月十四日。

发热，泄泻，舌无寒象，咳不爽，恐成痢。

炒建曲一钱，楂炭三钱，芡实三钱，炒扁衣三钱，木香一钱五分，云苓三钱，腹皮三钱，制香附三钱，馒头炭三钱。（《药盦医案全集·卷八》）

史孩，八月二十四日。

舌边尖光，中心苔略糙，神气略萎顿，泄泻发热，是感寒停积之候，却不能过温，脾寒胃热也。

竹茹一钱五分，木香一钱五分，建曲一钱（炒），杏仁三钱，枳实一钱，扁衣三钱（炒），象贝三钱，赤猪苓各三钱，芡实三钱，炙草六分，方通八分，葛根一钱。（《药盦医案全集·卷八》）

宋宝宝，九月十日。

秋温伏暑，经月不愈，大肉尽削，近日更患泄泻。心肺脑三部尚未见败象，惟肉削与痢为可怖，当止其泻。若转属痢，乃属危险。因虚已极，不任病也。

炒扁衣三钱，归身三钱，焦白术一钱，人参须八分，炒建曲一钱，炙草六分，干姜炭二分，公丁香七枚。（《药盦医案全集·卷六》）

孙孩，八月二十九日。

手温囟陷，泄泻日十余次，甚多系黄水。舌苔厚而松，舌尖正气与邪同陷，故外表不热，而后脑较热。现脉尚无他，面色亦尚可，不气急。可速速治疗，此病变化颇多，可以成痢，可以传脑。

木香一钱五分，芡实四钱，煨葛根一钱，焦谷芽二钱，赤苓三钱，苡仁四钱，炒扁衣三钱，煨生姜一片，灶心土五钱。(《药盒医案全集·卷八》)

王孩，十二月十二日。

泄泻，多汗，手足常动。舌光中剥，却根际有苔。是热陷而泻，故躁而惊。

葛根一钱，淡芩八分，建曲一钱（炒），炙草六分，枳实一钱，炒扁衣三钱，秦艽一钱五分，杏仁三钱，象贝三钱，防风六分，桑叶三钱，橘红一钱五分，蒺藜一钱五分。(《药盒医案全集·卷八》)

王童，二月十一日。

昨晚吐呕，今日泄泻，颜额间不发热反冷，面无血色，青络满布。此属感寒，来势甚暴，故如此病状。若发热，便入正轨，照伤寒治。

桂枝四分，枳实八分，小朴（炒）三分，炙草六分，竹茹一钱五分，川连三分。(《药盒医案全集·卷一》)

邬宝宝，九月六日。

痢与泄泻更迭为患，阅时近半年，遂致脚肿，面部亦肿。久泻脾虚已甚，现仍未止，是有危险。

木香一钱五分，干姜炭三分，焦白术一钱，人参须七分，槟榔四分，炒苡仁四钱，云苓四钱，砂仁八分，制香附三钱。

二诊：九月八日。

休息痢致患脚肿腹硬，神气脉象较佳，可冀得愈，但无速效。

木香一钱五分，焦白术一钱，归身三钱，茯苓三钱，炒扁衣三钱，公丁香二分，炙草六分，潞党一钱五分（炒）。

三诊：九月十一日。

脚仍肿，略软，大便仍不实，口唇燥烈，胃热脾虚，亦属险证。

西洋参一钱五分，炒扁衣三钱，归身三钱，公丁香七枚，木香一钱五分，炒建曲一钱，炙草六分。（《药盦医案全集·卷六》）

邬孩，二月十四日。

泄泻，舌无寒象。常患此，别无病。肠胃薄，宜摒除杂食。

木香一钱五分，炒建曲一钱，云苓三钱，薄荷一钱（后下），炒扁衣三钱，芡实三钱，炙草六分。

二诊：二月十五日。

泄泻甚剧，多白沫，余无病，神气脉象亦好，拟予健脾。

木香一钱五分，芡实三钱，炙草六分，炒扁衣三钱，炒建曲一钱，云苓三钱，梗通八分，焦白术一钱。

三诊：二月十七日。

脉舌均无寒象，泻则不止，于病理不合。

木香一钱五分，炒扁衣三钱，炒建曲一钱，云苓三钱，泽泻八分，芡实三钱，方通八分，馒头炭三钱。（《药盦医案全集·卷八》）

许孩，二月十七日。

感寒泄泻，舌尖光，根际有厚苔。是有积，积与寒并，故泻是当举，须防发热，但热是里病，外达，热乃愈。

葛根一钱五分，炒建曲一钱，炒扁衣三钱，炒枳实八分，炮姜二分，竹茹一钱五分，云苓三钱，木香八分，馒头炭三钱。（《药盦医案全集·卷八》）

赵宝宝，二月十二日。

泄泻是感寒，神气安详，自无大害。凡热当外达，泻则陷，是当止之。如痰则是痢，当以通为止。

葛根一钱，腹皮三钱，枳实一钱（炒），归身三钱，木香八分，炒建曲一钱，白头翁三钱（酒洗）。(《药盦医案全集·卷八》)

朱孩，十月五日。

泄泻清水，日五六次，舌面糙，尖光。乃脾阳下陷之故，举之。

川芎四分，炒扁衣三钱，炒建曲一钱，芡实三钱，云苓三钱，炙草六分，煨葛根八分，煨姜一片。

二诊：十月七日。

泄泻略减未除，却微发热，当止泻又当达热向外。

葛根一钱五分，腹皮三钱，木香一钱五分，楂炭三钱，枳实三钱，炒建曲三钱，炒扁衣三钱，茯苓三钱，升麻一分。(《药盦医案全集·卷八》)

◆ **便溏**

朱孩，三月十四日。

便溏是伤食，神色脉象尚好，应无大害。

枳实八分，木香一钱，云苓三钱，扁衣三钱（炒），楂炭二钱，腹皮二钱，建曲一钱（炒），馒头炭二钱。(《药盦医案全集·卷八》)

张宝宝，十二月十一日。

药后大便不实，环唇隐青，无表证，当补脾。

焦白术一钱，姜夏一钱，炙草五分，木香八分（煨），公丁香二分，橘红一钱五分，归身一钱五分。(《药盦医案全集·卷八》)

◆ **痢疾**

陈孩，八月二十五日。

伤食而痢，色脉尚无他，惟所食过多，恐尚有大变化。

枳实炭一钱五分，油当归三钱，楂炭三钱，木香一钱五分，槟榔八分，白头翁三钱，焦谷芽三钱，馒头炭四钱。

二诊：八月二十六日。

痢除，色脉均佳。当养营善后，可以开荤，还宜慎食。

归身三钱，潞党一钱，云苓三钱，炒扁衣三钱，白芍一钱五分，炙草六分，苡仁三钱，橘络一钱五分。（《药盦医案全集·卷八》）

高官官，一月五日。

腹痛下痢，是感寒停积；面色稍枯萎，则下血多，已受伤也。血痢为危证，慎防体热。

炒子芩八分，炙草六分，楂炭三钱，白头翁三钱，木香一钱五分，腹皮三钱，归身三钱，炒槐米一钱五分，川芎四分，炒黑荆芥四分，白芍一钱五分，赤芍三钱。

二诊：一月八日。

大便日行六七次而爽，是由痢转为泄泻，脾虚故也。药不宜凉，却亦不宜温，可健脾。

腹皮三钱，炒扁衣三钱，炒建曲一钱，归身三钱，木香一钱，炙草六分，芡实三钱，楂炭三钱，云苓三钱。（《药盦医案全集·卷六》）

夏宝宝，三月十四日。

下痢五日，目光无神，里急后重，脉甚滑，舌干。是感寒已化热，有险。

372

油当归三钱，煨葛根一钱，淡芩八分，白头翁三钱，川连三分，枳实一钱，竹茹一钱五分。

二诊：三月十五日。

痢未除，舌干，虚热，目光较昨晚为有神，仍里急后重，当兼顾阴虚。

油当归三钱，钗斛三钱，川连三分，枳实八分，白头翁三钱，木香一钱，竹茹一钱五分，扁豆花一钱。(《药盦医案全集·卷六》)

许宝宝，八月二十日。

下痢，汗多，舌边光，里急后重，次数颇频，当以通为止。

油当归三钱，木香一钱五分，枳实八分，小朴三分，槟榔八分，白头翁三钱，青陈皮各一钱，杏仁三钱。

二诊：八月二十二日。

痢迄不见减，已见虚象，后重甚，当勉强通之。

油当归五钱，枳实一钱五分，楂炭三钱，小朴三分，赤芍一钱五分，竹茹一钱五分，炒扁衣一钱五分，莱菔子三钱，木香一钱五分，川连三分。

三诊：八月二十四日。

痢略减，仍未除，剧咳，多痰。肺与大肠并病，再当以通为止。

油当归三钱，橘红一钱五分，小朴三分，槟榔六分，杏仁三钱，白头翁三钱，楂炭三钱，木香一钱五分，炒扁衣一钱五分，赤猪苓各三钱。

四诊：八月二十五日。

痢略瘥，咳增剧，此病甚利害，宜慎食。

前胡一钱，杏仁三钱，白头翁三钱，楂炭三钱，象贝三钱，

枳实一钱五分，木香一钱五分，腹皮三钱，炒车前三钱，扁豆花
一钱五分，归身三钱。

五诊：八月二十七日。

痢瘕未净除，颇见寒象，略温之。

归身三钱，象贝三钱，炙款冬一钱，白头翁三钱，杏仁三钱，
木香一钱五分，炒荜茇五分（去皮），赤砂糖一钱。

六诊：八月二十九日。

痢瘕，色脉尚无败象。此病甚险，虽瘕，仍须慎食。

归身三钱，白头翁三钱，川象贝各三钱，扁豆花三钱，大生
地三钱，杏仁二钱，木香一钱，人参须四分。

七诊：九月三日。

痢仍有三四次，色脉已转佳，当仍从原意进退。

归身三钱，炒建曲一钱，人参须一钱，白头翁三钱，楂炭三
钱，西洋参一钱，炒扁衣三钱，木香一钱，云苓三钱，青陈皮各
一钱。

八诊：九月五日。

痢间尚未净，溲较多，粪色由黑转黄。衡量症情，是就痊时
光景。略有后重，未可涩止。

归身三钱，青陈皮各一钱，方通八分，炒建曲一钱，木香一
钱，赤猪苓各三钱，炒扁衣三钱，楂炭三钱，焦白术八分。

九诊：九月七日。

痢仍未除，次数较少，所下系鲜血，色脉尚可，下血却甚
可虑。

姜炒槐米三钱，赤芍一钱五分，木香一钱，杏仁三钱，归身
三钱，焦白术八分，腹皮三钱，楂炭三钱，荜茇五分。

十诊：九月十日。

咳是痢久不愈，由肺传肠者，现在可以止。

木香一钱五分，建曲一钱，象贝三钱，橘红一钱五分，芡实三钱，云苓三钱，杏仁三钱，炒罂粟壳一钱。

十一诊：九月十二日。

痢除，微见掌热，溲赤，剧咳，宜补血兼事宣达。

归身三钱，焦白术一钱，方通八分，杏仁三钱，炙草六分，赤猪苓各三钱，象贝三钱，芡实三钱，建曲一钱，炒罂粟壳一钱。（《药盦医案全集·卷六》）

张孩十月二十三日。

初起痢疾，腹硬，便溏，旋热退，更见血，是逐渐传变光景。病已四个月，候其面色，当成疳积，拟补脾。

木香一钱，腹皮三钱，象贝三钱，杏仁二钱，橘红一钱五分，炒荆芥八分，炒防风八分。（《药盦医案全集·卷八》）

◆ **霍乱**

谢宝宝，二月六日。

目眶陷，呕痰，口涎甚多，鼻尖、耳轮、指头、颈均冷，且见气急，瘛疭。此非肺炎，乃霍乱转筋之候，势甚危，急以丸药开之。

厚朴四分，炒川连三分，炒枳实一钱，炒干姜二分，腹皮三钱，木香一钱，辟瘟丹半粒。

二诊：二月七日。

目上视，咬牙，皆脑证。呕吐黄水，眼皮有黑斑，血分更有郁热不达证象，甚险恶。目眶不陷，较之昨日为佳，然眼皮黑斑又是败象。

葛根一钱五分，川连三分，钩尖二钱，茅根三钱，生石

膏三钱，淡芩一钱，炒防风八分，安脑丸半粒。(《药盦医案全集·卷六》)

◆ 黄疸

曹孩，十月五日。

溲赤，面黄，常发热，大便不爽。病后失于调理，恐其成瘅。

茵陈三钱，泽泻一钱，猪苓三钱，车前三钱，归身三钱，炙草六分，枳术丸一钱五分（入煎）。(《药盦医案全集·卷四》)

丁童，十二月十四日。

病后误食碱水面食发肿，面色黄，脉不和。肿无妨，黄可虑。

茵陈三钱，猪苓三钱，海南子六分（切），炒荆芥八分，泽泻八分，车前三钱，橘叶三钱。(《药盦医案全集·卷四》)

潘孩，八月二十九日。

本甚健全，现在面黄，溲赤，不能食，颇见贫血证象。此非湿，乃血少，稍难治。

归身三钱，枳术丸一钱五分，车前三钱，生熟地各三钱，茵陈三钱，方通八分，砂仁八分，橘皮一钱五分，潞党一钱五分，茯苓六钱，法夏一钱五分。(《药盦医案全集·卷四》)

◆ 鼓胀

陈孩

面色萎黄，苔灰舌剥，腹膨胀，气上逆，脉无胃气。此属单腹胀，难治。

归身三钱，乌梅丸六分（入煎），川椒九粒（炒），霞天胶一钱半（蛤粉炒），江西子一钱（土炒），木香一钱五分，蝎尾二分（去毒炙，研冲），金匮肾气丸三钱（入煎）。(《药盦医案全

集·卷四》)

◆ 头痛

王孩，二月二十八日。

苔黄厚，积甚多。胃气上逆乃头痛主因，本可达原饮，惟现在须防脑炎。

槟榔六分，枳实一钱，归身三钱，川连三分，竹茹一钱五分，白薇一钱，胆草三分，常山六分，藁本五分。(《药盦医案全集·卷八》)

谢宝宝，三月四日。

头颈酸，头痛，脘闷，泛恶，呕吐。是流行症脑炎，但此病尚未成，可以无须羚羊。里热颇重，更有积，当兼消导。

胆草四分，淡芩一钱，鲜生地五钱，炙草六分，川连三分，滁菊三钱，归身三钱，芦根一两，元参一钱，枳实一钱，楂炭三钱，腹皮三钱。(《药盦医案全集·卷六》)

杨官官，三月五日。

头痛，后脑酸，肢寒，发热，形寒。是流行感冒，不过未见脑症，乃前驱症状。

胆草三分，秦艽一钱五分，淡芩一钱，滁菊一钱五分，防风八分，归身三钱，川连三分，葛根一钱。(《药盦医案全集·卷六》)

◆ 头昏

徐童，十二月六日。

湿热上燔，寒热，头昏，耳烂，面肿，脚软。宜苦降，宜忌口。

胆草二分，赤芍二钱，淡芩八分，归身三钱，炒川连三分，炒车前二钱，炙草六分，茵陈三钱。(《药盦医案全集·卷八》)

◆ **血证**

张宝宝，十月十四日。

先便血，旋面部发湿疮，而便血略减，神气脉舌均好，无妨，可导之下行。

淡芩五分，赤芍一钱五分，川贝三钱，怀膝三钱，炒槐米三钱，法夏一钱五分，炙草六分，炙僵蚕一钱五分，炒荆芥四分。

二诊：十月十八日。

疮痒，便血不止，目眵，脱肛。肝热在上，肾虚于下，虽神气甚好，而所患之病绝非童稚所应有。

焦白术一钱，杏仁三钱，茵陈三钱，川芎六分，归身三钱，枸杞三钱，生芪三钱，炒荆芥六分，棕皮炭三钱。(《药盦医案全集·卷八》)

◆ **痰饮**

葛孩，十月六日。

喉间痰声辘辘，颜额热，手冷，面部规矩权衡不合，此儿甚矜贵。

胆星八分，炙草六分，小朴二分，枳实八分，葛根一钱，楂炭三钱，腹皮三钱，归身一钱五分。(《药盦医案全集·卷八》)

◆ **痉证**

李宝宝，一月十三日。

头摇，手瞤动，目圆，有时瘛疭，目上视。是为痉，亦即

《金匮》刚痉。此病前此本无治法，今年已有效方。

推此病之来路，为大痘之后误食冰而发，则脏气皆乱，尤为难治，颇无把握，勉方冀幸。

大生地四钱，天麻三钱，炒防风一钱，炙僵蚕一钱五分，蒺藜三钱，独活一钱，蝎尾二分（炙），蚤休三钱，胆草四分，钩尖三钱，安脑丸一粒。(《药盦医案全集·卷六》)

尹孩，二月十七日。

头仍摇，懆（指忧愁不安，编者注）甚，脉则较有胃气，神色视昨日略佳，危险仍在，希望较多。温之不可，以无阴也。凡阴燥皆不得用大凉，兹拟如东垣甘温除大热法。

归身三钱，大生地三钱，钩尖三钱（后下），槐米三钱（炒），炙草六分，钗斛三钱，枸杞三钱，猺桂心（冲）二分。

二诊：二月十八日。

两手脉行皆有序，右手较有胃气，面色微黄，肌肤暵燥，舌焦苔干，唇裂，鼻孔有干疮，指上有血痕，皆虚极成损之候。据脉象已不致有猝然不虞，所可虑者是损。当培元养营，渐渐恢复。

霍石斛三钱（另煎冲），天冬三钱，细生地三钱，竹茹一钱五分，知母一钱，川贝三钱，茅根三钱（去心）。(《药盦医案全集·卷八》)

◆ **瘫痪**

李孩，十一月二十七日。

腺体已坏，运动神经亦坏，故半身不遂，涎多。婴儿有此，得自痧疹之后，阅时经年，是不可为。

回天丸半粒，六味地黄丸三钱。

煎汤去渣下丸药。(《药盦医案全集·卷八》)

◆ 疟病

陈宝宝，九月三日。

脉颇佳，病是疟，舌苔边光。邪不得达，略扶正气。

柴胡七分，淡芩七分，法夏一钱，干首乌三钱，潞党七分，炙草四分，青陈皮各一钱。(《药盦医案全集·卷六》)

程宝宝，十二月十五日。

疟不除，耳下之核亦与疟有关，因其处是少阳部位。

青蒿一钱，归身三钱，炙僵蚕一钱，常山一钱，赤芍一钱五分，炙草五分。(《药盦医案全集·卷六》)

季宝宝，十二月十六日。

每晚寒热，天明退清，无所谓，胎疟即此便是。疟疾从疟治，舌润是感寒。

小朴三分，腹皮二钱，枳实八分，橘红一钱五分，炙草六分，象贝三钱，杏仁三钱，木香一钱，常山一钱，红枣五个，炒防风六分。(《药盦医案全集·卷六》)

秦宝宝，十月十五日。

疟间日发已月余，腹部有块，据面色，当非疟母。

槟榔一钱五分，常山一钱五分，小朴五分，青蒿二钱。

研末，红枣泥为丸。每服一次。(《药盦医案全集·卷六》)

孙孩，十一月二十五日。

内热奇重，唇绛目润，咬牙二十二起，发寒热，先冷后热，夜半退，退尚清，昨曾服抱龙丸。病属疟，丸非其治，舌边光，外邪有内陷光景，有险。

白薇一钱，川连三分，葛根一钱五分，炙草六分，橘红一钱五分，青蒿一钱，淡芩八分，象贝三钱，杏仁三钱，常山六分。

二诊：十一月二十六日。

大便如有痰，恐其转痢。如转痢，是陷，故俗说疟后痢为重。陷者举之，葛根合法。

葛根一钱，象贝三钱，桔梗四分，炙草六分，白薇一钱，杏仁八分，橘红一钱五分，炒扁衣三钱，炒建曲一钱，常山八分，木香一钱。（《药盦医案全集·卷六》）

沈孩，七月二十二日。

热颇壮，有汗不解，口糜，唇舌干绛，脉数。温邪化火之候。

竹叶十片，银花一钱五分，川连三分，栀皮一钱五分（炒），茅根三钱，赤猪苓各三钱，连翘三钱，淡芩八分，葛根二钱，梗通五分，西瓜皮三钱。

二诊：七月二十三日。

病不过温疟，惟气候不正，更值断乳，恐其增剧，便溏亦不甚妥当。

葛根一钱五分，赤芍一钱五分，楂炭二钱，银花二钱，茅根四钱，煨姜一片，炒扁衣三钱，腹皮三钱，云苓三钱，竹叶一钱五分，木香一钱，炙草六分。

三诊：七月二十四日。

病势颇不循常规，细询原是因痧子之后，发热兼旬不退，瘰甚，遍身津润，便溏溲清，面部青脉满布，舌有糜处，慢脾已成，脾无阳也。更服羚羊，安能有挽救希望。拟从荡惊汤法，先用轻剂，逐渐加重，若得转机，只算幸免。骤用大剂，药力太暴，要亦非宜。

制附块一钱，吴萸六分，柴胡一钱，腹皮三钱，薤白一钱，桂心三分，姜夏一钱五分，云苓三钱，炒扁衣三钱，白芍一钱五分。

四诊：七月二十五日。

药后颇有起色，面部尚有青色脉，目光略有异征。仍未出险，便溏亦是问题。

制附块一钱，吴萸六分，柴胡八分，腹皮三钱，炒扁衣三钱，猺桂心四分（研冲），姜夏一钱，葛根一钱，薤白一钱，枳实一钱。

五诊：七月二十七日。

前方颇中肯，神气亦尚好，惟面部青脉尚未净除，可无大妨。大便正路，须谨慎调护，并慎食。

枳实八分，杏仁三钱，苡仁三钱，归身三钱，楂炭三钱，云苓三钱，薄荷一钱（后下），橘红一钱五分，炒白芍一钱五分，腹皮三钱，馒头炭三钱（自加），炒扁衣三钱。（《药盦医案全集·卷八》）

◆ **麻疹**

金宝宝，三月一日。

初起形寒、喉痛，现在发热，目赤。恐其出麻疹，须忌荤，并弗吃饼干。

葛根一钱，腹皮三钱，川连三分，楂炭三钱，茅根三钱，胆草二分，木香一钱，花粉一钱，枳实一钱。（《药盦医案全集·卷六》）

林宝宝，二月十一日。

麻证误食核桃，胃中受伤，故舌光而有刺。是有险，亟予透达。

茅根三钱，杏仁三钱，桑叶三钱，葛根一钱五分，淡芩一钱五分，橘红一钱五分，象贝三钱，炙草六分，无价散半分（冲）。

（《药盦医案全集·卷八》）

马孩，二月十八日。

此是麻证，现在第十日。凡麻证，皆封眼，剧咳，壮热，此为应有证象。抓鼻是虚，咬牙是痉，乃入脑之象，最是危险，此为不应有症。热闭不得出，更助其传里，因而有此证情。万险，或者尚可挽救，但无把握。

葛根三钱，归身三钱，方通八分，象贝三钱，赤苓三钱，炙草六分，橘红一钱五分，鲜生地三钱，茅根三钱，杏仁三钱，生石膏一钱五分，淡芩一钱。

二诊：二月十九日晨。

溲多，齿润，舌光。便不当烦躁，气急，今不尔，是将作衄。此是小逆，余外各切都正当，脉太数。

鲜生地三钱，归身三钱，炙苏子三钱，炙草六分，连翘三钱，茅根三钱，淡芩一钱，杏仁三钱，象贝三钱，薄荷一钱，茅花一钱五分，栀皮一钱（炒）。

三诊：二月十九日午。

耳后肿是瘟毒，其势甚暴，非从速消之不可。拟内外并治，冀得脱险。

炒牛蒡三钱，马勃八分，炙僵蚕一钱五分，银花三钱，胆草三分，滁菊二钱，赤芍一钱五分，川贝三钱，枳实一钱，竹茹一钱五分，甘中黄一钱。

四诊：二月十九日晚。

原方加乌犀尖三分（磨冲），归身三钱，鲜生地四钱，胆草二分。

五诊：二月二十日晨。

颐肿已略软，继续敷药，可免溃脓之险。麻回脉平都尚无大坏象，即小小烦躁亦属应有。惟面部仍有灌脓之瘰，此实不当有之物，亦未经见过。有如此之甚者，深以为虑。

鲜生地三钱，赤芍一钱五分，胆草一分，象川贝各三钱，知母一钱，甘中黄一钱，炙苏子三钱，炙僵蚕一钱五分，归身三钱，乌犀尖一分半（磨、冲），杏仁三钱，银花三钱。

六诊：二月二十日晚。

麻回，音略哑，此是麻症当有证象。寐安，有溲，均好。大便尚未正轨，肠胃气化未复，故不退热，尚未可予以食物，只宜略进米汤。此外别无败象，须以时日，当瘥。

归身三钱，炙草六分，大生地三钱，茅根三钱，杏仁三钱，知母一钱，草决明三钱，川贝三钱，胆草一分，川连一分，花粉一钱。

七诊：二月二十一日。

颔下肿处已全软，寐安，脉甚和，粪溏色黄黏腻，比较昨日为正路，舌光是胃虚，此外无他。是已脱险，有此现象无虑，更有目疾。

大生地三钱，归身三钱，橘络一钱五分，赤白芍各三钱，滁菊一钱五分，草决明三钱，杏仁三钱，元参二钱，花粉一钱。

八诊：二月二十二日晨。

手常入口，大虚之候，脉亦虚甚。麻已回，热尚未清。此时更服凉药，必增烦躁，当从权进补，冀不生枝节。

炙芪三钱，钗斛三钱，知母一钱，归身三钱，姜夏一钱，川贝三钱，杏仁三钱，橘红一钱五分，大生地五钱，茯神三钱。

九诊：二月二十二日晚。

麻证之后，热不清，夜间且略高，是虚热。音哑，口糜，目封。以上各节惟口糜为最重要，因胃阴伤也。

竹叶十片，滁菊一钱五分，生石膏一钱，知母一钱，川贝三钱，人参须五分，杏仁三钱。

十诊：二月二十三日。

手动不已，频自抓唇，自是虚甚之候。昨药甚补，药后虽闷，能安寐，尚算能受补，是好消息。口中津液奇干，急须救津。不气急，亦尚未动肝风，当以培元为主。惟病太重，尚未能乐观耳。

西洋参三钱（另煎，冲），钗斛三钱，天冬三钱，知母一钱，川贝三钱，法夏五分，钩尖三钱，杏仁三钱，归身三钱，鲜生地五钱。

十一诊：二月二十四日。

津液并不算干，脉数有胃气。惟不能酣寐，手自抓鼻，及两手自得不止。昨夜大便两次，第一次纯青色，二次黄色，亦不甚正当。麻则已回，论脉及神气呼吸均不坏。不能寐，手自抓，有青粪，是病之要点。虚已略回，青粪须考虑。现在确不能说顺手，但决无不测。舌苔甚厚，其不寐是胃不和。

枳壳六分，竹茹一钱五分，川贝三钱，秫米三钱，归身三钱，焦谷芽三钱，法夏一钱，腹皮三钱。（《药盦医案全集·卷八》）

何孩，三月十六日。

壮热，有汗，痧点布而面上独无，目光无神，舌光润。痧子郁不得达，上行则惊，下行则泻，均不妥，须防。

葛根一钱五分，杏仁三钱，象贝三钱，橘红一钱五分，桑叶三钱，茅根三钱，赤苓三钱，方通八分，芦根一尺。（《药盦医案全集·卷八》）

贝孩，十二月二十四日。

咳嗽，发热，面部痧点满布。此是痧疹透达，达即得。不可吃荤，手肿当另治。

葛根一钱，杏仁三钱，炙草六分，象贝三钱，橘红一钱五分，淡芩六分，炒防风六分，茅根三钱。

二诊：十二月二十五日。

痧回仍烦躁，微咳，热不退。余邪不清，恐多变化。

葛根一钱，茅根三钱，象贝三钱，炙草六分，杏仁三钱，无价散半分（冲），橘红一钱五分。（《药盦医案全集·卷八》）

郭孩，一月二十三日。

种痘尚未出透而发热，见红点，是痧疹也。与牛痘并发，亦不妨事，症势尚顺。惟环唇青色，大便溏泄，此却非宜，当托之向外，以免下陷。

归身三钱，象贝三钱，橘红一钱五分，法夏一钱五分，建曲一钱（炒），川芎六分，赤芍一钱五分，杏仁三钱，扁衣三钱（炒），赤猪苓各三钱。

二诊：一月二十四日。

痧子颇顺，痒是漏风，虽无妨，宜慎。凡痧麻皆不可逆，漏风逆也。

炒荆防各七分，葛根一钱五分，杏仁三钱，归身三钱，茅根三钱（去心），薄荷一钱（后下），象贝三钱，淡芩七分，炙草六分。

三诊：一月二十五日。

痧子已无问题，第一当慎食。

枳实八分，腹皮二钱，炒扁衣三钱，六一散三钱（包），楂炭三钱，谷芽三钱（炒），建曲一钱（炒）。（《药盦医案全集·卷八》）

黄孩，十二月四日。

咳不爽，遍身红点，舌色干绛，苔不匀。里热甚，初起即阴液干涸，是不可强责其汗。病奇重，有危险在后。

鲜生地三钱，葛根一钱，桑叶三钱，归身三钱，炙草六分，橘红一钱五分，淡芩一钱，竹茹一钱五分，象贝三钱，杏仁三钱，无价散一分（冲）。

二诊：十二月五日。

痧子已净，故热退神清。遍身作痒，舌绛，余邪为湿，当事分利。

淡芩八分，枳实八分，秦艽一钱五分，竹茹一钱五分，归身三钱，炙草六分，赤猪苓各三钱，炒车前一钱五分。

三诊：十二月七日。

痧后再发热，项间有结核。热为余邪未清，核属虚。有成损之倾向，慎之。

归身三钱，炙草六分，木香一钱，杏仁二钱，象贝三钱，橘红一钱五分，桔梗六分，炙苏子二钱，赤芍一钱五分，云苓三钱。

（《药盫医案全集·卷八》）

黄孩，十二月五日。

痧回，咳不爽，是痧子未净；舌下有腐处，是即余邪寻出路。然舌下见腐为坏象，现在颇躁，无泪，便泄，是有危险。

薄荷一钱，象贝三钱，杏仁三钱，桑叶二钱，橘红一钱五分，炙草六分，炒扁衣三钱，炒建曲一钱，云苓三钱，葛根八分，炒牛蒡一钱五分。

二诊：十二月六日。

不发热，舌底腐处较昨日为大，是有湿毒在内。

赤芍三钱，板蓝根三钱，炒牛蒡三钱，象川贝各三钱，胆草二分，炙僵蚕一钱五分，甘中黄一钱，归身三钱。

三诊：十二月七日。

照昨方加徙薪丹每日十丸。(《药盦医案全集·卷八》)

黄童，一月十日。

苔剥质绛，脉起落不宽，无胃气。肌肤已起风块，是有外感，郁不得达。胃虚被攻，积仍未去，故当谵语，有危险。

葛根一钱，枳壳六分，杏仁三钱，归身三钱，茅根三钱，防风八分，炙草六分，川连三分（姜炒），淡芩八分。

二诊：一月十一日。

舌绛有毛刺，便闭，溲黄，迷睡，谵语，脉气仍不宽，危险仍在。

炒香豉三钱，炙草六分，归身三钱，方通八分，炒栀皮一钱五分，赤白苓各三钱，馒头炭三钱。

三诊：一月十二日。

疏解后见红点，却无汗，形寒，喉痛。是猩红热，须一星期乃愈，重症也。

炙麻黄三分，板蓝根三钱，玉竹一钱，生石膏三钱，杏仁三钱，甘中黄一钱，炒牛蒡三钱（研），葛根一钱。

四诊：一月十三日。

舌有毛刺，夜热壮，颊车下肿硬，此处将来恐溃烂，须另由外科治之，药仍宜清化。猩红热重症，有险。

生石膏三钱，板蓝根三钱，川连三分，炒牛蒡三钱，甘中黄一钱，淡芩一钱，炙僵蚕一钱五分，赤芍一钱五分，竹叶十五片，无价散一分。(《药盦医案全集·卷二》)

李孩，二月十五日。

痧子未能透，致唇肿口不能开，眼亦为眵封不能开，遍身湿毒太重，恐有生命危险。

鲜生地四钱，芦根六寸，赤苓三钱，炒车前三钱，杏仁三钱，茅根三钱，赤芍二钱，梗通八分，薄荷一钱（后下），象贝三钱，橘红一钱五分，无价散一分（冲）。

二诊：二月十六日。

药后似乎略好，舌色平正，湿疮虽属疥，亦是胎毒。因疮疡家不可发汗，故值痧疹则难治。

薄荷一钱（后下），茅根三钱（去心），赤芍三钱，象贝三钱，连翘三钱，赤苓三钱，僵蚕一钱五分（炙），杏仁三钱，炙苏子三钱，方通八分。（《药盦医案全集·卷八》）

陆女童，十月二十六日。

发热见红点，泛恶。是将作痧疹，当达之。

葛根一钱五分，淡芩八分，茅根三钱，橘皮三钱，炙草六分，川连三分，象贝一钱五分，炒荆防各五分，香葱白二个。

二诊：十月二十七日。

痧子，面部不见，头眩，口苦，舌尖绛，但头汗，热有起伏，宜外熨。

淡芩八分，栀皮一钱（炒），薄荷一钱，炒香豉三钱，炙草六分，炒牛蒡二钱，杏仁三钱，桑叶三钱，茅根三钱。

外用芫荽菜泡汤熨。

三诊：十月二十八日。

热不扬，痧点不透，胸闷。是病不得外达也，色脉尚无他，透之。

葛根一钱，杏仁三钱，炙草六分，归身三钱，象贝三钱，橘红一钱五分，茅根三钱，淡芩一钱，无价散半分（冲）。（《药盦医案全集·卷八》）

罗孩，十二月五日。

气急鼻扇，面浮，无血色，肌肤甲错，有红点，神昏谵语，脉乱。此痧子不能外达之坏病，为时已晚，难冀挽回，勉强拟方以尽人事。

象贝三钱，杏仁三钱，炙苏子三钱，炙草六分，薄荷一钱，归身三钱，无价散一分（冲）。(《药盦医案全集·卷八》)

许孩，十月二十三日。

手足转温，粪有黑块，在胶液中，此奶积得下之症。现唇舌皆燥，微弄舌，是化热也。肌腠隐红点，现风痧流行，自不可不防，须达之向外。

葛根一钱五分，淡芩八分，芦根五寸（去节），橘红一钱五分，花粉一钱，连翘三钱，杏仁三钱，薄荷一钱，茅根三钱，象贝三钱，无价散五厘（冲）。(《药盦医案全集·卷八》)

张孩，二月二十日。

痧后热尚未净，舌苔已化燥。本可即愈，舌边光却是余邪陷里之证，乃抱龙丸之成绩，强抑，胃不能受，故吐。

薄荷一钱（后下），象贝三钱，橘红一钱五分，川芎四分，连翘三钱，杏仁三钱，炙草六分，归身三钱，川连二分。(《药盦医案全集·卷八》)

周孩，二月二十六日。

粗点痧，仅发于两脚至膝而止，身半以上隐于肤腠不甚显明，共发四次。此亦痧疹，因湿胜故在下，然上半身不出，病总不愈。

葛根一钱五分，川连三分，茅根三钱，腹皮三钱，淡芩八分，防己三钱，木香一钱，猪苓三钱，无价散一分。

二诊：二月二十七日。

痧子由下而上为逆，湿太重，脾不运，跗肿亦有问题，当兼顾。

葛根八分，槟榔四分，防己三钱，木香八分，炒小朴三分，

川连三分（炒），云苓五钱。(《药盦医案全集·卷八》)

田孩，十月十四日。

种痘后发热，见红点。是将作痧疹，透之。

葛根一钱五分，杏仁三钱，竹茹一钱五分，炒扁衣三钱，象贝三钱，橘红一钱五分，枳实八分，炒建曲一钱，茅根三钱，炒防风七分。

二诊：十月十九日。

咳嗽，热未净，神气较好，舌润脉平。痧已回，尚有余波，再予清透。

薄荷八分（后下），葛根八分，炙草六分，杏仁三钱，归身三钱，茅根三钱，象贝三钱，赤猪苓各三钱，方通八分，橘红一钱五分

三诊：十月二十一日。

发热，有微汗，下青粪，舌色白润，咳，欲吐不得而渴。前已服透剂，曾见过痧点，当再事清透兼消导，表里两解之。

炒扁衣三钱，炒建曲一钱，腹皮二钱，楂炭三钱，枳实八分，馒头炭三钱，葛根一钱，象贝三钱，杏仁三钱，炙草六分，茅根三钱，赤苓三钱，方通八分。(《药盦医案全集·卷八》)

童孩，一月二十三日。

咳不出，气急鼻扇。肺气将闭，闭则惊，开之则出痧疹，以能出为佳，否则险。

炙麻黄三分，葛根一钱五分，桑叶三钱，橘红一钱五分，杏仁三钱，象贝三钱，炒建曲一钱，炒扁衣三钱。

二诊：一月二十四日。

咳甚剧，热旬日不退，微有汗，气急鼻扇不见轻减。此恐出疹子，宜避风吃素。

葛根一钱五分，橘红一钱五分，杏仁三钱，枳实八分，法夏一钱五分，柴胡八分，象贝三钱，桑叶三钱，竹茹一钱五分，茅根二钱（去心）。

三诊：一月二十四日。

咳嗽发热兼见，气急，恐其咳剧成急性肺病，亦宜防出痧子。

葛根一钱五分，象贝三钱，橘红一钱五分，赤猪苓各三钱，黄芩八分，杏仁三钱，桑叶三钱，方通八分。

四诊：一月二十六日。

现在咳嗽本极难治，因气候关系，常变急性重大肺病，幸此孩是受热停食。恐出痧疹，须谨慎调护，少予食物。

黄芩八分，炒荆防各七分，杏仁三钱，橘红一钱五分，楂炭三钱，薄荷一钱（后下），象贝三钱，枳实八分，梨皮一个。

五诊：一月二十七日。

痧子出不透，热入营分，唇殷红，舌花剥，便溏，气急，啼无声，重险之候。

薄荷一钱，葛根一钱五分，象贝三钱，橘红一钱五分，炙草六分，炒牛蒡三钱，淡芩八分，桑叶三钱，归身三钱，无价散一分（冲）。

六诊：一月二十八日。

痧点虽透，唇殷舌光，神色昏蒙，仍有危险。

葛根一钱五分，薄荷一钱（后下），川连三分，象贝三钱，桑叶三钱，炒牛蒡三钱（研），茅根五钱（去心），连翘三钱，淡芩八分，橘红一钱五分，杏仁三钱，炙苏子二钱，荆芥六分（炒），竹叶十五片。

七诊：一月二十九日。

色脉颇好，神气亦佳，微形寒。是余邪未净，仍宜茹素。

羌活四分，葛根一钱五分，杏仁二钱，淡芩六分，炒荆防各六分，象贝三钱，炙草六分，茅根三钱（去心）。(《药盦医案全集·卷八》)

岳孩，二月十八日。

有微汗，热壮躁甚，舌苔稍厚，痧子未能外达故如此。病不算重，调护却须注意，倘不如法则增剧。

葛根一钱五分，象贝三钱，杏仁三钱，楂炭三钱，淡芩八分，枳实八分，腹皮三钱，馒头炭三钱，炙草六分。

二诊：二月十九日。

痧点见而不透，色泽亦不鲜明，微见鼻扇，大便泄泻，一夜十余次，舌尖光，是内陷也。及今挽救尚来得及，惟须谨慎调护，忌各种香药。

川象贝各三钱，杏仁三钱，炙苏子三钱，葛根一钱五分，炒扁衣三钱，芡实三钱，炙草六分，茅根三钱（去心），无价散一分（冲）。(《药盦医案全集·卷八》)

何孩，二月二十日。

气急鼻扇，痧隐，泄泻，泪无，汗无。热陷于里，阴分已涸竭故也。人王部青色，法在不救，勉拟犀角地黄大剂，冀幸万一。

乌犀尖三分（磨，冲），鲜生地五钱，生草八分，川连三分，象贝三钱，杏仁三钱，炙苏子三钱，橘红一钱五分，知母一钱，茅根（去心）三钱。(《药盦医案全集·卷八》)

顾孩，二月二十六日。

九龙姜性最悍，痧子不当用且服之一钱之多，不死已幸矣。重复泄泻，较之不泻为佳，然有险。

归身三钱，炒扁衣三钱，云苓三钱，木香八分，炙草六分，芡实三钱，梗通八分，煨葛根八分。(《药盦医案全集·卷八》)

◆痧后发肿

刘小姐，十二月四日。

痧后发肿，脘痛。当是不谨于口，切忌碱水面食及饼干等。

炒枳壳八分，象川贝各三钱，川连三分，杏仁三钱，赤苓二钱，猪苓三钱，梗通八分，炒车前三钱，归身三钱，炙草六分，竹茹一钱五分。

二诊：十二月六日。

痧后不忌口，致发肿，溲多，当自退。

川连三分，枳壳八分，海南子六分，赤苓三钱，车前三钱（炒），方通八分，归身三钱。

三诊：十二月九日。

痧后不忌口，误食碱水面，致遍身发肿，且有寒热，此是本体化学作用起变化。

橘皮一钱五分，枳实五分，竹茹一钱五分，木香一钱，炙草六分，青陈皮各一钱。(《药盦医案全集·卷八》)

◆水痘

张孩，十一月二十四日。

病在督脉，行且成惊。其红瘰在未种痘前发见，亦属可虑，病有甚大危险。

葛根一钱，杏仁三钱，炙草六分，姜夏一钱，象贝三钱，茅根三钱，橘皮一钱五分，枳实八分。

二诊：十一月二十七日。

面部红点已灌浆，证状是水痘。所谓水痘，乃副痘，非正痘，但舌尖亦有兼见，气急鼻扇，且婴儿未满二十日，当然危险。

归身三钱，炙草六分，芡实三钱，云苓三钱，川芎四分，扁衣三钱（炒），乌犀尖一分（磨冲），炙苏子一钱。(《药盦医案全集·卷八》)

陈孩，二月十二日。

春寒，咳嗽，粪青色，山根亦隐青色，手背起瘰。是将发水痘，未种痘，甚可虑。

枳实一钱，木香一钱五分，葛根一钱五分，象贝三钱，楂炭三钱，扁衣三钱（炒），茅根三钱，杏仁三钱，腹皮三钱，建曲一钱（炒），淡芩八分，炙苏子三钱，防风五分（炒）。(《药盦医案全集·卷八》)

孙宝宝，二月四日。

水痘已回，神色不爽慧，肢凉不清，舌苔花而润，大便溏泄，啼无泪，迷睡。此有余邪未清，不可升散，宜消导。照例痘后不得有余邪，因最是缠绵，延久即难免有变端也。

枳实八分，竹茹一钱五分，归身三钱，建曲（炒）一钱，木香一钱，扁衣（炒）三钱，腹皮三钱，楂炭三钱，川连三分，枣仁三钱，芦根四寸，茅根三钱。

二诊：二月八日。

水痘之后，又发壮热，面红，脉数，人王部隐青色，鼻尖微凉，手亦凉。此当出痘，其水痘直是痘之前驱。

葛根一钱五分，归身三钱，炙草六分，茅根三钱，紫草茸一钱，杏仁三钱，象贝三钱，无价散一分（冲）。(《药盦医案全集·卷八》)

◆ 天痘

金宝宝，一月十二日。

天痘六日，疹点红活而不甚密，脉象颇好，有汗，热亦不甚壮，能吮乳，能寐，大便不泻。是为顺征，谨慎调护，无险。

归身一钱五分，紫草茸四分，云苓一钱五分，川芎五分，炙草四分，橘络一钱。（《药盦医案全集·卷八》）

李宝宝，二月二十二日。

五月小孩，天痘五日，痘点不分清根盘，不红润，颗粒之顶不湛圆，见腹鸣泄泻，是塌陷也，是为大逆。凡痘顺者，不药可愈；小逆即难治，大逆有万险。万万不宜凉药，勉方温托，冀能幸而转机。

归身三钱，鹿角霜三钱，紫草茸八分，胆草三分，炙草六分，枸杞三钱，川贝四钱，猺桂心二分（冲），赤芍一钱五分，木香八分。

二诊：二月二十三日。

粪色转老黄，只有两次，是佳象。塌陷之痘已较为圆湛，且不气急鼻扇，亦属好现象。现在所见之症，惟痒为美中不足。痒故常摇头，因虚而痒也。

归身三钱，橘红络各一钱，川贝三钱，炙芪七分，炙草六分，赤芍一钱，紫草茸四分。（《药盦医案全集·卷八》）

秦官官，十二月二十八日。

天痘八日，浆不黄，顶不满而见泄泻，昨日清水泻止却下胶黏白物如痢，面部痘点密，甚至于肿。泻与肿与塌陷均逆象，法当温托，然痘症总不可逆，逆则无论如何皆险，此尤其重者。

归身三钱，鹿角霜三钱，江西子一钱（土炒），川芎四分，赤芍一钱五分，炒扁衣三钱，炒建曲一钱，赤白苓各三钱，猺桂心一分（研），姜夏一钱，毛血片一分。

二诊：十二月二十九日。

泻略减，次数仍有八次之多，是药力未及毂，故痘顶仍不起，须再托之。热与咳均属第二层，最紧要是止泻举陷。

生芪一钱五分，归身三钱，天麻三钱，鹿角霜三钱，姜夏一钱，橘皮一钱五分，炒扁衣三钱，芡实三钱，云苓三钱，江西子一钱（土炒）。（《药盒医案全集·卷八》）

杨宝宝，三月七日。

天痘才回，不谨于口致发热，苔厚而糙。有积，表热不甚壮。但病之变化必剧，在理当发肿。

川连（炒）四分，淡芩一钱，杏仁三钱，腹皮三钱，炒枳实一钱，炙苏子三钱，楂炭四钱，秦艽一钱五分，归身三钱，馒头炭四钱，薄荷一钱，连翘三钱，槟榔四分。（《药盒医案全集·卷八》）

尹孩，十二月二十一日。

水痘、痧子都是不要紧的病，但是发病时，或受凉，或吃荤，或吃核桃，便变做极危险之病。此孩壮热，手冷，脉微近于伏，便溏，烦躁，乃痘毒内陷之症，有生命危险。

炙麻黄二分，葛根一钱，生石膏一钱五分，淡芩六分，炙草六分，杏仁三钱，无价散半分。

二诊：十二月二十二日。

大瘥，已无险，便不爽，尚防转痢，须忌口。

木香一钱，炒扁衣三钱，建曲一钱（炒），杏仁三钱，橘红一钱五分，腹皮三钱，楂炭三钱，炙草六分。

三诊：十二月二十三日。

尚气急，咳嗽，溲如米泔。咳为余邪出路，无妨。

象贝三钱，杏仁三钱，炙苏子三钱，橘红一钱五分，炙草六分，赤苓三钱，方通八分。（《药盒医案全集·卷八》）

袁童，一月十四日。

吐泻，起病才两日，右目起内障，虹彩之边黑色缺一块现白地，手冷，脉伏，形神躁烦。此病无端而起，亦未服药，以病理衡之，是必天痘郁不得出之故，否则无此病。能实不能治，勉强拟方，以冀万一。

乌犀尖（先煎）三分，川连三分，大生地三钱，姜夏一钱，无价散一分。(《药盦医案全集·卷八》)

张孩，十二月十二日。

天痘五日，遍身满布，尚未行浆，根脚太散，花点太密，见泄泻、呕吐，是为逆象。泻则有塌陷之虞，呕则虚。因痘非吃不可，呕不能吃，即不能灌浆也。

归身三钱，炙草六分，象川贝各三钱，姜夏八分，竹茹一钱五分，杏仁三钱，焦白术一钱（土炒），木香一钱，橘皮一钱五分，炒扁衣三钱，炒建曲一钱，川芎四分，糯米一撮（煎三四沸，去米用汤煎药）。(《药盦医案全集·卷八》)

张童，十一月十五日。

天花已回，尚在落屑期，此不可吹风，不宜外出。

归身三钱，杏仁三钱，川贝三钱，白芍一钱五分，橘红一钱五分，云苓三钱，炙草六分。

二诊：十一月十九日。

色脉均平正，天痘至此已完全告一段落，可以略补。

象贝三钱，归身三钱，菟丝子三钱，杏仁三钱，炙草六分，焦白术一钱，天麦冬各三钱，绵仲三钱，云苓三钱。(《药盦医案全集·卷八》)

◆ 癣

王孩，十月二十五日。

遍身如干癣作痒，齐腰而还，下半身则无。是因血燥，不可逼之向里，否则有危险。

炒荆防各七分，蒺藜三钱，炙僵蚕一钱五分，赤芍一钱五分，连翘三钱，淡芩八分，归身三钱，二妙丸一钱（入煎）。(《药盦医案全集·卷八》)

◆ 湿疮

田孩，一月二十四日。

湿疮、红瘰是胎毒，能自发出甚佳，若逼之向里则有生命之险。

赤芍一钱五分，归身三钱，蒺藜二钱，炙僵蚕一钱五分，川贝三钱，杏仁三钱，梗通八分，车前三钱（炒）。(《药盦医案全集·卷八》)

◆ 瘰疬

史孩，五月十八日。

项间有核，头部有疮，目光无神，眉眼口鼻皆眴动而头不能自支。此有大险，勉拟大建中汤，减小其剂，冷服。

制附块一钱，姜夏一钱，白芍一钱五分，川椒三分，云苓三钱，炙草六分。

二诊：五月十九日。

照例天柱倒不救，予大建中汤，居然差减。若能幸免，真有命矣。

制附块一钱五分，云苓三钱，姜夏一钱五分，白芍二钱，川椒四分，吴萸六分，炙草一钱。

三诊：五月二十日。

颈软较好，目光总无神，不发热，舌剥，有汗。得大建中小剂略瘥而已，仍有危险，且项间有核，恐终竟不治。

制附块一钱，姜夏一钱，吴萸三分，木瓜一钱五分，白芍一钱五分，川椒三分，桂枝三分，炙草六分，乳没药各一钱（去油）。

四诊：五月二十一日。

颈软又较减，神色亦略起，病较前为退。惟目光仍无神而已，见口渴，亦难题也。

制附块八分，吴萸三分，白芍一钱五分，枳实八分，云苓六钱，川椒三分，炙草六分，槟榔六分，楂炭三钱。

五诊：五月二十二日。

连进大建中三剂，神气胜，项仍软，湿重痰多，阴证未净除。

制附块八分，木瓜三钱，茵陈三钱，防己三钱，川椒四分，秦艽一钱五分，虎骨三钱（炙），枳实（姜炒）一钱，白芍一钱，云苓三钱，乳没药（生用，去油）各一钱。

六诊：五月二十四日。

颈骨已有力，项间核亦消，诚可谓起死回生，大幸事也。尚有余波，拟改用祛风之剂。

桂枝三分，制附块八分，虎骨（去髓炙）三钱，枳实一钱，白芍三钱，川椒三分，秦艽一钱五分，炙草六分，槟榔八分。

七诊：五月二十五日。

迭进阳药，仍见阳不足，咳而多痰，且见气促，仍有危险。

桂枝三分，制附块八分，杏仁四钱，天麻三钱，参须七分，姜夏一钱，小朴三分，虎骨（去髓炙）三钱，乳没药（生用，去油，勿见火）各一钱。

八诊：五月二十六日。

仍见阳不足，回阳剂中略参风药便大不适，非大建中不可，殊令人不易措手。

制附块一钱，桂枝三分，柴胡四钱，姜夏一钱，腹皮三钱，川椒四分，吴萸四分，薤白八分，云苓三钱，白芍一钱五分。

九诊：五月二十七日。

神色仍见阳虚，不过较前日略好。

制附块一钱，川椒四分，云苓三钱，制香附三钱，杏仁三钱，姜夏五钱，陈皮五钱，炙草六分。

十诊：五月二十九日。

迭进大建中，病除十之八九，今日神色甚佳，已出险矣。

制附片八分，姜夏五钱，炒谷芽三钱，薤白八分，川椒三分，茯神三钱，炙草六分，杏仁三钱。

十一诊：五月三十日。

色脉已平正，略见阳不足，亦不甚，较前已不可道里计。现惟寐中啼哭及鼻塞不通，此外无他。舌有剥出，食物宜少。

制附块四分，姜夏一钱，茯苓神各二钱，陈皮一钱，薤白四分，川椒二分，炙草四分，焦谷芽三钱，杏仁三钱。（《药盦医案全集·卷八》）

◆ **翳障**

余宝宝，一月二十九日。

两目皆起翳障，右目瞳仁已坏，项强，脚痛，终日迷睡。此因药力太暴，未能治病，反乱脏气，所以如此。候其脉舌，暂时尚无生命之险。然既不能愈，并不能坏，苦乃弥甚。勉事和解，俟其脏气自复，冀得保全生命，再能使左目见物，即是万幸。

大生地四钱，赤芍二钱，枣仁三钱（炒），柏子仁三钱，草决明三钱，胆草四分，归身三钱，郁李仁三钱，天冬三钱，犀角粉二分（冲），梨汁半杯（冲），安脑丸一粒。

二诊：二月二日。

两目皆有翳障，右目瞳仁确已全坏，左目神水不清，亦不能恢复。脉较前为佳，停匀有序，表里热全退，手足瘛疭。惟睾丸上悬，舌色光润，深恐肾气不能自还。若药后睾丸得下，即生命可望保全。

草决明三钱，夜明砂三钱（炒枯），泽泻六分，滁菊三钱，归身三钱，上猺桂半分（研.冲），蒺藜三钱，赤芍二钱，杏仁三钱，胆草三分，人参须一钱（另煎冲）。(《药盦医案全集·卷八》)

◆ 牙痛

程孩，十二月二日。

食积为患，胃气逆，故牙痛龈肿。

石膏一钱五分，枳实八分，炙草五分，淡芩八分，竹茹一钱五分，麻仁丸五分。(《药盦医案全集·卷八》)

◆ 胎火

徐孩，一月二十八日。

婴儿三个月，胎火奇重，青脉满布，鼻塞，口干。此不易长成，因有先天病故。

滁菊三钱，钩尖二钱（后下），车前三钱，淡芩一钱，川连三分，大生地三钱，桑芽三钱。(《药盦医案全集·卷八》)

郁孩，一月二十一日。

两个月婴儿，寒热，耳烂，颌下有疮，舌战，二便尚可，肝胆之气逆故尔。此儿胎火太重，恐甚矜贵。

炒荆防各七分，赤芍一钱五分，赤苓三钱，车前三钱（炒），方通八分，茅根三钱（去心），生草五分，川连三分。(《药盦医案全集·卷八》)

外科医案

◆ 疮疡

俞右，十月二十六日。

初耳内起核溃脓，旋胸膈、腋下次第起核溃脓。此属腺病，与瘰疬同病。病关本元，虚为主，亦为风，当是先天证。

炙芪二钱，桂枝三分，白芍三钱，大生地四钱，炒绵仲三钱，菟丝子三钱，枸杞三钱，天麻三钱，独活七分，制香附三钱，归身三钱，龟龄集二分。（《药盦医案全集·卷三》）

◆ 瘰疬

胡官官，二月五日。

右眼皮忽然下垂，目光无神，眸子黄而不黑，神色颇形不足，痰多，涕多。此病发作于十四岁之冬至，其伏根当在襁褓时，乃腺体坏也。项间有结核即是证据，难治。

绵仲三钱，白芍一钱五分，橘络一钱五分，菟丝子三钱，蒸於术一钱，归身三钱，云苓三钱，瘰疬内消丸一钱五分。（《药盦医案全集·卷五》）

汪先生，二月二十一日。

肺肾皆病，其瘰疬即是肺结核之症，何得云肺病渐缓，不过饮食有味，寐安，为差强人意耳。

天麦冬各三钱，知母一钱，菟丝子三钱，炙紫菀一钱，川贝三钱，杏仁三钱，北沙参一钱五分，炒绵仲三钱，炙芪三钱，瘰

痨内消丸一钱五分。(《药盦医案全集·卷五》)

薛奶奶,九月九日。

脉平,苔前半剥,患脘闷,多梦,心跳,冷汗。此种种见证与舌色均不甚妥当。肝旺血亏,神经过敏也。项结核尤其是虚损证据,口腻、形寒、发热乃疟疾,是另一件事,当先治。

白薇一钱,竹茹一钱,薏仁三钱,归身三钱,青蒿一钱,淡芩八分,生首乌三钱,橘络一钱五分,炙草六分。

二诊:九月十一日。

项间结核,山根青脉,血不清。现在虽已退热,然容易外感,体气复虚,多标病,即本病亦难治。

归身三钱,川贝三钱,萆薢一钱五分,泽泻八分,炙草六分,蒺藜三钱,赤芍一钱五分,车前三钱,苡仁三钱,绵仲三钱。(《药盦医案全集·卷五》)

袁官官,一月二十二日。

年十七尚未发育,有瘰疬六七年,虚甚,濒于童痨,当补。

炒绵仲三钱,归身三钱,苁蓉一钱,炙芪三钱,菟丝子三钱,大生地四钱,枸杞三钱,姜夏一钱五分,瘰疬内消丸一钱五分。(《药盦医案全集·卷五》)

张奶奶,二月十七日。

脉弦无胃气,面色晦滞。患瘰疬年余,经阻不行,损证已成,难治。

归身三钱,大生地三钱,蒺藜三钱,赤芍二钱,天麻三钱,绵仲三钱,知母一钱,制香附三钱,生芪三钱,枸杞三钱,姜夏一钱,炒荆芥四分,瘰疬内消丸二钱。(《药盦医案全集·卷五》)

张奶奶,十月二十六日。

颈有瘰疬,入夜发热,内热重,舌有灰苔,脉虚。病属损证,不易见效。

归身三钱，杏仁三钱，天麦冬各三钱，白芍一钱五分，炒绵仲三钱，炒黑荆芥四分，炙草六分，菟丝子三钱，瘰疬内消丸一钱五分。(《药盦医案全集·卷五》)

张先生，二月二十一日。

瘰疬为病，皆由虚损来。现在腰脚酸，遗精，不耐劳剧，皆损证，补之。

炒绵仲三钱，炒白芍一钱五分，莲须一钱五分，菟丝子三钱，金樱子三钱，川贝三钱，归身三钱，桑椹子三钱，炙芪一钱五分，蒺藜三钱，秦艽一钱五分，瘰疬内消丸一钱五分。(《药盦医案全集·卷五》)

吴奶奶，八月二十八日。

喉蛾、颈疬、乳痈并见。其虚已甚，病在肝肾，极难治，环境大有关系。

制香附一钱五分，归身三钱，大生地三钱，陈阿胶一钱，橘白络各一钱，茯神一钱五分，白芍一钱，炙草六分，潞党一钱，绵仲三钱，菟丝子三钱，瘰疬舒肝丸一钱。

二诊：九月四日。

瘰疬日见其大，自是肝旺肾亏之候。然因肝病经不调，因之上盛下虚而有积瘀，非于临月时行经不可。

大生地五钱，天冬三钱，炙僵蚕一钱五分，归身三钱，佛手一钱，绵仲三钱，制香附三钱，菟丝子三钱，川象贝各三钱，杏仁三钱，蝼蛄一枚（炙，研冲）。

三诊：九月七日。

瘰疬之病源是腺，亦是痨之一种，难得药效，效则多服，必除。

人参须一钱五分，大生地三钱，菟丝子三钱，赤芍一钱五分，佛手一钱五分，炙芪三钱，炒绵仲三钱，归身三钱，制香附三钱，蝼蛄一枚（炙，冲）。（《药盦医案全集·卷五》）

◆ **斑疹**

李左，十一月二十七日。

别无所苦，惟水疱经半月必发。此为湿毒未净，不宜外治。

泽泻一钱，甘中黄八分，土茯苓三钱。

煎汤下珠黄十宝丹二分，食前服，日一剂。

二诊：十二月七日。

痤痱能发出为佳，再清之。

泽泻一钱，海金沙三钱，车前三钱，土茯苓三钱，萹蓄三钱，十宝丹二分，生草六分。

三诊：十二月九日。

病较好，色脉亦较好，未甚好，药力未及彀，再服前方。

茵陈三钱，赤芍一钱五分，蒺藜三钱，独活六分，茯神三钱，胆草六分，归身三钱，防风八分（炒），大生地四钱。

四诊：十二月十三日。

仍是较好不甚好，贫血本难治，能渐瘥便佳。

茵陈三钱，茯神三钱，归身三钱，赤芍一钱五分，制香附三钱，佐金丸四分，炙草六分，砂仁八分。

五诊：十二月十六日。

脉洪滑，舌无血色，面黄，以上证象迄未见减，食后腹胀，嗳气则瘥，肝脾并病也。

制香附三钱，青陈皮各一钱，生熟地各四钱，砂仁一钱，木香一钱五分，茵陈三钱，归身四钱，枸杞三钱，佛手一钱五分。

（《药盦医案全集·卷四》）

许先生，三月二日。

头不痛，胸脘不闷，脉平。既非时证，亦非红痧，其胁下红点是肝经湿热，以能发出为佳。

赤猪苓各三钱，淡芩八分，茵陈三钱，秦艽一钱五分，炒车前三钱，泽泻八分，归身三钱，赤芍一钱五分，二妙丸一钱五分。

（《药盦医案全集·卷四》）

◆ 瘾疹

伍右，一月十九日。（风团）

风块细事，用泻药不中病，泻后又用蚕砂外洗，均非法。小病误治，均成大病。

荆防各八分，连翘三钱，薄荷一钱，秦艽一钱五分，赤芍一钱五分，炙草六分。

二诊：一月二十四日。

风块本细事，其病源是血中风热，能向外达本佳，若逼之向里即有生命之险。

艾叶四分，蒺藜三钱，连翘二钱，赤芍一钱五分，炙草六分，天麻三钱，炒荆防各八分，归身三钱。（《药盦医案全集·卷三》）

◆ 癣

赵先生，十月二十五日。

血燥值燥令，肝阳不潜，因而癣发于上。治不得其法致胀肿，癣入目能成大患，时师竟不注意及此，现当泻之。

滁菊二钱，鲜生地三分，猺桂心二分，麻仁三钱，钩尖四钱，川连三分，郁李仁三钱，丹皮一钱，蒺藜三钱，赤芍一钱五分。

（《药盦医案全集·卷六》）

◆ 囊痛

倪先生，二月三十日。

囊痛是湿，外治则内逼。因在下，故腹痛。当以分利为主。

生苡仁四钱，赤苓三钱，木香一钱，木通八分，生草梢八分，青陈皮各一钱，制香附三钱，金铃肉三钱，萆薢三钱。

二诊：三月三日。

因外治囊痛逼湿入里，因而腹痛，此与脚气湿从下受者同一理，亦与疝证略相等，当设法止痛。

荆防各三钱，炙乳没各一钱五分，赤芍三钱，小茴香一钱五分，桂枝一钱五分，羌独活各三钱。上药研末缚小腹。（《药盦医案全集·卷四》）

◆ 疝气

郭先生，十一月七日。

疝气偏坠，脉舌均有虚象，病已十阅月，旋愈旋发，精神甚感疲乏，嗜寐，腹部有异常感觉，自言如有水滴下，且胁下痞塞。此种当从陷者举之之例。

川芎六分，归身三钱，小茴香一钱五分（炒），炒橘核二钱，金铃肉六分，荔枝核七个，防己一钱五分，荆芥六分（炒）。

另用：老姜一两，地骨皮一两（研），同捣缚肾囊。

二诊：十一月九日。

疝未除，囊湿，寒从下受，前方尚中肯綮。

川芎八分，防己三钱，炒车前三钱，赤芍一钱五分，荔枝核七个，归身三钱，制香附三钱，金铃肉六分，炒橘核三钱，秦艽

一钱五分，炒荆芥五分，小茴香一钱五分（炒研）。(《药盦医案全集·卷四》)

洪先生，十一月九日。

寒从下受，肾虚精气不守，因而成疝，复后脑痛。此有误，原因在内，湿毒已上行也，稍难治。

草薢一钱五分，炒车前三钱，赤芍一钱，金铃肉一钱五分，小茴香一钱五分，滋肾丸一钱，猺桂心一分，荔枝核七个，橘核一钱五分，炒荆防各七分。(《药盦医案全集·卷四》)

林先生，十一月二十二日。

疝病睾丸胀坠，更有浊，溺痛。血分不清，最怕上行。升之是教猱升木，病从寒化，用苦寒亦犯虚虚。

秦艽一钱五分，金铃肉六分，草薢三钱，小茴香一钱（炒），荔枝核七分，烧草梢一钱，橘核三钱，赤芍（炒）一钱五分，归身三钱，萹蓄一钱五分，炒车前三钱。

加服徙薪丹，每日二分。

二诊：十一月二十五日。

药后颇效，病未全除，舌色甚劣，湿毒尚在。

秦艽一钱五分，金铃肉六分（炒），归身三钱，梗通八分，草薢一钱，小茴香一钱（炒），赤芍一钱五分，荔枝核七个（烧），炒车前三钱，炒橘核三钱。(《药盦医案全集·卷四》)

邢先生

脉缓肢凉，溲清，面黑，患偏坠已久，神气颇近卑慄，此虚也，虚之来源，当是药虚之。

桂心末三分（吞），小茴香八分（炒），荔核七个（炒），金铃肉八分（炒），赤芍一钱五分，归身三钱，橘核络各一钱五分。(《药盦医案全集·卷四》)

姚先生，二月十八日。

疝气偏坠作痛，过劳乏则剧。治疝当兼补气，其苔不匀，脉无胃气，病颇深，图功为难。

秦艽一钱五分，羌活四分，延胡七分（炒），金铃肉七分（炒），荔枝核七分（烧存性），橘核一钱五分（炒），归身三钱，川芎五分。(《药盒医案全集·卷四》)

俞先生，十二月十日。

偏坠痛剧，脉滑而动，舌绛。内热甚重，不当从寒治。

鲜生地三钱，地骨皮三钱，制香附三钱，金铃肉八分（炒），川芎六分，小茴香八分（炒研），荔枝核五个（烧存性），炒橘核三钱。(《药盒医案全集·卷四》)

郑先生，十一月五日。

神色甚好，脉缓。

局部受凉，因而患痛偏坠。

小茴香一钱（研），赤芍一钱五分，橘核一钱五分（炒），金铃肉六分（炒），炒荆芥八分。

另：用老姜二两，地骨皮一两，二味同捣，隔纱布一层缚肾囊，一宿除去。

二诊：十一月七日。

脉舌本无寒象，疝却非温不能愈。今既有鼻衄，疝当设法外治。

茅花一钱五分，猺桂心一分（研丸，吞）。

另：羌活三钱，防风三钱，大茴香二钱（炒），葱白五个，艾叶三钱，研粗末缚小腹。(《药盒医案全集·卷四》)

◆ **湿毒**

汪右，一月十一日。

湿毒发于头部，迫之下行则为道太远，然无法令清，宜常服徙薪丹。

徙薪丹，每日早晚各二分，开水下。(《药盒医案全集·卷三》)

五官科医案

◆ 失明

彭老太，十月二十八日。

高年失明，不足为病，然亦气候关系，胆火上逆故也，宜苦降。

滁菊一钱五分，胆草二分，橘络一钱五分，赤芍一钱五分，西洋参一钱五分，草决明三钱，归身三钱，炒防风六分。

二诊：十一月五日。

得苦降，目光略好，脉亦较好。全无风象，是享高年之征，可仍前法。

西洋参一钱五分，钩尖三钱，滁菊一钱五分，胆草二分，草决明三钱，赤芍一钱五分，大生地三钱，归身三钱，佛手一钱五分。

三诊：十一月十二日。

气候有非时之暖，肝阳因而不潜，所以目眊不可过用重药。以年事太高，正气衰，药重则反，自然反增病，稍凉当自愈。

滁菊二钱，赤芍三钱，草决明三钱，桑芽三钱，西洋参一钱五分，细生地三钱，竹茹一钱五分，橘络一钱五分，知母一钱，丹皮一钱，炙芪一钱，川连二分，胆草二分。(《药盦医案全集·卷六》)

◆ 视物不明

沈先生，八月二十三日。

目力甚劣，面色尤劣，粪燥。肝脾肾皆虚，而兼有几分脑病，此病甚恐不易取效。

草决明三钱，绵仲三钱，菟丝子三钱，滁菊二钱，枸杞三钱，木香一钱，萸肉五分，蒺藜三钱，钩尖三钱，归身三钱。

二诊：九月二日。

药后无甚出入，脉仍虚，面色亦不转。种种见证似神经系病为主症，果尔，却是痼疾难治。

草决明三钱，蒺藜三钱，天麻三钱，绵仲三钱，菟丝子三钱，枸杞三钱，萸肉五分，泽泻七分，怀山药三钱。

三诊：九月九日。

照前方服二十剂。（《药盦医案全集·卷三》）

◆ 目眴

童左，八月二十八日。

脉尚可，舌有湿象，目眴不已，自言心乱，有时语无。是湿郁肝阳不潜，神经过敏之候，其重要在内风。

蒺藜三钱，钩尖三钱，赤芍一钱五分，淮膝一钱五分，天麻三钱，秦艽一钱五分，归身三钱，大生地五钱，回天丸半粒。（《药盦医案全集·卷三》）

◆ 目肿

任右，一月六日。

左目肿，久不退，面有风色，舌老黄，大便不行。内热奇重，此有后患，亟泻之。

胆草四分，赤苓三钱，木通八分，川连三分，炒车前三钱，郁李仁三钱，赤芍三钱，蒺藜三钱，麻仁三钱，蔗浆一杯。(《药盦医案全集·卷三》)

◆ **脑漏**

戴先生，十一月二十三日。

有脑漏不见风色，色脉均佳，而又寒热。寒热当是感冒，脑漏仍须从内风治。

炒荆防各七分，赤芍一钱五分，辛夷六分，竹茹一钱五分，藁本四分，炙草六分。

二诊：十一月二十五日。

鼻中有息肉，蓰薪丹尤其是对证之药，其形寒、骨楚均与内风有关。

胆草二分，赤芍一钱五分，细生地三钱，天麻三钱，辛夷六分，枯芩八分，蒺藜三钱，炙僵蚕一钱，炙草六分，归身三钱，秦艽一钱五分。

另：蓰薪丹每日服两次，每次服一分。(《药盦医案全集·卷三》)

吴右，三月十四日。

脑漏六年，积久成风，舌苔黑有裂纹。肺肝肾皆病，不易治。

蔓荆子一钱（炒），炒防风八分，归身三钱，蒺藜三钱，天麻三钱。(《药盦医案全集·卷三》)

◆ **耳聋**

某左，十月十日。

湿毒向上故耳聋，恐遂不可收拾。

胆草三分，赤芍三钱，车前三钱，草薢三钱，滁菊二钱，赤猪苓各三钱，草梢一钱，秦艽一钱五分，归身三钱。（《药盦医案全集·卷四》）

◆ **耳鸣**

许右，十月十一日。

头响耳鸣，少阳气逆，血分不清。可以略平，但非旦夕间事。

滁菊一钱五分，钩尖三钱，桑枝三钱，赤芍一钱五分，胆草二分，西洋参一钱，左慈耳聋丸一钱五分。（《药盦医案全集·卷四》）

陈右，一月十八日。

耳鸣，心跳。肝胆为病，亦是内风，将来当聋。

滁菊一钱五分，蒺藜三钱，归身三钱，赤芍一钱五分，茯神（辰砂拌）三钱，潞党一钱，钩尖三钱，炙草六分，绵仲三钱，当归龙荟丸三分。

二诊：一月二十七日。

耳鸣，头响。肝阳不潜，并有内风，绝非肾亏。

赤芍一钱五分，天麻二钱，炒绵仲三钱，蒺藜三钱，归身三钱，胆草二分，西洋参一钱五分。（《药盦医案全集·卷三》）

邓左，十一月十五日。

耳鸣是风，因有肾亏胆热关系，然风为主，所谓风，即神经钝麻也。是不可治泄泻，腰酸是肾泄。舌色颇平正，脉亦调，贞疾延年，暂时无险。

绵仲三钱，枸杞三钱，天麻一钱五分，炙草六分，菟丝子三钱，滁菊一钱五分，蒺藜一钱五分，炒故纸四分。（《药盦医案全

集·卷三》)

徐左，十一月十六日。

肝阳胆火，因时令而逆，挟湿上行，致耳鸣，头痛。旧患鼻痔，例当更甚，得丹药当瘥。

天麻三钱，桑芽三钱，赤芍一钱五分，归身三钱，蒺藜三钱，胆草一分半，秦艽一钱五分，大生地三钱，天冬三钱。(《药盦医案全集·卷四》)

张先生，一月十四日。

脉舌尚平正，耳鸣，心悸，气上逆，遗精。以上各症数年不愈，病在肾亏。补益实无多用处，当以节欲及锻炼体魄为先务。

炒绵仲三钱，苁蓉三钱，大生地三钱，蒺藜三钱，菟丝子三钱，莲须一钱五分，知母一钱，天麻二钱，枸杞三钱，天冬三钱，炙芪二钱，茯神三钱。(《药盦医案全集·卷五》)

◆ 鼻渊

张左，九月一日。

鼻塞喉痒，并觉脑胀。先患吐血，现苦伤风，但此有湿热兼虚，须清化。若剧发，恐成脑漏。

桑芽三钱，杏仁三钱，前胡一钱五分，防风八分，象贝三钱，薄荷一钱，炙草六分，归身三钱，细生地三钱。

二诊：九月四日。

鼻塞涕腥，病因有几成内风，故宣肺不效。抑宣肺亦不宜过，本是由肾病。肺若开张过当，则反由肺病肾。

辛夷八分，蒺藜三钱，赤芍一钱五分，怀膝一钱五分，炒防风八分，天麻三钱，炙僵蚕一钱五分，细生地三钱，莲须一钱五分。(《药盦医案全集·卷三》)

◆ **喉痹**

黄官官，十一月十四日。

喉旁有红泡作痛，微有热，舌质绛。感寒化热之候，却非疫喉，恐其喉蛾。

炒牛蒡三钱（研），象贝三钱，橘红一钱五分，炒荆防各八分，炙僵蚕一钱五分，桑叶三钱，炙草六分，竹茹一钱五分。（《药盦医案全集·卷六》）

缪先生，十一月十二日。

喉痛，不发热，痰带黑，喉间亦无异征，只是气候太热所致。

炒牛蒡二钱（研），炙僵蚕一钱，竹茹一钱五分，滁菊一钱五分，淡芩六分，枳实八分，钩尖三钱，赤猪苓各三钱，炙草六分。（《药盦医案全集·卷六》）

舒奶奶，二月十九日。

发热形寒，骨楚，喉间白腐，此喉证，得汗可愈。

秦艽一钱五分，生石膏三钱，杏仁三钱，板蓝根二钱，羌活四分，炙麻黄三分，炙草六分，桑寄生三钱，川连三分，胆草三分。

二诊：二月二一十日。

脉甚调，药后得汗不多，胸脘闷，胫酸，喉仍痛。白腐已化，尚有风未除，再事清解，小发其汗。

炒防风七分，杏仁三钱，炙麻黄三分，羌活四分，僵蚕一钱五分（炙），生石膏三钱，炒牛蒡三钱，板蓝根一钱五分，甘中黄六分，淡芩一钱，花粉一钱。（《药盦医案全集·卷六》）

王先生，二月八日。

喉头红肿，有白点作痛。昨发热形寒，现在不怕冷，脉软，是喉证。

葛根一钱五分，茅根三钱，杏仁三钱，炙僵蚕一钱五分，淡芩一钱，炒牛蒡三钱（研），象贝三钱，炙草六分，马勃八分，板蓝根三钱。

另用：甘中黄一钱，硼砂二钱，薄荷一钱，泡汤漱口；板蓝根一钱五分，人中白一钱，冰片半分，薄荷一钱，青黛五分，研细吹喉。（《药盦医案全集·卷六》）

吴奶奶，三月五日。

发热形寒，遍身骨楚，后脑酸，喉间有白点，是流行病前驱，亦兼喉证，当并治之。

炙麻黄三分，川连三分，杏仁三钱，生石膏三钱，淡芩一钱，炙草六分，葛根一钱五分，胆草二分，秦艽一钱五分。（《药盦医案全集·卷六》）

张先生，二月八日。

发热形寒，无汗，喉头红肿而痛。色脉均形不足症，属感冒春寒，郁不得达。须亟疏解，否则成喉痧，药后避风。

葛根一钱，淡芩一钱，炙僵蚕一钱五分，炙麻黄三分，炒牛蒡三钱（研），秦艽一钱五分，炒防风八分，杏仁三钱，茅根三钱，板蓝根三钱。（《药盦医案全集·卷六》）

祝奶奶，二月十六日。

喉间白腐，不发热，形寒，无汗，内热颇盛。

生麻黄三分，赤猪苓各三钱，淡芩八分，板蓝根三钱，炒牛蒡三钱，川连三分，杏仁三钱，炙草六分，炙僵蚕一钱五分，葛根八分。（《药盦医案全集·卷六》）

◆ 音哑

梁左，十月十七日。

喉症已久，屡治不愈，舌润，喉间多沫，音哑，自汗。诸恙恐与内风有关系，拟略参风药。

防己三钱，蒺藜三钱，川象贝各三钱，归身三钱，炒牛蒡三钱，天麻三钱，杏仁三钱，赤芍一钱五分，桔梗六分，槟榔三分。

二诊：十月十九日。

色脉略差，白沫仍多，音仍哑。病虽减，原因不明了，致用药不能中肯，惟不敢强不知以为知。

炒牛蒡三钱，炙僵蚕一钱五分，煨天麻三钱，归身三钱，川贝三钱，蝉衣八分（去足），马勃八分，橘皮一钱五分，独活六分。

三诊：十月二十六日。

音哑，喉多黏涎，喉头后壁白腐浮起。用普济消毒饮则效，他药即不效，然病实非喉症，虽效，非其治，故不能愈。

人中白八分（入煎），蒺藜三钱，独活八分，赤芍三钱，防风六分，天麻三钱，归身三钱，蝎尾二分（研冲），犀黄半分（研冲），射干四分，猺桂一分，川连二分（同研丸，冲）。(《药盦医案全集·卷三》)